BINGLIXUE JICHU YU LINCHUANG YINGYONG

病理学基础与临床应用

主 编 武延格 黄理安 张晓玲 等

河南大学出版社
HENAN UNIVERSITY PRESS
·郑州·

图书在版编目（CIP）数据

病理学基础与临床应用 / 武延格等主编 .-- 郑州 ：河南大学出版社，2019.6
ISBN 978-7-5649-3765-2

Ⅰ . ①病… Ⅱ . ①武… Ⅲ . ①病理学 Ⅳ . ① R36

中国版本图书馆 CIP 数据核字（2019）第 107381 号

责任编辑：付会娟
责任校对：陈　巧
封面设计：卓弘文化

出版发行：河南大学出版社
地址：郑州市郑东新区商务外环中华大厦 2401 号
邮编：450046
电话：0371-86059750（高等教育与职业教育出版分社）
0371-86059701（营销部）
网址：www.hupress.com
印　　刷：北京虎彩文化传播有限公司
版　　次：2019 年 6 月第 1 版
印　　次：2019 年 6 月第 1 次印刷
开　　本：880 mm × 1230 mm　1/16
印　　张：9.5
字　　数：308 千字
定　　价：60.00 元

（本书如有质量问题，请与河南大学出版社营销部联系调换）

编　委　会

主　编　武延格　黄理安　张晓玲　王晓艳　吕志红

副主编　王娜娜　王晓东　李　姗　刘香丽　龚　丹　包　辉　霍　飞　彭晓蓉

编　委（按姓氏笔画排序）

王晓东　新疆医科大学第一附属医院

王晓艳　荆州市第一人民医院

王娜娜　十堰市太和医院（湖北医药学院附属医院）

包　辉　新疆医科大学第二附属医院

吕志红　开滦总医院林西医院

刘香丽　河南中医药大学第一附属医院

李　姗　河南中医药大学

张晓玲　滁州市第一人民医院

武延格　深圳市坪山区人民医院

黄理安　仙桃职业学院

龚　丹　南昌市第三医院

彭晓蓉　公安县人民医院

谭红文　南阳医学高等专科学校

霍　飞　陆军第 82 集团军医院

前言

病理学是临床医学中比较基础的学科，疾病的发生发展都离不开病理学，所以说病理学在临床医学中是不可或缺的。随着医学的不断发展，基础医学涌现出了许多新的思想、观点以及方法。病理学的发展也不例外，临床病理学已经发展成了一门独立的学科。但临床病理学又分为病理学技术和病理学诊断，两者相辅相成、相互渗透，这使得临床病理学更加完善。现代医务人员不仅要做好临床工作，更要学习临床病理学新的知识和技术，以便更好地减轻患者的痛苦，更好地去为患者服务。

本书主要讲述了病理学技术概述、病理活体组织常规制片技术、病理学检查技术、分子病理学技术及肿瘤病理诊断技术等内容，然后重点讲述了病理学在炎症和免疫性疾病、垂体与甲状腺疾病、神经系统疾病、消化系统疾病、妇产科疾病和皮肤病中的临床表现、分析及诊断，另外还讲述了肿瘤标志物的诊断。内容系统且全面，文字与图片完美地结合在了一起，使读者能够更好地理解，易读、易懂，实用性也比较强。同时本书也不忘更新知识，运用新的理论去指导临床实践，适用于病理学研究和病理学诊断相关专业的医师、教师和学生。

本书主要的新颖之处在于文字描述恰当地配以肉眼和镜下病变的彩色照片和示意图，将抽象的、复杂的理论、代谢或结构改变具体化、形象化，使读者能够更好地去感知、理解病理学中的精髓。

本书编者均是有经验的专业医务工作者，鉴于本书涉及诸多专业，编写人员比较多，在各章内容的深度与广度上可能不太一致，且编者水平有限，书中难免存在不足之处，望读者提出宝贵的意见，以便再版时修正。

编者

2019年6月

目录

第一章 病理学技术概述

第一节 病理学技术的重要性

病理学诊断对于明确疾病临床诊断具有关键性指导意义，是临床医师确定患者疾病诊断、制定治疗方案和评估预后的重要依据。临床病理技术是病理学的一个重要分支，是病理学研究中的方法学，是病理诊断的基础，病理学经历了组织病理、超微病理、免疫病理和分子病理阶段。免疫病理在很大程度上解决了很多疾病的性质和来源，而分子病理学进一步揭示了发病机制（特别是病毒学检查），预后以及外源性基因在人体内的存在和内源性基因的突变和表达异常，解决了一些用蛋白水平不能解决的问题，尤其是靶向性分子诊断技术的建立和应用，适应个性化医学时代病理学的需要。规范技术操作和高质量的制片对保证准确的病理诊断意义重大。

第二节 病理学技术的发展和现状

病理学自21世纪以来进入了一个飞速发展的时代，病理学技术的进步也促进了病理学的飞速发展。近十年，病理技术实验室已经走向以常规HE制片技术为基础，加上特殊染色、免疫组织化学、分子病理学、分子遗传学技术和液基细胞学等辅助技术的多元化时代，为病理学的发展注入了新的动力，也为病理医师提供了大量可靠和有效的病理研究和诊断依据，使病理学研究和诊断更加全面、深入和准确，使病理学从传统的器官病理学划时代地进入组织病理学和分子病理学阶段。

病理学技术包括传统病理学技术和现代病理学技术。传统病理学技术（HE制片、特殊染色）是病理学的基础，大量应用于日常工作中，是提高诊断水平和现代病理技术的保证。病理学经历了组织病理、超微病理、免疫病理和分子病理阶段。回顾过去，病理学的重大发现，无一不是新技术的发明和应用的结果。信息化病理技术学正在飞速发展。全国、全军以及各省市自治区相继成立了病理技术学组，病理技术学已成为大家共识的学科。2002年我国将病理学技术从病理学专业中分列出来，成立了病理技术专业，标志着病理技术学在国内正式成为一门独立的学科，很多医学院校开设了病理技术专业，病理技术的学术交流明显增多，人才素质得到了明显提高；有些病理科室已有学士、硕士和博士。

然而在当前，我国病理技术主要还是以常规HE制片、特殊染色和免疫组化为主，整体水平不高，与国际上同类相比还处于中等以下水平，特别是基层医院，问题主要表现在：

（1）由于历史原因，病理科在设置方面不合理，用房面积小，各项工作挤在共同的房间进行；病理科分属于非临床科室，有的还与检验科合并，但它的地位和作用非常重要，与临床的关系非常密切，从功能上应该划分为临床科室；人员缺乏，人才素质不高，缺乏专业基础知识和操作基本技能，很难完成其相应的职责；设备简陋，仅能完成一般的病理常规制片，制片质量没有完全保证。

（2）有相当一部分从业人员的专业基础知识和资质欠缺，很多病理技术人员是来自于检验、护士等非病理专业；部分技术员是师傅带徒弟式的方法教的，缺少正规的培养和学习的机会；技术人员缺少相互交流的机会，有关技术的会议较少；工作质量缺少监督和考核，院方对病理人员整体素质的提高与进一步培养缺乏积极性。

（3）技术员的地位：部分技术员觉得自己地位低下，不能正确认识自己，不能摆正自己的位置，不能自觉学习理论知识，不会总结经验，不会理论与实际相结合。

第三节　病理学技术的质量控制和质量管理

科学的管理和规范化操作，是解决质量问题的关键。近十年来，病理学技术有了快速的发展，但是如何保证技术的质量是我们面临的一个问题。没有好的技术质量就没有好的病理研究质量和诊断质量。病理技术工作的主要任务是利用技术手段为病理诊断提供必要的条件，协助科研阐明疾病的病因和发病机制。病理技术的根本为制片技术，其关系着整个病理诊断及科研的成败，因此必须严格细致。而要提高制片技术质量关键是技术的规范化和标准化。近年来 HE 和免疫组织化学染色机等自动化仪器的应用，为制片技术的规范化和标准化提供了很好的条件。技术的规范化、标准化和有效的质量控制，也是保证常规技术和新技术在全国范围内均衡发展的有力手段。由于现代技术的不断发展，各相关学科日益互相渗透，病理作为基础学科，病理技术作为基本的手段而被广泛应用，所以要求病理技术不断提高和完善。实现标准化操作病理工作质量控制，包括诊断质量控制和制片染色质量控制，制片染色质量控制主要由技术人员完成，质量控制可通过标准化操作来实现。标准化操作主要为常规 HE 技术、免疫组化染色前技术的标准化（取材、组织固定、脱水、透明、浸蜡直至包埋的标准化，是制作优质切片的关键过程。该过程也称为组织处理。一旦组织处理有欠缺，往往导致无法挽回的后果）、组织制片标准化、抗原修复标准化、对照实验正确设立、试剂标准化、抗体和检测系统标准化、免疫组化具体操作步骤的标准化、免疫组化染色结果判读标准化和医学实验室认证，是质量的保证。

规范化操作是病理制片质量的保证，而量化的管理增加了病理制片质量的稳定性。

所谓规范化，就是在操作过程中，对使用试剂的种类、pH、浓度、温度、时间以及操作的手法都有详细的规定，如用 4% 中性缓冲甲醛（即 10% 中性缓冲福尔马林）固定液固定组织有利于免疫组织化学技术检测组织抗原，已达成共识。因此要求各病理实验使用标准组织固定液：10% 中性缓冲甲醛固定液。固定液量为组织标本 5 ~ 10 倍，固定时间为 6 ~ 24h。尽可能地减少人为的影响，减少变量，减少影响制片质量的条件，特别是在做分子技术时，更应严格按操作规则做。建议在充分交流和论证的基础上，推荐规范化和标准化的组织脱水程序，包括试剂以及脱水程序的合理选择，试剂使用次数标准等。使用标准化的固定液、染色液、抗体等试剂是技术操作规范化和标准化的重要环节之一。

所谓量化，就是把以前经验的东西用量来判定。比如说我们更换脱水试剂，一般都是要等组织不好时才换，这样总有几天片子质量不好；也有的是几天到了就换，组织多时脱水液的水分就多，后面几天可能组织就脱不好；组织少了脱水液倒了很浪费，实验发现组织的量和脱水液的更换时间有一定的规律，用量来控制脱水液的更换时间更具科学性。还有苏木素、伊红也是如此。

病理技术很多是凭经验工作，由于经验的随意性较大，导致质量的不稳定性。每个地方操作方法不同，导致制片质量各不相同。在这背景下，中华病理学会提出了病理技术规范化操作，做好各项技术操作的每一步，加强质量控制。要想搞好制片质量，各地必须建立质量控制组织，通过技术交流和行政监督的手段，促进病理技术的发展。国家认证实验室是每个病理实验室建设努力方向，各实验室应不断地创造条件建立或改建成国家认可的标准化实验室。随时迎接上级主管部门的检查与取得认可。

病理技术的质量取决于病理实验室的管理水平，科学、认真地做好病理实验室的管理，是病理技术质量的保证。建立、健全病理科各项规章制度和各实验室的工作制度也是病理技术质量控制的有力保证。

第二章
病理活体组织常规制片技术

第一节　组织固定

临床送检的病理活体组织首先要制作成组织蜡块（或冷冻组织块），再根据需要进行切片和各种不同的染色。经冷冻切片后余下的组织还要制成组织蜡块，并将组织蜡块作为病理档案的一部分归档保存。组织蜡块的制作，一般要经过组织固定、脱水、透明、浸蜡、包埋等多个步骤，每一个步骤都相当重要，若其中的一个步骤处理不当，都会影响制作组织蜡块的质量。

将病理活体组织（包括尸体解剖组织和实验动物组织）浸泡在适宜的化学试剂，而这种化学试剂能使组织或细胞内的蛋白质凝固、沉淀成不溶性，并使组织和细胞尽可能保持原有的形态结构和所含的各种物质成分，称为组织固定。用这些化学试剂配成的溶液称为固定液。

组织固定是制片技术的重要环节，固定是否彻底，影响以后的各个制片过程。如固定不好，就无法制出一张理想的组织玻片标本。因此，在制片过程中，将组织及时固定好是一个关键步骤。

一、组织固定的目的

1. 破坏细胞内的溶酶体酶　组织离体后，失去氧的供应，细胞就会死亡并释放出溶酶体酶将细胞溶解，导致组织自溶。因此，组织固定的目的首先是立即杀死细胞并将溶酶体酶及膜结构固定，防止细胞自溶。

2. 杀死外来细菌　组织离体后失去活力，如不及时固定，将成为一个良好的细菌培养基，在室温下极易使细菌生长繁殖，导致组织腐败。

3. 尽可能保持细胞活体时的原状　活细胞时的微细结构，核在有丝分裂时的形态，细胞内含物的装置等，都要通过固定来完成。

4. 凝固、沉淀细胞内原有产物　细胞是由蛋白质、糖、脂类、各种无机盐和色素等组成，在固定过程中尽可能保持各种物质的不溶性或不被丢失，以利于在染色后显示出来。

5. 保持硬度和弹性　使组织保持一定的硬度和弹性在以后的脱水、透明、浸蜡等过程中不发生较大的扭曲和变形。

6. 有利于区别各种细胞的折光率　固定使不同细胞或细胞内各种物质产生不同的折光率，在染色后有利于识别各型细胞的结构。

7. 对组织的分析性染色起媒染作用　如用含铬盐或苦味酸的固定液固定组织可使结缔组织染色特别鲜艳等。

8. 保存组织细胞内的抗原性　细胞内的抗原性能完好保存，有利于做免疫组化染色时的抗原抗体结合反应。

二、组织固定机制

组织固定是利用某些化学试剂（如甲醛）的化学特性，使组织细胞内的蛋白质发生分子间的交联（cross-link），从而使蛋白质转变成不溶性凝胶。这种凝胶使细胞器等良好保存。

蛋白质是由肽链组成，肽链中含有很多肽键（—CONH—），甲醛（H-CHO）作用于蛋白质，与蛋白质分子间进行交联，形成的亚甲基桥（—CH_2—）把许多蛋白质分子串联起来，使蛋白质变性，破坏蛋白质的立体结构，改变蛋白质的生物活性，从而达到固定的目的。

三、固定注意事项

（1）组织一定要新鲜，离体后立即投入固定液。

（2）固定的容器要足够大，并应采用广口、平底及有盖的容器，以利于取出和保持组织原形。

（3）固定液的量要足，其体积约为标本体积的 10 ~ 20 倍。

（4）大标本，如肝、脾、肾、胰腺、心脏、脑、淋巴结、子宫和肿瘤等，应在不妨碍病理检查情况下切开固定，必要时选取小块组织另瓶固定。

（5）固定时应先把固定液倾入容器，然后放入标本，并把容器轻摇两下，否则标本与容器底部容易粘贴，影响固定液从底部浸透。

（6）有空腔的组织如胃、膀胱、胆囊等要切开固定，易漂浮的组织标本如肺其上端应用含固定液的纱布或药棉覆盖。

（7）小块黏膜和穿刺组织，如胃肠道和呼吸道腔镜取材黏膜，肝、肾、乳腺、淋巴结和前列腺穿刺组织，取材后先放在滤纸上，然后再放入固定液，以防组织收缩而丢失或弯曲断裂。

（8）固定标本瓶或胶袋必须贴有该例患者姓名、性别和年龄等资料的标签。

（9）固定时间应视组织标本的大小、厚度、当时室温和选用固定液种类而定。如用 10% 的甲醛液固定小标本时间是数小时至一晚，大标本时间是 1 ~ 2 天。

四、固定液分类

固定液分为单纯固定液和混合固定液两类。单纯固定液是采用单一种化学试剂固定（如甲醛液）；混合固定液是采用两种或两种以上化学试剂混合配成，混合的各种试剂要考虑对组织的互补作用。如固定糖原的 Gendre 液，其内有乙醇和冰醋酸，其中的乙醇可沉淀糖原，但会使组织收缩，而配以冰醋酸后，因醋酸可使组织膨胀，从而抵消乙醇对组织的收缩，有些混合液则起多种作用。

1. 单纯固定液　包括以下几种。

（1）甲醛液：又称为福尔马林（formalin），为甲醛（H—CHO）蒸气溶于水的饱和液，最大饱和度为 36% ~ 40%，习惯上称为甲醛液，在配制各种浓度的甲醛液时传统作为 100% 甲醛液来计算。一般组织常用 10% 的甲醛水溶液固定，配制时取甲醛液 1 份加蒸馏水 9 份混合即成 10% 的甲醛液（实际上只含 4% 的甲醛）。甲醛有刺激性气味，腐蚀性强，其蒸气对呼吸道黏膜和眼睛有刺激性。厚度为 0.5cm 的组织，固定时间约需 12 小时，较厚组织标本固定时间可适当延长。甲醛液固定组织若时间过长易氧化为甲酸，组织呈酸性，使细胞核的染色不良，故特殊组织标本应采用中性甲醛液固定。若固定含血较多的组织，易产生甲醛色素，使组织出现深棕色无定形颗粒。这种甲醛色素，在切片脱蜡至水后置入苦味酸饱和于 95% 的乙醇内 5 ~ 30 分钟即可除去。甲醛液容易发生聚合，如放置过久，甲醛液会产生白色的多聚甲醛沉淀，甲醛浓度就会降低。市售甲醛液常加入约 12% 的甲醇作为稳定剂，有助于防止多聚甲醛的形成。甲醛液对组织的渗透力较强，固定均匀，能够保存脂肪和类脂质。甲醛液配制简单，价钱便宜也是其优点，为病理活检制片所广泛采用。

中性甲醛液的配制，可取 10% 的甲醛液，加入碳酸镁至饱和后，pH 约为 7.6，如加入碳酸钙至饱和后，pH 则为 6.5。如需配制缓冲中性甲醛液，可取甲醛液 100mL，蒸馏水 900mL，磷酸二氢钠（$NaH_2PO_4 \cdot H_2O$）4.02g，无水磷酸氢二钠（Na_2HPO_4）6.5g 混合溶解后，pH 即为 7.0。

（2）乙醇（ethyl alcohol）：常简写为 alcohol，俗称酒精，为无色透明液体，市售有无水乙醇和95% 的乙醇两种，后者又分为试剂级和工业用乙醇两类。乙醇可沉淀白蛋白、球蛋白和核蛋白，前两者所产生沉淀不溶于水，后者所产生沉淀仍能溶于水，所以单纯用乙醇固定的组织其核染色不良。乙醇对组织具有固定、硬化兼脱水作用，能保存糖原，但又能溶解脂肪。因其对组织有硬化作用，甚少单独使用而多与其他试剂配成混合固定液。作为细胞学涂片固定，可用 95% 的乙醇和乙醚等份配成 100mL，再加冰醋酸 5 滴混合或在 95% 的乙醇 100mL 中加入冰醋酸 5 滴混合后作为固定液，固定时间约 15 分钟。前者为低温恒冷切片做 HE 染色的较佳快速固定液，仅固定数秒钟即可。

（3）甲醇（methyl alcohol）：又称木醇，为无色透明液体。甲醇有毒，误服少量可使眼睛失明。多用于血涂片的固定和用于配制 Giemsa 染液等。

2. 混合固定液　包括以下几种。

（1）8 ∶ 1 ∶ 1 固定液：由 80% 的乙醇 8 份、甲醛液 1 份和冰醋酸 1 份组成。醋酸可使组织软化和膨胀，从而抵消乙醇使组织收缩和硬化的缺点。醋酸的渗透力强，短时即可渗入组织，因此，固定速度快而均匀，但可溶解红细胞，使胶原膨胀，对组织抗原也有掩盖作用，故不用作组化和免疫酶技术的组织固定，仅用于常规快速活检组织标本的组织固定。

（2）Bouin 固定液：由苦味酸饱和水溶液 75mL、甲醛液 25mL、冰醋酸 5mL 混合而成。苦味酸可沉淀蛋白，引起组织收缩，但不会使组织硬化；与甲醛和冰醋酸混合后，穿透速度快，固定均匀，组织收缩轻微，对细胞的微细结构显示得很清晰，为一种良好的固定液。特别对 Masson 三色法的结缔组织和肌纤维染色有媒染作用，经其固定后的组织着色鲜艳。用此固定液也能软化皮肤和肌腱，以利于切片。小块组织固定数小时至一晚，不宜超过 24 小时。用 Bouin 液固定后组织可稍微流水冲洗或不冲洗直接转入 70% 的乙醇脱水，经乙醇脱水时可除去大部分苦味酸，组织留有一点黄色，对染色也无影响。苦味酸饱和液按其在水中饱和度为 1.2% 来配制。由于苦味酸纯品在储存时容易爆炸，故厂商加入 35% 的水分，这样在配制苦味酸饱和液时，加苦味酸的量就要多些。

（3）Zenker 固定液：先用氯化汞 5g、重铬酸钾 2.5g、硫酸钠 1g、蒸馏水 100mL 配成 Zenker 储备液。临用前取储备液 95mL 加冰醋酸 5mL 而配成的 Zenker 固定液。Zenker 储备液可在室温保存 6 个月以上，Zenker 固定液则需临用前配制。Zenker 固定液对细胞核有良好的固定作用，对酸性染料染色有媒染作用。因此，组织经 Zenker 固定液固定后，细胞质和胶原纤维染色效果较好，常用于作三色染色的组织固定液。固定时间为 3 ～ 18 小时，穿刺等小块组织为 1 小时。组织固定后需经流水冲洗以除去重铬酸钾。切片中常有汞盐沉淀，可用碘乙醇液除去。

除去汞盐色素的方法是：①切片脱蜡至 70% 乙醇；②用 0.5% 的碘乙醇（碘片 0.5g 加入 70% 的乙醇 100mL 使完全溶解）浸洗除汞，时间约 5 ～ 15 分钟；③稍水洗；④ 3% 的硫代硫酸钠液漂白至切片无色，约 1 分钟；⑤流水冲水 5 分钟；⑥按常规染色。

（4）Helly 固定液：由 Zenker 储备液（见上）95mL，加甲醛液 5mL 配制而成，需即配即用，配好的 Helly 固定液 24 小时后失效。尽管 Helly 固定液是由氧化剂（重铬酸钾）和还原剂（甲醛液）混合组成，但仍然是一种优良的固定液，特别适用于固定骨髓、淋巴结、脾脏和胰腺等组织或器官，对细胞质和细胞核的固定效果都十分理想。固定时间为 5 ～ 24 小时，穿刺等小块组织为 1 ～ 2 小时。组织固定后需经流水冲洗以除去重铬酸钾。切片中常有汞盐沉淀，可用碘乙醇液除去。在固定过程中，如固定液变为棕褐色或混浊，应即更换新液。

（5）Orth 固定液：先用重铬酸钾 2.5g、硫酸钠 1g、蒸馏水 100mL 配成储备液，临用前加入甲醛液 10mL，则配成 Orth 固定液。经 Orth 固定液固定的组织，线粒体、高尔基器和核分裂的染色效果很好。但 Orth 固定液不能保存，应临用前新鲜配制。

（6）Gendre 固定液：它是由苦味酸饱和于 95% 的乙醇 80mL、甲醛液 15mL、冰醋酸 5mL 混合配成。此固定液多用作保存糖原，保存的糖原呈粗大颗粒状。缺点是把糖原推向细胞的一端，造成人为的“极化现象”。小块组织固定数小时至一晚，即可直接转入 95% 乙醇脱水。

（7）Carnoy 固定液：它是由无水乙醇 6 份、三氯甲烷 3 份和冰醋酸 1 份混合组成。此液常推荐用于 RNA 和 DNA 染色的组织固定，也是糖原的良好固定液，保存的糖原呈微细颗粒状。此液穿透力强，又宜于固定外膜致密不易透入的组织。小块组织固定半小时，稍大的固定 2 ~ 4 小时即可。此液可溶解脂类，不能用于固定做脂类染色的组织。

（8）B-5 固定液：先配好储备液，它是由氯化汞 24g、无水醋酸钠 5g、蒸馏水 400mL 混合溶解而配成储备液。临用时取 B-5 储备液 9 份，加甲醛液 1 份混合即可。此液是淋巴细胞的优良固定剂，可保存淋巴细胞内的抗原，利于用作免疫组化技术，也可用作特殊染色。小块组织固定 3 ~ 5 小时，时间过长组织易变硬，固定后要流水冲洗。切片染色前常需用碘乙醇除去汞盐色素。

五、组织固定良好的判断

用甲醛液固定组织，根据组织的大小厚薄、致密或疏松，固定时间可由数小时至 3 天。如肾穿或肝穿组织，固定 1 ~ 2 小时已足够；若是阑尾等稍大的标本，约需固定数小时；全子宫摘除等大标本需固定 1 ~ 2 天；更大的组织，应切取小块固定。任何组织固定时间必须充分，这是制片的关键。判断组织固定是否良好，可取已固定完毕的组织标本用刀从正中切开，如固定良好，其切面呈灰白色，质感较硬而具有弹性；若固定不好，切面可见血色，含液体较多，组织仍保留柔软状态。这样的组织，在以后的脱水透明等效果也不好，不可能制出理想的玻片标本。

六、固定后水洗

组织经彻底固定后，在转入脱水之前，要求做一定时间的流水冲洗，其目的是洗去过多的固定液和尽可能清除组织与固定液作用所生成的分解产物，避免污染组织，延长脱水液的使用期。如需做银染的组织，通过流水冲洗可以除掉游离的离子及分解产物，使其在银染时底色比较清晰。

流水冲洗的时间根据所用的固定液、固定时间和组织大小而定。用甲醛液固定的组织，原则上都应流水冲洗。如为尸解或教学制片材料，固定后都应流水冲洗数小时至一晚，但外检组织标本，由于时间关系或赶在自动脱水机脱水，这样，则不经流水冲洗而勤换低浓度乙醇脱水液；若用含重铬酸钾的 Zenker 固定液，必须经流水冲洗 12 ~ 24 小时，而不能直接投入乙醇内脱水，因为铬盐与乙醇会在组织内形成一种不溶性的低氧化铬沉淀；用 Bouin 固定液固定的组织，可用流水做短时冲洗，但也可直接转入低浓度乙醇，经乙醇脱水时可洗去大部分苦味酸，组织留有少量苦味酸的黄色，对一般染色并无影响；如用 Gendre 液固定肝糖原，不可用流水冲洗而直接转入 95% 的乙醇 2 次，然后转入无水乙醇脱水。

第二节　骨质脱钙

组织内含有骨质或钙化灶，需先行脱钙处理。因骨质由钙盐组成，切片时既切不成完整的切片，又损伤切片刀的刀锋，因此，在取材时如遇到骨质或钙化灶，应进行脱钙处理后，才转入脱水透明。

一、骨质脱钙方法

1. 酸类脱钙　骨组织或钙化组织内的钙盐多为不溶性，钙盐遇酸后生成一种可溶性的钙盐而游离出钙离子，经脱钙后的骨组织易于进行切片。酸类脱钙操作简单、价廉、脱钙时间较快。但脱钙时间如掌握不准确，容易破坏组织，胞核染色不良。

2. 电解脱钙　骨组织用白金丝环绕置于电解液（10% 的甲酸和 8% 的盐酸）中，白金丝作为阳电极，另一端用碳棒作为阴电极，用 6V 直流电通电进行电解，使骨中的钙盐离解出钙离子，以达到脱钙的目的。此法脱钙快，不伤害组织，染色结果尚佳，但需要安装一套特殊的设备。

3. 螯合剂脱钙　利用螯合剂乙二胺四乙酸（EDTA）与钙离子发生络合反应而脱钙。此法的优点是组织不被破坏，某些酶类可以保存，但脱钙作用非常缓慢，需时约数周。

4. 离子交换树脂脱钙法　此法是用一种铵型磺化聚苯乙烯树脂铺在脱钙液容器低部约 1.5cm 厚，将骨组织放在树脂上，加入 20% 的甲酸（不能用硝酸和盐酸等无机酸），钙盐和甲酸生成的可溶性钙盐游离出钙离子，离子交换树脂可吸附液体中的钙离子而脱钙。此法所用的脱钙液不宜使用无机酸而应使用甲酸。用过的树脂可用 0.1mol/L 的盐酸洗 2 次，再用蒸馏水洗 3 次后可反复使用多次。

二、脱钙液

酸类脱钙因脱钙时间快，操作简易，是临床外检常用的一种脱钙法。常用的酸类脱钙剂有以下几种：

1. 硝酸（nitric acid）　这是一种强酸，脱钙作用迅速，为常用的酸性脱钙液。用作脱钙的浓度为 5% ~ 10%，脱钙时间约数小时至一天，在脱钙过程中应多次更换新液，以保证酸的有效浓度，否则脱钙速度会慢慢降低。加温脱钙可缩短脱钙时间，但应在 37℃恒温箱内进行，并应在骨质转入酸液一段时间后每隔 15 ~ 30 分钟检查一次，否则如脱钙过度，组织受损，染色不良，有时甚至整块骨组织溶化，这就无法制片，因此这点要特别注意。用硝酸作脱钙液的缺点是如时间过长会形成亚硝酸，使溶液呈黄色，并迅即减慢脱钙速度。组织黄染后也影响以后的染色反应，故需常换新液。

2. 盐酸（hydrochloric acid）　这也是一种强酸，脱钙作用快，用作脱钙液的浓度为 3% ~ 10%，骨组织在盐酸久置后，组织受损伤，胞核染色不良，一般不单独使用盐酸作为脱钙剂。

3. 甲酸（formic acid）　属于有机酸，是一种良好的脱钙剂，但脱钙速度不如硝酸和盐酸，用作脱钙的浓度为 10% ~ 50%，甲酸脱钙即使脱钙时间过长对组织的破坏也较轻微。

4. 混合甲酸盐酸脱钙液　由甲酸 10mL、盐酸 10mL 和蒸馏水 80mL 组成。此液对组织的破坏较小，但脱钙的时间较长些。

三、脱钙终点测定

骨组织在脱钙过程中，如脱钙过度，轻者可使胞核染色不良；重者组织可严重受损，胞核不着色，红染一片；如脱钙不足，切片时仍可损伤刀锋，使切片有刀痕或切片裂开。一般的经验是用针刺，用大头针轻刺经用酸脱钙的骨组织，在刺入时如手感无阻力者则脱钙完成，如手感有阻力者则仍需继续脱钙。这种方法会给组织带来损伤。理想的方法是用草酸铵测定，方法是取在脱钙过程中更换的最后一瓶脱钙酸液 5mL，加少许浓氨水中和，然后加入草酸铵饱和液 0.5 ~ 1mL 混合，稍摇动后静置片刻，如液体变白色混浊，说明脱钙尚不完全，这是由于草酸盐与脱钙液中的钙离子生成草酸钙沉淀；若液体仍透明则说明脱钙已达终点。

四、脱钙后组织处理

脱钙后，组织应置于流水中冲洗半小时至数小时，以除去组织内的酸液，必要时可置入 5% 的硫酸钠中，30 分钟后，流水稍冲洗即可进行常规脱水、透明等处理。一般来说，凡经过酸类脱钙的组织，胞核往往不易着色，因此，在染色时苏木精的染色时间需稍延长，伊红的染色时间需稍缩短。

第三节　组织脱水

一、组织脱水目的

组织本身含有一定量的体液，在经过固定和冲洗后，组织间隙含有多量的水分。组织制作成蜡块时要求组织首先要被熔化的石蜡液所浸透，而不能直接把含水的组织置入石蜡溶剂中，因为水与石蜡是不可能混溶的，组织内只要存留少量的水分，就会阻碍石蜡的浸透。因此，必须先将组织内的水分彻底脱除干净，才有利于下一步组织的浸蜡。

二、脱水剂的选择和要求

（1）脱水剂必须是能与水以任何比例混合，最后又能与透明剂相混溶的化学试剂。

（2）对组织的穿透性能良好，脱水快速。

（3）适当使组织硬化。

（4）价钱便宜、容易购买、操作方便。

三、组织脱水机制

组织脱水的过程是一种物理化学变化过程。乙醇作为脱水剂，是因为乙醇易溶于水，能与水以任何比例混合。组织浸泡在乙醇后，组织内的水分就慢慢被乙醇所取代。乙醇的结构式为 CH_3CH_2OH，水的结构式为 H_2O，从结构式来看乙醇和水都含有羟基（—OH），羟基的氢氧键高度极化，氧原子带负电荷，氢原子带正电荷，这样，乙醇分子和水分子就形成氢键缔合成乙醇－水缔合分子。

为防止组织用高浓度乙醇脱水而引起骤然收缩，组织脱水常规用从低浓度到高浓度的乙醇进行处理组织，如开始用 70% 的乙醇浸泡，继而转入 80% 的乙醇，再经过 2 次 95% 的乙醇，最后经过 2 次无水乙醇脱水，组织内的水分随脱水剂浓度递增而递减，最后被无水乙醇所取代，组织内的水分就基本上被完全脱去了。

四、常用脱水剂的种类和特性

1. 乙醇（alcohol）　也称酒精，沸点为 78℃，能与水以任何比例混合。乙醇脱水力强，在脱水过程中继续硬化组织，是一种优良的脱水剂。但高浓度乙醇对组织有强烈收缩、硬化作用，因此，在脱水过程中一般从低浓度乙醇开始，然后逐步递增其浓度。每级乙醇的脱水时间根据组织块的大小和厚薄由半小时至十多个小时，原则上在低浓度乙醇脱水的时间可长些，至高浓度乙醇脱水的时间则短些，若组织在高浓度乙醇脱水的时间过长，则可使组织有较大收缩和明显变硬，给以后的切片带来困难。

根据我们的经验，一般组织经过 70% 的乙醇、80% 的乙醇、95% 的乙醇及无水乙醇四级即可达到脱水的要求；但至高浓度脱水剂 95% 的乙醇和无水乙醇均采用两缸试剂脱水（必要时无水乙醇可采用三缸试剂脱水），才能保证组织内部水分尽量脱除。

2. 丙酮（acetone）　沸点为 56℃，丙酮的脱水力最强，速度快，但对组织收缩和变硬的作用比高浓度乙醇还大。脱水时可单独使用或与无水乙醇混合使用。组织在丙酮中的脱水时间不宜太长，在自动脱水机内常采用丙酮或丙酮无水乙醇（1 ∶ 4 ~ 1 ∶ 2）混合作为补充脱水剂，居于无水乙醇（Ⅱ）之后，只要时间掌握恰当，组织脱水的效果更为理想。

3. 正丁醇（N–butyl alcohol）　沸点为 117℃，有轻微毒性，对皮肤有刺激作用，吸入后可发生头痛、视力减弱等症状。正丁醇的脱水能力弱（对水的溶解度小，每 100mL 水中能溶解 9.1mL），故脱水时间需延长，但对组织收缩较少，不会引起组织硬化。因正丁醇可与石蜡互溶，故组织在正丁醇脱水后可不经透明剂直接浸蜡，是一种脱水兼透明的试剂，但组织的透明度不理想。

乙醇和丙酮脱水后不能直接把组织投入石蜡浸泡，因两者不能与熔化的石蜡混合，而需再经透明剂处理后再浸蜡，所以又称非石蜡溶剂的脱水剂。而正丁醇能与熔化的石蜡混合，组织在正丁醇脱水后，可不经透明剂处理而直接投入浸蜡，所以又称脱水兼透明的脱水剂。

五、组织脱水注意事项

（1）组织脱水时一般是由低浓度乙醇至高浓度乙醇，由低至高，循序渐进：开始浓度最好是 70%，因为乙醇浓度过低虽可减缓组织的过度收缩，却要增加脱水时间。但也不能在开始时骤然把组织投入高浓度乙醇脱水，因这样可引起组织快速收缩变硬，既影响切片，又使组织周边形成一个硬膜，染色后周边的细胞模糊不清。

（2）组织在由低一级浓度乙醇转入高一级浓度乙醇时，可先把装组织的金属脱水盒或塑料脱水盒放在纱布上稍吸干，再转入高一级浓度乙醇，这样可避免把过多水分带入下一缸试剂，从而延长乙醇的使用时间。如使用自动脱水机进行脱水，此步骤可省略，但换液的时间要缩短。

（3）脱水时的温度对脱水时间有一定影响：如用乙醇脱水，当温度高于 40℃时，组织内的水分子与乙醇之间的分子运动加快，可缩短组织脱水时间；如室温低于 15℃时，其分子运动减缓，组织脱水时间就要延长。如加温过高，虽可缩短脱水时间，但又导致组织的强度收缩变硬，造成切片困难，对诊断也有影响。因此，若需加温脱水温度，则不宜高于 45℃。

（4）更换脱水剂时，凡是相同浓度的试剂，可采用试剂前移的方法：如更换无水乙醇（Ⅰ）（Ⅱ）试剂，可把无水乙醇（Ⅰ）倒去，用吸水纸将试剂缸擦干净，然后把无水乙醇（Ⅱ）倒入无水乙醇（Ⅰ）的试剂缸，无水乙醇（Ⅱ）试剂缸擦干净后加入新液，这虽然麻烦一些，但可在不影响制片质量的前提下节约试剂。

（5）脱水液要注意经常过滤，以防组织碎屑由甲例漏进乙例标本，造成组织污染，导致诊断错误。

（6）如果组织脱水不彻底，在投入透明剂后就难以彻底透明，也就导致浸蜡不好，组织浸蜡不好就难以切出理想的切片。

（7）脱水剂乙醇经回收仪处理后，可以回收再用。

第四节　组织透明

组织在无水乙醇内完全脱水后，置入石蜡前，用能与脱水剂及熔化的石蜡都能混溶的透明剂（如二甲苯）处理，透明剂能把组织内的脱水剂置换出来，组织全部为透明剂所填充，这时组织在光线下完全呈半透明状，称为组织透明。

一、组织透明目的

组织脱水后，因为脱水剂无水乙醇不能与熔化的石蜡互相混溶，石蜡不能把组织内的脱水剂置换出来，而熔化的石蜡也不可能渗入组织，因此，必须要用一种过渡的溶剂，即既能与脱水剂无水乙醇相混溶而置换组织内的脱水剂，又能与熔化的石蜡相混溶，最后又被熔化的石蜡取代。另一方面，组织经脱水后，从理论上讲是不含水分，但是否真的完全不含水分，肉眼上是看不到的。若组织经过透明后，组织全部为透明剂所填充，这时肉眼看整块组织呈透明状，没有带任何白色混浊的状态，就表示组织内的水分基本上已脱除，已完全为透明剂所取代，这对组织脱水就起到保证作用。

二、透明剂的选择和要求

（1）透明剂必须既能与脱水剂相混溶，又能与熔化的石蜡相混溶，即在脱水剂无水乙醇和熔化的石蜡之间能起到一种“桥梁作用”。

（2）对组织的透明力强，作用快，肉眼上组织的透明度明显。

（3）不易使组织收缩硬化和变脆，无毒或毒性低。

（4）价钱便宜、容易购买、操作方便。

三、组织透明机制

透明剂都是一类挥发性的脂溶剂，其折光率多在 1.4 ~ 1.5 之间。组织在无水乙醇完全脱水后，在转入透明剂时，组织内的无水乙醇即被抽提出来，完全为透明剂所置换和填充。因透明剂的折光率与玻璃相近，都在 1.5 左右，被其填充的组织在光线透射下就呈透明状。

四、常用透明剂的种类和特性

1. 二甲苯（xylene） 无色透明液体，有特殊刺激性气味，沸点为144℃，折光率为1.497，易燃烧，长期接触时对黏膜有刺激作用。二甲苯不溶于水，但能与无水乙醇、丙酮混合，又能溶解石蜡和树脂，是目前制作石蜡切片最普遍使用的透明剂。二甲苯对组织的透明力强，作用快；缺点如透明时间过长，可使组织变脆，影响切片。因此，组织块在二甲苯内透明时间不宜过长，以常规制片为例，在室温透明时间（用两级透明剂），组织透明时间一般以30 ~ 60分钟为宜，肾穿等小块组织为15 ~ 25分钟。

2. 甲苯（toluene） 无色透明液体，有特殊刺激性气味，沸点为110.6℃，折光率为1.496 7。甲苯的性质似二甲苯，对组织透明较慢，但组织收缩较小，在甲苯内放置稍长时间也不易使组织变硬变脆，但其毒性比二甲苯稍强。

3. 苯（benzene） 无色透明液体，具有芳香性气味，沸点为80.1℃，折光率为1.50。苯的性质也如二甲苯，对组织的透明力较强，在蜡缸中蒸发快，对组织的收缩小，不易使组织变硬变脆，但其毒性较大，故不推荐使用。

4. 三氯甲烷（chloroform） 俗称氯仿，沸点为61 ~ 62℃，折光率为1.45。有特殊气味，不易燃烧，有麻醉性，长期暴露于日光中易被氧化分解为极毒的光气。三氯甲烷对组织的透明作用较弱，所需透明时间为二甲苯的数倍。它对组织的收缩作用很小，透明时间一晚以上，也不易使组织变硬变脆。缺点是不易观察组织的透明状态，因而难以判定组织的透明程度。由于三氯甲烷易蒸发，在浸蜡时残存于石蜡内的三氯甲烷极易除去。对小动物的脆嫩组织，如用二甲苯透明石蜡包埋后切片出现碎裂难切，可改用三氯甲烷作透明剂，这对切片有一定帮助。

5. TO生物透明剂 由松节油提纯出来的一种二甲苯代替品。由于二甲苯有毒性，因此，可改用一些二甲苯代替品代替二甲苯作为透明剂和脱蜡剂。TO的主要原料松节油是萜烯混合液体。无色透明，无毒性，酸价≤0.08，折光率较二甲苯小而比三氯甲烷稍大。能与无水乙醇互溶，能溶解石蜡和中性树胶。由于它无毒性和有透明作用，透明后的组织不易变硬变脆，故切片完整易切，故可用来代替有毒性的二甲苯。其不足之处是透明和脱蜡作用都比二甲苯弱，因此，与二甲苯相比要适当延长透明和脱蜡时间，使用一段时间后是否会变得黏稠，影响染色操作。此外，使用时要注意这些二甲苯代替品对各种染色是否有影响。

五、组织透明注意事项

（1）在定时更换透明剂时，先把二甲苯（Ⅰ）倾去，用吸水纸把盛瓶内擦净，把二甲苯（Ⅱ）倒入二甲苯（Ⅰ），二甲苯（Ⅱ）盛瓶倾入新液。

（2）组织经无水乙醇完全脱水后转入二甲苯透明，其透明时间因组织的大小、厚薄而不同，一般为30 ~ 60分钟，组织小而薄的需时短，组织大而厚的需时长，肉眼观察组织达完全透明后再放置数分钟即可转入熔化的石蜡内进行浸蜡。

（3）如组织投入透明剂内达一定时间，仍见组织内有白色混浊状态，表示组织仍存有一定水分，这说明所用的无水乙醇已含水，这时，必须把组织从二甲苯取出，置回原来的无水乙醇彻底把二甲苯洗脱（约10 ~ 15分钟，并轻轻搅动），然后转入新换的无水乙醇（Ⅰ）和无水乙醇（Ⅱ）重新脱水后，再转入新换的二甲苯（Ⅰ）和二甲苯（Ⅱ）再行透明。如用自动脱水机进行脱水和透明浸蜡，这一透明步骤就无法观察，需要靠经验去掌握。

（4）透明剂要注意过滤，以防止组织污染。

第五节　组织浸蜡和石蜡包埋

组织浸蜡和石蜡包埋，是同一目的的两个步骤，即组织在脱水、透明后，继续把组织浸透在一种介质内，这种介质必须是在常温下具有一定硬度的固体物质，最后借一种工具把组织包埋起来。组织浸透和包埋介质有石蜡、碳蜡（聚乙二醇）、明胶、火棉胶和环氧树脂等。常规病理制片，一般采用石蜡，故组织浸透，又常称为组织浸蜡；组织包埋，又常称为石蜡包埋。火棉胶浸透和包埋多用于制作眼球和肺脏等有空洞的组织。制作电镜标本组织切片，则采用环氧树脂浸透和包埋。

一、组织浸蜡和石蜡包埋目的及机制

组织制片的目的，首要是把组织包埋于具有一定硬度的介质内才能切成薄片。组织浸透是组织经上述透明剂二甲苯透明后，移入熔化的石蜡内浸透。石蜡在约 60 ~ 62℃电热恒温箱内保持熔化状态，组织在其内浸透达一定时间（一般组织约 2 ~ 4 小时），组织内的透明剂二甲苯就可被置换出来，整块组织为石蜡分子浸透和填充。最后，用一种特制的包埋模具把组织包埋起来，经凝固后组织被埋藏于石蜡内成为一个组织蜡块，因蜡块保持一定硬度，故可借切片机切成菲薄的切片。

为了加速和完善熔化石蜡的浸透，可以采用电热恒温真空干燥箱浸蜡法。该法是采用一台电热恒温真空干燥箱，用时把在透明剂内已完全透明的组织移入熔化状态的石蜡溶剂中，置入电热恒温真空干燥箱内，关闭箱门，打开负压开关开始抽气减压，当箱内的气压表指针摆至约 600 大气压时，维持 15 ~ 20 分钟，即可完成浸蜡过程。此时慢慢充气，恢复常压，开启箱门，取出浸蜡缸，即可进行包埋。

目前进口的自动脱水机，在其浸蜡缸内也附有真空装置，组织在移入浸蜡缸内时，启动真空功能则能自动进行负压抽气，使组织内的透明剂在短时间内彻底清除，熔化的石蜡能均匀的填充组织，组织浸蜡极为理想。

二、常用组织包埋剂的种类和特性

1. 石蜡（paraffin） 它是从石油中分离出来的一种碳氢化合物，呈半透明的结晶状物质，无味无臭，不溶于水及乙醇，易溶于苯、二甲苯和三氯甲烷。石蜡有不同的硬度，其硬度是根据熔点的高低来决定。熔点高则硬度大，熔点低则硬度小，硬度的大小是取决于其分子结构的含碳量。含碳越多，硬度越大；含碳越少，硬度越小。

关于石蜡的选择：①要白色质纯，无气泡和杂质，有适度的黏韧性，凝固后的石蜡有一种透亮的光泽。②在制片上，根据需要不同分为软蜡（熔点约在 50 ~ 54℃）和硬蜡（熔点约在 56 ~ 60℃），软蜡多用于组织浸透，硬蜡多用于组织包埋。③包埋用硬蜡要依据室温的高低来选用。在夏季室温高时可选用熔点较高的硬蜡，在冬季室温低时可选用熔点较低的硬蜡。在一般情况下，如采用的石蜡太硬，切片时容易破碎，不易切成蜡带；反之，如采用的石蜡太软时，切片常皱缩，难成蜡带，贴片时也难把切片摊平。

组织浸蜡时，最好采用熔点为 54℃的软蜡，分 2 缸或 3 缸置于恒温箱，组织块从透明剂二甲苯移入熔化的石蜡后，二甲苯即逐步被石蜡所置换，最后整块组织为熔化的石蜡所填充。为保证熔化石蜡对组织的彻底浸透，一般组织浸蜡时间约为 2 ~ 4 小时。第一缸浸蜡使用一定时间后，会含有较多透明剂使石蜡变质松软，故也要如前法更换透明剂时的顺序更换石蜡。

目前使用的切片石蜡有国产和进口的专用切片石蜡，国产切片石蜡价格便宜，进口的价格较贵。由于进口的切片石蜡在石蜡内加入一定量的特种塑料聚合物和二甲基亚砜等添加剂，使石蜡的韧性大，用这种石蜡包埋，能切成薄至 1 ~ 2μm 厚的组织切片，不容易皱缩或破碎和裂开，还能增加石蜡渗透组织的能力，是目前较为优质的切片石蜡。

2. 火棉胶（collodion） 是无色或淡黄色的透明胶状液体，有醚的气味，市售多为 4% ~ 8% 的溶液。有一种固体的火棉胶呈透明的片块状，用时可剪碎称量后用等量无水乙醇和乙醚配成自己需要的浓度即可。火棉胶浸透常采用三种浓度倍增法，即采用 4%、8% 和 16% 三种，也有采用 5%、10% 和 20% 三种，主要根据胶黏度的高低来决定，组织浸胶时间每种浓度约 2 ~ 3 天，包埋时用 16% 或 20% 火棉胶。

火棉胶液一定要密封保存，不要让其挥发或受潮吸入水分。火棉胶液如含有水分，即形成白色混浊的冻胶状，这时就不能应用。火棉胶遇甲醛极易硬固，因而避免火棉胶与甲醛液接触。火棉胶更是一种易燃品，因而在使用过程中不能接近火焰，不能把火棉胶液置入电热恒温箱内，这些是要特别注意的。

火棉胶浸透慢，需数天时间，故少用于临床病理组织的浸透和包埋，只多用于眼球和肺组织的制片以及特殊的科研标本制片。火棉胶包埋和切片与石蜡包埋和切片的原理基本一样，但在操作上稍有不同，因临床病理制片较少应用，故不做详细介绍。

三、石蜡包埋方法

石蜡包埋需要一定的工具，包埋工具有多种，目前较为常用的包埋工具是塑料包埋盒（脱水盒）与金属包埋模具两者配套使用。塑料包埋盒有带盖（塑料盖）和不带盖两种，带盖塑料包埋盒的盖掰开后即丢掉，属一次性使用；不带盖的塑料包埋盒配不锈钢盖使用，不锈钢盖掰开后，可洗去上面的石蜡重复使用。通常塑料包埋盒和包埋模具又与自动包埋机配合使用。塑料包埋盒为国际统一规格，包埋模具一般是用不锈钢压铸而成，根据所包埋组织块的大小其规格分为 6mm × 6mm、20mm × 20mm、24mm × 24mm 和 24mm × 37mm 四种，包埋时把不锈钢包埋模具放在自动包埋机的出蜡嘴下方，注入熔化石蜡，掰开塑料包埋盒盖片，立即用小镊子（眼科镊）把组织块放入不锈钢包埋模具，并用小镊子把组织轻轻按平，随即用小镊子将该例塑料包埋盒安放在不锈钢包埋模具上，再注入熔化石蜡少许，最后放在自动包埋机的冷台上凝固，使石蜡和塑料包埋盒黏合牢固，脱出包埋模具。塑料包埋盒在取材时已打印或写有相应的病理号码，故不需另放号码标签。用塑料包埋盒包埋的蜡块在切片机样品夹头装上和取下操作容易，同时方便组织蜡块的归档保管和查找。

过去常用的包埋工具为长条形（内分五框格）、田字形（内分四框格）包埋框，也有用 L 形活动包埋框，这三种包埋框及底板都需用铝合金或铜材铸造。包埋前先把包埋框稍预热以防止熔化石蜡倾入后迅即凝固。包埋时先向包埋框注满熔化的包埋石蜡，立即用小镊子从浸蜡缸中取出脱水盒，掰开盖，取出号码标签，反向贴于包埋框内壁，随即用小镊子把脱水盒内的组织放入包埋框内，并用小镊子把组织轻轻按平，稍待表面开始形成一层蜡膜即拿起包埋框（连底板）慢慢倾斜放入冷水内使其加快和均匀凝固，这利于组织蜡块自包埋框内脱出。

包埋时要注意把组织最大最平整的切面或有病灶的切面向下，如为皮肤、肠壁或囊壁等层次清楚的组织应该竖埋，使切片染色后能在镜下观察到各层次的组织结构。

四、包埋注意事项

（1）包埋工具有酒精灯、眼科镊、包埋框或包埋模具，如能使用自动包埋机则较为理想。

（2）包埋时，蜡缸的温度应比石蜡的熔点高 4 ~ 6℃，如包埋石蜡的熔点为 60℃，则蜡缸温度应调至 64 ~ 66℃，并根据室温高低而减增。包埋时，包埋石蜡与组织浸蜡剂的温差不能过大，两者都具熔化状态，这样经包埋冷凝后的蜡块，其组织和包埋石蜡才能融合一致。否则，若包埋石蜡的温度过低，包埋时石蜡开始凝结，来不及操作，易带入气泡，这样包埋的蜡块冷凝后，常出现蜡块密度不均，组织与石蜡分离，难以切出完整切片，出现这种情况则要重新浸蜡包埋。

（3）组织包埋方法按最大最平的切面或有病灶的一面向下包埋。管腔、囊壁、皮肤等层次清楚的应竖埋，使切片染色后在镜下能看到各层次组织结构。如皮肤要有表皮和真皮或皮下组织，肠壁和胃壁要有黏膜、黏膜下层、肌层和浆膜层，肾脏要有皮质和髓质等。内镜小活检组织（如胃、直肠和膀胱黏膜）用滤纸定位，与滤纸附着点是黏膜的基部，因此，需顺转 90° 角包埋。

（4）组织包埋后待包埋框蜡液表面凝结成一层蜡膜时才移入冷水中使之迅速均匀凝结。如采用自动包埋机，组织包埋后即移至左侧的冷冻台上，石蜡冷凝后即可把组织蜡块脱出。

（5）一个蜡块内如包埋几块同一例组织时，其组织性质宜相同，方向应一致，各组织之间的距离应紧贴。

（6）包埋时必须先把熔化的包埋石蜡注入包埋框内，然后用眼科小镊钳取浸蜡缸内包埋盒的组织置入包埋框内，并用镊子轻轻按平，不可在包埋框内先放入组织后注入熔蜡，也不可在钳取组织后慢慢观察停留过久才置入包埋框内，这可使组织表面蜡液凝结后与包埋石蜡难以熔合，这样包埋后的组织边缘就与石蜡存在裂隙，切片时就容易分离。

五、蜡块修整

用常规包埋框包埋组织后，一般都需要进行蜡块修整，以利于切片。同时为了要把组织蜡块镶嵌在方木块上，利于切片时固定在切片机的样品夹头上。因此，需做好以下工作：

（1）把组织块四周边多余的石蜡切去，修成正方形或长方形，四周边蜡面距组织留有 2 ~ 3mm 的蜡边。同时，蜡块的前后、左右两边需保持平行，以利于切片时能切成平整的一条直蜡带。若蜡边不平行，切片时则成弯曲的蜡带，不利于摊片。

（2）组织蜡块的上下面也要平整：先把蜡块近组织表面的余蜡稍修切至组织表面，目的是使切片时蜡层不太厚，很快暴露最大的组织面，减少损耗刀锋。但又必须注意不要切得太深，以免切去组织表面的病灶而影响诊断。

（3）组织蜡块的底面也要平整，这样蜡块易于粘牢在方木块上。

（4）如发现贴在蜡块的号码标签松脱或不牢固，应用蜡铲在酒精灯上稍加热把号码标签贴牢在该蜡块的侧面。

（5）包埋后的组织蜡块也可不镶在方木块上进行切片，而是直接把组织蜡块安装在切片机的样品夹头上进行切片，这样可省去蜡块修整工作，但包埋的组织蜡块需要一定厚度，同时要使用较高硬度的包埋石蜡。

（6）把修整好和固定于方木块上的组织蜡块按号码次序排好，核对包埋后的组织蜡块数量与送检单记录的取材组织数量是否相符，确认无误后即可准备切片。

（7）如用一次性的塑料包埋盒则可省去上述（1）~（5）蜡块修整的步骤。

第三章 病理学检查技术

第一节　细胞学检查技术基本概念

细胞学制片技术，包括标本的收集、涂片、固定、染色、脱水、透明、封固等。良好的制片是细胞学诊断的重要条件，高度的责任感和严格的操作流程，以及新技术的应用是提高细胞学制片质量的重要保证。

一、细胞学检查范畴

细胞病理学可分两大部分：脱落细胞学和针吸细胞学。

1. 脱落细胞学　采集人体中管腔器官表面脱落的细胞，其标本可来自于外界相通的脏器；如胃肠道、呼吸道、泌尿道、女性生殖道等；其次来自于与外界不相通的腔隙、脏器表面，如胸腹腔、颅脑腔、关节腔等积液。

2. 针吸细胞学　通过细针吸取的方法吸取组织中的活细胞，如乳腺、甲状腺、淋巴结、前列腺等穿刺。除了进行一般细胞形态学诊断，尚可以进行细胞培养，细胞 DNA 检测。

二、细胞学检查程序

标本采集→涂片制作→涂片固定→涂片染色→涂片封固→涂片阅片→报告打印→玻片归档。

三、细胞学检查的特点和意义

1. 准确性　通常以阳性率来表示（诊断率、符合率、准确率）。目前国际统一标准，即用敏感性及特异性来表示。前者显示除去假阴性后的阳性率，后者显示除去假阳性后的诊断准确性。

2. 敏感性　细胞学诊断以子宫颈癌检查效果最佳，敏感性达 90% 以上。痰及尿液脱落细胞阳性率较低 50% ~ 60%，细胞学诊断的特异性较高 98% ~ 99%，即假阳性很低，只占 1% ~ 2%，可疑细胞只占 5%。一个可靠的诊断技术应为敏感度越高越好，即假阳性和假阴性率越低越好。

3. 实用性　操作简便、创伤性小、安全性高，且费用少，有利于疾病的早期发现、早期诊断和早期治疗。细胞学检查技术已不再是一种单纯的诊断方法，是观察癌前期病变的演变、指导临床用药和随访观察的重要指标。

4. 局限性　细胞学诊断有许多优点，但阳性率较低，时有漏诊和误诊。这主要与取材局限性、制片方法不当有关；此外，缺乏组织结构也是影响诊断准确性的因素。

四、细胞学标本制作质量控制

细胞学制片是涂片技术重要的基本技能，质优的细胞制片直接关系到诊断的准确率和阳性率高低。

细胞学送检标本大概可分为以下三大类：

一类标本是临床医师取材后马上制成涂片固定后送细胞学检查（如妇科的宫颈涂片、纤支镜刷片涂片）；第二类是临床医师抽取标本后未经固定直接送到细胞室行细胞制片检查（如浆膜腔积液、痰液、尿液等）；第三类主要是妇科液基细胞学标本，临床医师用特殊的刷子取材后，将刷子上的细胞放入细胞保存液中送到细胞室行细胞制片检查。

细胞学涂片制作前质控要求如下：

（1）涂片前应准备好各种用具，如干净的载玻片、固定液、吸管、玻璃棒、小镊子。

（2）各类标本要新鲜制作，4℃冰箱保存的标本不超过 4h。

（3）涂片制作要轻巧，以免损伤细胞。

（4）涂片制作要均匀，厚薄要适度，掌握细胞量与溶液比例的稀释度。细胞量多的标本制片宜薄，细胞量少的标本制片宜集中。

（5）细胞应有效固定在载玻片的位置上，各类涂片制作后原则上应湿固定为佳，特殊情况下涂片亦可半湿干固定。

细胞学制作中的质控要求，详见制片流程中相关部分。

第二节　细胞学标本采集原则和方法

一、标本采集原则

（1）采集标本必须保持新鲜，以免细胞自溶，影响细胞着色和正确诊断。

（2）采集方法应简便，以减轻患者痛苦，且不至于引起严重的“并发症”或促使肿瘤扩散。

（3）正确选择取材部位，尽可能由病区直接采取细胞并获取丰富有效的细胞成分。

（4）绝对避免错号和污染（器具和玻片干净，固定液及染液过滤、每份标本一瓶）。

（5）针吸穿刺操作时有两人配合完成采集标本较好，并了解病情和影像学资料，选择恰当的体位及穿刺点。

二、标本采集前准备

（1）所有细胞学送检标本容器清洁并要求即采集即送检。

（2）送检标本必须填写细胞送检申请单，每份标本一瓶并写明患者姓名、性别和年龄。

（3）临床送检血性胸水、腹腔积液、心包液为防止标本凝固，应在容器中加入抗凝剂。可用商品化的肝素抗凝试管或用 100g/L 浓度的乙二胺四乙酸钠（EDTA-Na），亦可用 3.8% 的枸橼酸钠，与标本量之比为 1 ∶ 10。

三、标本采集方法

1. 标本采集方式

（1）直观采集外阴、阴道、宫颈、穹窿、鼻腔、鼻咽、眼结膜、皮肤、口腔、肛管等部位，可用刮片、吸管吸取、擦拭或刷洗的方法。

（2）宫颈细胞采集从早期棉棒阴道后穹窿分泌物法、木制宫颈刮片法到现代的专用扫帚状刷取样法。

（3）用纤维光束内镜带有的微型网刷直接在食管、胃、十二指肠、气管、肺内支气管等部位的病灶处刷取细胞涂片。

（4）体表可触及的原发病变和体内脏器标本收集可采用针刺抽吸收集方式，用穿刺针准确刺穿皮肤进入病区域后，通过提插针方式，使针尖斜面部对病变组织进行多次切割；并同时借助针管内的持续负压将切割获得的标本吸入针芯及针管内。

2. 分泌液收集法　细胞学检查收集的分泌液包括自然分泌液：尿液、痰液、前列腺液、乳头分泌液等。

（1）尿液：男性用自然排尿，女性采取中段尿。尿量不应少于 50mL，标本要新鲜，尿液排出后 1 ~ 2h 内制成涂片。如不能立即制片，可在标本内加 1/10 尿量的浓甲醛液或等量的 95% 的乙醇。但尿内加入上述的固定液可使细胞变形或影响制片，因此，尽可能新鲜尿液离心沉淀制成涂片。

（2）痰液：指导患者漱口、深咳痰液，约 3 口量的痰液。挑选来自肺、支气管内的带铁锈色的血丝痰，或透明黏液痰及灰白色颗粒状痰等有效成分进行薄层均匀的涂片，每例患者制片 2 ~ 3 张。

（3）前列腺液：采用前列腺按摩取分泌物直接涂片。

3. 灌冲洗收集法　此法常用于采集胃脱落细胞，例如用于胃肠、腹腔、卵巢肿瘤术后向空腔器官灌冲。冲洗一定数量的生理盐水，使肿瘤细胞脱落，然后将冲洗液抽取离心沉淀后取细胞层直接涂片。

4. 浆膜积液收集法　此法常用于胸腔、腹腔、心包腔等器官内积液的抽取，抽取胸腹腔积液送检，通常由临床医师操作完成。送检胸腹腔积液的容器瓶必须事前加入抗凝剂（3.8% 的枸橼酸钠），送检浆膜腔积液的量为 20 ~ 200mL 较合适。因特殊原因不能马上制片的标本，应放入 4℃的冰箱内保存，时间不应超过 16h。

第三节　细胞学涂片固定

一、固定目的

细胞离体后如果不及时固定，就会释放出溶酶体酶将细胞溶解，导致组织自溶，丧失原有结构。因此，细胞采集后应选用合适的固定液进行固定，使细胞内的蛋白质凝固、沉淀成不溶性，并使细胞尽可能保持原有的形态结构和所含的各种物质成分。细胞涂片的固定在细胞学制片中极为关键。细胞固定的好坏会直接影响后续的涂片和染色，进而影响细胞学诊断的准确性。

通过乙醇能迅速凝固细胞内的蛋白质、脂肪和糖类，使其保持与活细胞状态相仿的成分和结构，使细胞各部分尤其是细胞核染色后能清楚地显示细胞的内部结构。进行经典的巴氏染色，用乙醇和乙醚或甲醇固定细胞涂片是极为重要的。假如乙醇浓度不够细胞核固定不佳，易造成人为的假阴性报告。

二、固定液种类

乙醇是细胞涂片常用的固定液，可使细胞内的蛋白质、核蛋白和糖类等迅速凝固，产生不溶于水的沉淀。乙醇很少单独使用，通常与冰醋酸、乙醚等混合使用。在巴氏染色中，乙醇类固定液更是首选的固定液。

常用的固定液如下：

（1）95% 的乙醇 – 冰醋酸固定液。

95% 的乙醇　100mL

冰醋酸　1mL

常用的细胞涂片固定液，冰醋酸渗透力强，可加快细胞的固定。

（2）乙醇 – 乙醚固定液。

无水乙醇　49.5mL

乙醚　49.5mL

冰醋酸　1mL

常用的细胞涂片固定液，固定快速，尤其是做巴氏染色，为首选的固定液。乙醚容易挥发，气味较大，应密封保存。

（3）Carnoy 固定液。

无水乙醇　60mL

三氯甲烷　30mL

冰醋酸　10mL

适用核酸、糖原、黏蛋白等特殊染色；也适合固定含血较多的细胞标本，冰醋酸能够加强胞核染色，也能溶解红细胞，并可减低细胞由于乙醇引起的收缩。一般固定 3 ~ 5min，再用 95% 的乙醇继续固定 15min。

（4）甲醇固定液用于干燥固定的涂片（血片）和某些免疫细胞化学染色。

（5）丙酮固定液冷丙酮常用于酶的细胞化学染色和免疫荧光染色。

（6）10% 的中性缓冲甲醛固定液主要用于固定细胞沉渣制作细胞蜡块。如果用于固定细胞涂片，固定较慢，也容易引起细胞脱落，因此，不适宜直接固定细胞涂片。

三、固定方法

1. 浸泡湿固定法

（1）固定操作：将细胞涂在玻片上后，应稍晾干，但不能完全干燥，在涂片快干且还湿润时，立即浸泡在固定液中固定 15 ~ 20min。这种固定方法也称为湿固定。

（2）注意事项：①玻片标本固定时应将玻片垂直置入固定液，避免涂片相互摩擦；②各种细胞涂片均应及时用湿固定法进行固定，否则涂片干燥后会严重影响染色效果。

2. 喷雾固定法　将采集的细胞涂好片后，平放在架子上，将乙醇等固定液喷洒在涂片上进行固定，干燥后保存或待染色。染色前需要在蒸馏水中浸泡约 10min，优点是简单快速，缺点是容易固定不均匀。

四、质量控制

1. 制作标本要新鲜　送检标本要新鲜制作，在室温下不能停留超过 2h，脑脊液更不能超过 1h。胸腹腔积液、心包积液、痰液可在冰箱内放置 12 ~ 24h。尿液在冰箱中停放不超过 2h。

2. 湿固定的原则　制片后标本玻片尾部最易干燥，干燥后的玻片会引起细胞核膨胀和着色不清，胞质干燥后巴氏伊红、亮绿着色不鲜艳，诊断受影响。

3. 固定液要过滤　每天每次使用后的固定液要用滤纸或棉花过滤后才能重复使用，但乙醇浓度不能低于 90% 的含量，否则要更换新固定液，主要是防止交叉细胞污染。

第四节　细胞学常规染色技术

一、染色的作用

没有经过染色的细胞，难以通过显微镜观察到细胞核和细胞质内部各种细微的结构。因此，需要用不同的染料将细胞的形态结构及不同的成分显示出来，以便在显微镜下进行观察。

二、染色机制

细胞染色机制比较复杂，一般认为细胞染色主要是通过物理吸附作用和化学结合作用来使细胞核和细胞质染上不同的颜色，并且产生不同的折射率，从而能通过显微镜来观察。

1. 物理吸附作用　染料的色素成分被吸附进入组织和细胞间隙内而显色。

2. 化学结合作用　染料的助色团具有与组织细胞很强的亲和力，能够与细胞及其细胞内相应物质结合生成有色的不溶性的化合物沉淀而显色。

三、染料分类

（1）染料根据其来源可分为天然染料如苏木精和人工合成染料如结晶紫等。

（2）根据染料所含有的发色团分为硝基染料、偶氮染料、醌亚胺染料、咕吨染料、苯甲烷染料、蒽醌染料、重氮盐和四重氮盐类和四唑盐类染料等。

（3）根据染料所含有的助色团性质分为酸性染料、碱性染料和中性染料等。

四、常规染色方法

细胞学染色方法有多种，主要有常规染色、特殊染色（或称细胞化学染色）和免疫细胞化学染色。可根据不同的检验要求和研究目的加以选择应用。

常规染色法有巴氏（Papanicolaou）法、HE 法和迈格林华 - 吉姆萨染色（MGG 染色）法等。

（一）巴氏（Papanicolaou）染色

巴氏染色起初仅用于阴道上皮雌激素水平的测定以及检测生殖道念珠菌、滴虫等病原体的感染。染色方法经过不断改良后，胞质染色液分别有 EA36、EA50 和 EA65。目前主要用于妇科细胞学涂片染色，多采用 EA36 和 EA50 染色液，是用来筛查宫颈癌及癌前病变的常用细胞学染色方法。巴氏染色也适合胸、腹腔积液、痰液等非妇科标本的染色，常采用 EA65 染色液。

巴氏染色法染液中含有阳离子、阴离子和二性离子，具有多色性染色效能。因此，染出的细胞质具有色彩多样、鲜艳、透明性好及细胞核的核膜、核仁、染色质结构清晰的特点。巴氏染色主要有两组染液，胞核染液如苏木精和胞质染液如 EA36，以达到核质对比清晰鲜艳的目的。

1. 试剂配制

（1）改良 Lillie–Mayer 苏木精染液。

苏木精（hematoxylin）　5g

无水乙醇（absolute alcohol）　50mL

硫酸铝钾（aluminium potassium sulphate）　50g

蒸馏水 650mL

碘酸钠（sodium iodate）　500mg

甘油（glycerine）　300mL

冰醋酸（glacial acetic acid）　20mL

分别将苏木精溶于无水乙醇，硫酸铝钾溶于蒸馏水（可加热至 40 ~ 50℃使硫酸铝钾更容易溶解），用玻璃棒轻轻搅动使彻底溶解，待恢复至室温后，与苏木精无水乙醇液充分混合，再加入碘酸钠，最后加入甘油和冰醋酸。

（2）碳酸锂水溶液。

碳酸锂（lithium carbonate）　1g

蒸馏水 100mL

（3）橘黄 G 染液。

橘黄 G（Orange G）　0.5g

蒸馏水 5mL

用橘黄 G 0.5g 溶于 5mL 蒸馏水，再加无水乙醇 95mL，然后加 0.015 5g 磷钨酸，使用前过滤。存储在深棕色瓶中。

（4）0.5% 的淡绿乙醇储备液。

淡绿（light green）　0.5g

95% 的乙醇　100mL

（5）0.5% 的伊红 Y 乙醇储备液。

伊红 Y（eosin Y）　0.5g

95% 的乙醇　100mL

（6）1% 的伊红 Y 乙醇储备液。

伊红 Y（eosin Y）　1g

95% 的乙醇　100mL

（7）0.5% 的俾斯麦棕乙醇储备液。

俾斯麦棕（Bismarck brown）　0.5g

95% 的乙醇　100mL

（8）EA36 染液配方。

0.5% 的淡绿乙醇储备液　45mL

0.5% 的伊红 Y 乙醇储备液　45 mL

0.5% 的俾斯麦棕乙醇储备液　10mL

磷钨酸（phosphotungstic acid）　0.2g

（9）EA50 染液配方。

0.5% 的淡绿乙醇储备液　6mL

1% 的伊红 Y 乙醇储备液　40mL

纯甲醇　25mL

冰醋酸　2mL

95% 的乙醇　21mL

磷钨酸　2g

2. 染色操作流程

（1）涂片用 95% 的乙醇，冰醋酸固定液固定 10 ~ 15min。

（2）95% 的乙醇、80% 的乙醇、70% 的乙醇、蒸馏水分别浸泡 1min。

（3）改良 Lillie-Mayer 苏木精染液染色 5 ~ 10min。

（4）自来水中冲洗多余染液。

（5）1% 的盐酸乙醇液分化约 4s。

（6）1% 的碳酸锂水溶液蓝化 1min，自来水洗 5min。

（7）依次置入 70% 的乙醇、80% 的乙醇、95% 的乙醇（Ⅰ）和 95% 的乙醇（Ⅱ）各 1min。

（8）橘黄 G 液染色 1 ~ 2min（此步可省略）。

（9）依次在 95% 的乙醇（Ⅰ）、95% 的乙醇（Ⅱ）漂洗去掉多余橘黄 G 染液。

（10）EA36 染液染色 3 ~ 5min。

（11）依次用 95% 的乙醇（Ⅰ）、95% 的乙醇（Ⅱ）、无水乙醇（Ⅰ）和无水乙醇（Ⅱ）脱水各 1min。

（12）二甲苯透明，中性树脂封片。

3. 结果　角化细胞胞质呈粉红色，全角化细胞胞质呈橘黄色，角化前细胞胞质呈浅蓝色或浅绿色，细胞核呈蓝紫色，核仁呈橘红色，白细胞核呈蓝色，胞质呈淡蓝淡绿，红细胞呈橙红色。

（二）苏木精 - 伊红（HE）染色方法

1. 试剂配制

（1）改良 Lillie-Mayer 苏木精染液。

（2）0.5% 的伊红 Y 乙醇液。

2. 染色操作

（1）涂片从 95% 的乙醇 - 冰醋酸固定液内取出，80% 的乙醇浸泡 1min。

（2）蒸馏水洗 1min。

（3）改良 Lillie-Mayer 苏木精染液染色 5 ~ 10min。

（4）自来水冲洗 1min。

（5）0.5% 的盐酸乙醇液分化 3 ~ 5s。

（6）自来水冲洗促蓝 10min，80% 的乙醇浸洗 1min。

（7）0.5% 的伊红 Y 乙醇液染色 1min。

（8）80% 的乙醇浸洗 1min。

（9）依次用 95% 的乙醇（Ⅰ）、95% 的乙醇（Ⅱ）、100% 的乙醇（Ⅰ）和 100% 的乙醇（Ⅱ）脱水各 1min。

（10）二甲苯透明，中性树胶封片。

3. 结果　胞质呈淡红色，胞核呈紫蓝色，核仁呈红色。

（三）迈格林华·吉姆萨染色（MGG 染色）法

1. 染液配制

（1）迈格林华染液。

迈格林华（May–Grunwald）原液　1mL

蒸馏水　9mL

新鲜配制，不能保存。

（2）吉姆萨染液。

吉姆萨（Giemsa）原液　1mL

蒸馏水　9mL

新鲜配制，不能保存。

2. 染色操作

（1）涂片固定后蒸馏水洗 2mL。

（2）迈格林华染液滴染 15min。

（3）倒弃涂片上的染液，用自来水冲洗干净。

（4）吉姆萨染液滴染 15min。

（5）倒弃涂片上的染液，用自来水冲洗干净。

（6）甩干水分，镜检。必要时干燥后用中性树胶封片。

3. 结果　细胞核呈紫红色，细胞质和核仁呈深浅不同的蓝色。

4. 注意事项

（1）适用于淋巴造血系统（血片）或胸、腹腔积液等标本。

（2）必要时可干燥染片后用中性树胶封片，不宜用乙醇脱水，否则容易脱色。

五、质量控制

1. 固定好细胞涂片是染色质量的保证　细胞样本涂片完成后应及时固定，但要注意涂片含水太多，立即固定时容另使细胞脱落；太干燥又会使细胞胀大，甚至溶解，导致胞核染色不佳、结构模糊。

2. 常用 EA 染色液有 EA36、EA50 和 EA65 三种　均由淡绿、伊红 Y、俾斯麦棕和磷钨酸组成，各自比例不同，但染色结果相似。EA36 适用于妇科标本染色，而 EA65 比较适合于非妇科的标本。

3. 橘黄 G 和 EA 类染液通常使用 15 天　时间过久，会使胞质染色的颜色不够鲜艳，应根据染片量定期更换。

4. 配制 EA 染液时，pH 的调节对胞质分色好与差有较大影响　如 pH 偏高，则上皮细胞质染色偏红，可加少许的磷钨酸降低其 pH；如 pH 偏低，则上皮细胞质染色偏蓝或绿色，可加少许饱和碳酸锂溶液调高其 pH。

5. 细胞核在盐酸分化时要把握好时间和盐酸的浓度　着色浅或过深对细胞学的诊断都会造成严重的影响。

6. 血液多和蛋白质多的液体标本　容易造成核染色过深或背景复杂，应先用缓冲液或标本清洗液处理后再制作标本涂片。

7. 商品化学色剂　可选用商品化的染色试剂，建立规范的操作流程。

8. 苏木精注意事项　使用染色时应控制好苏木精染色时间，掌握盐酸、乙醇的浓度及分化时间避免核染色过深或太浅。苏木精质量较差或使用过久的苏木精染液，会导致核浅染或核染色质不清，也会出现蓝染的结晶颗粒。

9. 注意脱水　应及时更换脱水透明的100%乙醇或在其后增加一道苯酚，二甲苯脱水透明剂（在南方潮湿天气尤其适合选用），避免脱水不彻底引起片子出现雾状，使细胞轮廓模糊不清，不利于镜下观察。如果细胞片封片不及时，吸入空气中的水分，鳞状上皮细胞胞质出现深褐色斑点。

10. 分开固定　细胞涂片中的细胞较容易脱落，不同病例的细胞片应分开固定，避免样本之间的交叉污染；染片中有皱褶而且重叠的细胞，应考虑到在染色中有可能发生的交叉污染。

11. 涂片量较多时选用分多次染色　应该先染脑脊液和尿液等细胞量较少的标本，其次是宫颈脱落细胞标本，最后染痰、支气管冲洗、纤支镜毛刷和体液等细胞涂片；并每天过滤染色所用的试剂和染色液。

第五节　其他细胞学染色技术

在临床细胞学诊断中，许多在常规巴氏染色和HE染色难以诊断的疾病，需要通过应用其他一些细胞学染色技术进一步确诊。

一、特殊染色和组织化学染色技术

在细胞学诊断中，用常规的染色方法很难观察到细胞中的一些物质如细菌、黏液和色素等，需要用特殊染色方法来将这些特殊的物质显示出来。因此，通过应用特殊染色和组织化学染色技术，可使一些细胞学常规染色难以诊断的疾病得到进一步确诊，有助于提高细胞病理诊断水平。细胞学特殊染色方法有很多种，显示不同的物质可选用相应的染色方法，其试剂配制和染色操作和组织的特殊染色操作相似。

二、免疫细胞化学技术

免疫细胞化学技术是在常规染色和细胞化学染色的基础上，根据抗原抗体反应原理而发展起来的染色技术，广泛应用于临床病理诊断，也是细胞诊断中重要的辅助技术之一。尤其是对于判断肿瘤细胞的来源、分类和鉴别诊断起着重要作用。许多在常规染色依靠细胞形态学难以诊断的疾病，通过应用免疫组织化学技术大部分可得到确诊。

细胞涂片的免疫细胞化学技术染色操作和组织的免疫组化技术染色操作相似，但也有其不同之处，如固定液的选用，是否需要抗原修复等会有所差异；尤其是细胞涂片中细胞膜完整，抗原抗体要通过细胞膜浸入，往往需要进行增加细胞膜通透性等处理。而细胞蜡块切片的染色操作和组织切片的染色相同。

三、分子病理学技术

细胞学分子生物学技术是新兴的病理学诊断辅助技术之一，是指在细胞学的基础上，将分子生物学和细胞遗传学的一些技术，在分子水平上检测细胞中的生物性标志物来辅助细胞学诊断。在肿瘤的早期诊断、鉴别诊断以及指导和评估临床治疗有着重要作用。随着技术的稳定，也越来越广泛地应用于临床细胞学诊断，成为临床细胞学诊断中不可缺少的辅助技术，有助于提高细胞学诊断水平。在临床细胞学诊断中，主要应用显色原位杂交技术和荧光原位杂交技术。细胞学原位杂交和组织学原位杂交相似，但也有所不同。目前大多采用商品化检查试剂盒，不同的试剂盒操作步骤不同，应按试剂盒说明书进行操作。

四、涂片重染方法

常规涂片染色一般都有2张或2张以上的涂片，当诊断需要再行其他特殊染色或免疫细胞化学染色时，需要将其中一张片脱色来重新染色；一些旧片因褪色，或染色错误，也需要将其脱色后再进行重染。

（1）去除盖玻片：将片子先轻微加热，使中性树胶软化，然后浸入二甲苯并经常上下移动玻片，直到盖玻片自然脱下。不能人为将盖玻片移除，否则容易一起把细胞脱下。

（2）水化脱去盖玻片：再用二甲苯完全洗去中性树胶，用95%的乙醇洗去二甲苯，80%的乙醇洗1min，蒸馏水洗2min。

（3）胞核褪色：将涂片浸入1%的盐酸乙醇液浸泡15～30min，或更长时间，在镜下观察，直至将苏木精完全脱去。流水冲洗10～15min完全除去盐酸。

（4）胞质褪色：将细胞核脱色后的涂片浸泡在80%的乙醇中，至胞质颜色脱去，蒸馏水洗2min。

（5）完全脱色的涂片根据需要重新染色。

第四章 分子病理学技术

分子病理学技术（molecular pathology technique）是新兴的病理学诊断辅助技术之一，在肿瘤的早期诊断、鉴别诊断以及指导和评估临床治疗有着重要作用。许多常规技术和免疫组织化学技术难以诊断的疾病，可通过分子病理学技术进一步确诊。随着技术的稳定，必将越来越广泛应用于临床病理诊断，成为临床病理诊断中不可缺少的辅助技术，有助于提高临床病理诊断水平。

分子病理学技术通常是指在病理组织学的基础上，利用分子生物学和细胞遗传学的一些技术，在分子水平上检测组织细胞中的生物性标志物来辅助病理学诊断。这些分子生物学技术主要有原位杂交技术、荧光原位杂交技术、聚合酶链反应和流式细胞分析技术等。

在临床病理诊断中，最常用的是原位杂交技术。

第一节　原位杂交技术概论

原位杂交技术（in situ hybridization technique，ISH）简称原位杂交，是把组织学、细胞学和生物化学结合起来的一门技术，利用探针在组织切片或细胞涂片上原位检测细胞中核酸，以了解组织细胞中基因（核酸）的变化（基因扩增、丢失、易位以及点突变）及其意义，从而研究组织细胞的生理和病理改变及其机制。目前日益广泛应用在临床病理学诊断中。

一、原位杂交的基本概念

原位杂交技术是临床病理诊断中最常用的分子病理学技术，随着技术日趋成熟和广泛应用，在临床病理诊断中起着越来越重要的作用。原位杂交是核酸杂交的一部分。

（一）核酸

核酸（nucleic acid）位于细胞核内，是基本的遗传物质。核酸的基本组成单位是核苷酸，核苷酸是由碱基、核糖和磷酸构成。其中碱基主要有：腺嘌呤（adenine，A）、鸟嘌呤（guanine，G）、胞嘧啶（cytosine，C）、胸腺嘧啶（thymine，T）和尿嘧啶（uracil，U）。

核酸分为脱氧核糖核酸（DNA）和核糖核酸（RNA）。

1. 脱氧核糖核酸（deoxyribonucleic acid，DNA）　它是储存、复制和传递遗传信息的主要物质基础，呈双螺旋结构，绝大部分的遗传信息都储存在 DNA 中。受温度和某些试剂的作用可使 DNA 变性，双螺旋结构解离成单链。DNA 分子含有腺嘌呤（A）、鸟嘌呤（G）、胞嘧啶（C）和胸腺嘧啶（T），按照 A–T、G–C 严格配对。

基因是 DNA 链上的一个结构单位，是带有遗传信息的 DNA 片段。不同的基因各有其独特的 DNA 结构。

染色体的主要化学成分为DNA，是细胞核内DNA分子与核蛋白结合形成的复合物，是基因（遗传信息）的载体。

2. 核糖核酸（ribonucleic acid，RNA） 它是遗传信息的中间载体，参与蛋白质合成，并和蛋白质一起共同参与基因的表达和调控，通常呈单链结构。RNA分子中的碱基主要是腺嘌呤（A）、鸟嘌呤（G）、胞嘧啶（C）和尿嘧啶（U），A-U配对、G-C配对。参与蛋白质合成的RNA主要有3类：rRNA、mRNA和tRNA，它们的分子量、结构和功能都不相同。

（1）核糖体RNA（ribosomal RNA，rRNA）：是核糖体的主要组成部分，与核糖体蛋白质结合形成核糖体。核糖体是细胞合成蛋白质的主要场所。

（2）信使RNA（messenger RNA，mRNA）：在细胞质进行的蛋白质合成过程中，负责将DNA上调控蛋白质合成的遗传信息传递到细胞质，使这些遗传信息在合成的蛋白质中表达。

（3）转运RNA（transfer RNA，tRNA）：在蛋白质合成过程中识别并按照mRNA传递的遗传密码，负责把特定的氨基酸转运到核糖体上。

（二）探针

原位杂交技术中的探针（probe）为核酸探针，是带有标记物的已知序列的DNA或RNA片段，用于与细胞中的靶DNA或RNA杂交结合。

1. 核酸探针的种类 用于原位杂交的探针有DNA探针、cDNA探针、RNA探针、cRNA探针和人工合成的寡核苷酸探针。根据所用探针的不同以及所检查核酸的不同，原位杂交的方式分为DNA-DNA杂交、cDNA-RNA杂交、RNA-RNA杂交和寡核苷酸探针与DNA或RNA杂交等。

（1）DNA探针：是经过克隆的特定DNA片段，分单链和双链探针，用于检测DNA，是较为常用的一种探针。

（2）cDNA探针：互补DNA（complementary DNA，cDNA）探针是以mRNA为模板复制的单链DNA，与某一RNA链的碱基序列呈互补，用于检测RNA。但cDNA探针不容易获得，所以用途不广。

（3）RNA探针：为单链的核酸探针，杂交效率较高，可用于检查DNA和mRNA。

（4）cRNA探针：互补RNA（complementary RNA，cRNA）探针是以cDNA为模板转录获得的单链探针，用于检测RNA，与RNA的杂交比较稳定，所以应用广泛。

（5）寡核苷酸探针：以核苷酸为原料，使用DNA合成仪，人工合成预设相应序列的探针，用于检测核酸，具有特异性强的优点。

2. 探针的标记物 用于标记探针的标记物有放射性核素如^{3}H、^{35}S、^{32}P和非放射性物质如荧光素、生物素、地高辛等。非放射性物质不及放射性物质敏感，但具有稳定、无放射污染、标记和检查操作简便等优点，随着技术的完善共特异性和敏感性不断提高，应用越来越广泛。

二、原位杂交技术的机制和特点

（一）机制

原位杂交技术是用标记的特异探针与组织细胞中相应的核酸杂交（特异结合）成杂交体，再通过杂交体上标记物的免疫学反应和化学反应，形成有颜色的稳定的沉淀而显色；或荧光素标记物被激发光激发而发光，从而通过显微镜观察，将靶核酸进行定性、定位和定量。所使用的探针是已知碱基序列的核酸探针，探针与组织细胞中的靶核酸杂交结合是按照碱基互补原则，依靠DNA变性（双链的DNA解聚为单链）和复性（单链又聚合成双链）的性质。

（二）特点

原位杂交技术是在分子水平上检测组织细胞中的核酸，而免疫组化是在蛋白质表达水平上检测组织细胞中的抗原，前者更有优势。在相同的石蜡切片上，用免疫组化技术检测不到HPV抗原，用原位杂交技术可以检测出HPV-DNA，有助于对尖锐湿疣的病理诊断。

三、原位杂交技术操作

原位杂交技术操作与免疫组化技术操作有许多相同之处，但也有其特殊性，影响检测结果的因素更多。每种因素都可能会影响染色结果的准确性，从而影响病理诊断的准确性。因此，需要在原位杂交技术中进行规范操作和质量控制。

（一）检测标本的处理

1. 原位杂交技术　适用于检测组织细胞的冷冻切片和石蜡切片以及细胞涂片，但部分项目只能用于冷冻切片和细胞涂片，大部分的项目可用于石蜡切片。冷冻切片能很好地保存某些核酸，但形态结构差，定位不很清晰；石蜡切片组织形态结构好，定位清晰，但在组织的固定、脱水、包埋等过程中容易破坏组织细胞中的核酸，因此，尽可能保存组织细胞中的核酸十分重要。组织细胞在甲醛固定液固定时间过长会影响探针的穿透力，降低杂交效率。固定液宜用10%的中性缓冲甲醛液，适宜的固定时间为6～48h。

病理诊断中是否需要做原位杂交检测，往往是在HE切片观察基础上所决定的，因此，组织来源主要为甲醛固定的组织石蜡切片。液基细胞学技术的应用，能够有充足的细胞量做原位杂交检测。

2. 组织的固定　如下所述。

（1）组织取材：无论用于冷冻切片还是石蜡切片的组织，取材越新鲜越好。组织离体以后应及时取材并立即进行冷冻切片，切片可保存于 -20℃或 -80℃；如做石蜡切片应立即进行固定，尽可能保存组织细胞内的核酸不被降解，保存原有的形态结构。

（2）组织细胞固定：最常用的固定方法是用固定液浸泡组织。固定液有多种，不同的固定液具有不同的作用，目前没有一种固定液能适用于各种核酸的固定。由于临床送检标本难以使用特殊固定液，故目前主要使用的是甲醛固定液。因此，应要求临床送检标本时使用10%的缓冲中性甲醛液。

（3）组织石蜡切片准备：是否进行原位杂交检测以石蜡切片HE诊断为依据。如需行原位杂交检测，应选用与该HE片相同的蜡块行连续石蜡切片。因此，在常规石蜡切片的过程中，要尽可能避免对组织细胞中核酸的破坏。切片厚度通常为4μm，组织切片贴在硅化玻片上，65℃烤片2～4h。

（4）载玻片的要求：载玻片的使用和免疫组化染色一样，由于原位杂交实验过程中，操作步骤及洗片次数较多，容易出现脱片现象，因此，将载玻片硅化或涂胶是必要的，常用的是硅化玻片。如果是做RNA检测，还应该将载玻片高温处理，如160℃烤4～6h，或通过高压以灭活玻片上的RNA酶。

（二）实验操作

在原位杂交实验中，主要的操作步骤包括以下几方面。

1. 蛋白酶消化　石蜡切片在杂交前需要用蛋白酶进行消化，目的是将交联的组织细胞与蛋白质分开，将核酸表面的蛋白质消化掉，使组织细胞的通透性增加，探针的穿透力加强，易于探针与核酸杂交，提高杂交率。常用的蛋白酶是胃蛋白酶和蛋白酶K，浓度为1μg/mL，37℃消化30min。酶的浓度和消化时间需要根据组织所用不同的固定液、不同的固定时间、不同类型的组织和不同的切片厚度等因素做相应调整。

2. 变性　通过加热将双链的探针和靶核酸解链成单链。

3. 预杂交　在杂交前加入不含探针和硫酸葡聚糖的杂交液处理，以封闭非特异性杂交位点，减少非特异性杂交结合，使背景更加清晰，利于阳性结果的观察。

4. 杂交　加入特异探针，与组织细胞中的靶核酸结合形成稳定的杂交体。

5. 杂交体的显示　利用杂交体上标记物的免疫学反应和化学反应，形成有颜色的稳定的沉淀物而显色，或用激发光激发荧光素标记物使杂交体部位发出可见的荧光。

第二节　常用原位杂交技术

原位杂交技术是最为常用的分子病理学技术，是目前重要的临床病理诊断辅助技术之一。其技术操作简单，结果稳定可靠，具有较高的特异性和敏感性。随着探针的商品化和试剂盒的推广，该技术越来越多地应用于日常临床病理诊断。

在临床病理诊断中，常用的是原位杂交技术和荧光原位杂交技术。前者主要利用某些底物在杂交体部位显色，通过光学显微镜来观察杂交结果；后者利用荧光素标记探针，通过荧光显微镜观察杂交体上发出的荧光来确定杂交结果。

一、原位杂交技术

原位杂交技术（ISH）是用特定的标记物如地高辛或生物素标记特异核酸探针，按照核酸序列的互补原则，探针与被检测样本中的靶核酸杂交形成特异性的杂交体，杂交体上的地高辛与鼠抗地高辛抗体结合，再用辣根过氧化物酶标记的抗鼠抗体与鼠抗地高辛抗体结合，最后通过辣根过氧化物酶和DAB的反应而显色。在显微镜观察杂交体上的棕色的信号，从而确定组织中存在靶核酸。

原位杂交技术主要利用底物，通过化学反应在杂交体部位显色，通过光学显微镜来观察杂交结果，因此，也称显色原位杂交（chromogenic in situ hybridization，CISH）。通过使用银离子等作为底物，通过化学反应在杂交体部位产生银沉淀而显色，称为银染原位杂交技术（silver in situ hybridization，SISH）。

原位杂交技术操作简单，用DAB或银显色其阳性结果可长时间保存；在观察结果的同时，也可以看到组织细胞结构。实验一般不需要特殊的仪器设备。

（一）EBV原位杂交检测操作

1. 主要实验仪器设备　如下所述。

（1）杂交仪或电热烤箱和恒温水浴培养箱，用于组织切片变性和杂交等。

（2）光学显微镜，用于染色结果观察。

2. 主要试剂　EBER-DNA检测试剂盒一般提供以下试剂，如果不是即用型试剂，需要按说明书要求进行稀释和配制。

（1）胃蛋白酶消化液。

（2）生物素标记的EBV-DNA探针。

（3）辣根过氧化物酶标记的链菌抗生物素蛋白。

（4）DAB显色剂。

3. ISH操作步骤　如下所述。

（1）组织石蜡切片厚4μm贴在硅化载玻片上，65℃烤片60min。

（2）常规脱蜡至蒸馏水：在脱蜡过程中将胃蛋白酶消化液从冰箱取出预热至37℃。

（3）滴加胃蛋白酶消化液，37℃孵育10～15min，蒸馏水洗。

（4）80%的乙醇、95%的乙醇和100%的乙醇各脱水2min。

（5）室温或37℃干燥约5～10min。

（6）滴加生物素标记的EBV-DNA探针液10～20μL，盖上盖玻片，用专用的橡皮胶在盖玻片四周封边，放在电热烤箱中95C变性10min，再放在37℃的恒温箱杂交过夜（约16h）。也可以放在杂交仪进行变性和杂交。

（7）用PBS浸泡切片，并上下移动，使盖玻片自然脱下。

（8）缓冲液洗2min。

（9）用3%的H_2O_2水溶液处理5min，蒸馏水洗，PBS洗。

（10）滴加封闭液孵育10min。

（11）将封闭也甩走，直接滴加辣根过氧化物酶标记的链菌抗生物素蛋白孵育30min。

（12）PBS洗5min，3次。

（13）DAB显色剂显色15min，37℃。

（14）流水冲洗10min。

（15）Mayer 苏木精染色液复染细胞核 3 ~ 5min，流水冲洗 10min。

（16）常规脱水透明，中性树胶封片。

4. 结果　阳性结果呈棕色，定位在细胞核，其他细胞核呈蓝色。

（二）HER2 基因显色原位杂交（CISH）检测

1. 主要实验仪器设备　如下所述。

（1）电磁炉用于组织片热修复。

（2）杂交仪或电热烤箱或恒温水浴培养箱，用于组织切片变性和杂交等。

（3）显微镜用于染色结果观察。

2. 主要试剂　商品化的检测试剂盒一般提供以下试剂，如果不是即用型试剂，需要按说明书要求进行稀释和配制。

（1）热修复液（pH 7.0）。

（2）胃蛋白酶消化液。

（3）地高辛标记的 HER2 探针。

（4）SSC 洗液。

（5）封闭血清。

（6）鼠抗地高辛抗体。

（7）过氧化物酶标记的抗鼠抗体。

3. CISH 操作步骤　如下所述。

（1）石蜡切片厚 4μm 贴在硅化载玻片上，65℃烤片 60 ~ 120min。

（2）切片常规脱蜡至蒸馏水：在脱蜡过程中加热修复液并将胃蛋白酶消化液从冰箱取出恢复至室温。

（3）切片放入煮沸的热修复液中保持 98 ~ 100℃，15min，冷却后蒸馏水洗 5min。

（4）滴加胃蛋白酶消化液室温孵育 5 ~ 10min，蒸馏水洗。

（5）切片依次分别用 80% 的乙醇、95% 的乙醇和 100% 的乙醇脱水各 3min 后，室温自然干燥 20min。

（6）滴加 HER2 探针液 15 ~ 20μL 并盖上盖玻片，用专用的橡皮胶在盖玻片四周封边，放于杂交仪 95℃变性 5min 后于 37℃杂交过夜（10 ~ 15h）。也可以放在电热烤箱进行变性和杂交。

（7）将切片浸泡在室温 SSC 洗液，并上下移动，使盖玻片自然脱下。

（8）放入预热的 SSC 洗液中，70℃浸泡 5min，蒸馏水洗。

（9）用 3% 的 H_2O_2 水溶液处理 5min，蒸馏水洗，PBS 洗。

（10）滴加封闭血清 10min。

（11）用去血清滴加鼠抗地高辛抗体室温孵育 30min，PBS 洗 5min，3 次。

（12）滴加辣根过氧化物酶标记的抗鼠抗体室温孵育 30min，PBS 洗 5min，3 次。

（13）DAB-H_2O_2 显色 1 ~ 5min，蒸馏水洗终止显色。

（14）Mayer 苏木精染色液复染细胞核 3 ~ 5min，蒸馏水洗 10min。

（15）常规脱水透明，中性树胶封片。

4. 结果　阳性结果呈细颗粒状或簇状粗颗粒状或团块状的棕色，定位在细胞核，细胞核呈蓝色。浸润癌细胞核内 HER2 平均拷贝数大于 6 为扩增。

（三）HER2 基因银染原位杂交（SISH）检测

1. 主要实验仪器设备　如下所述。

（1）全自动组织切染色机 BenchMark XT（罗氏）。

（2）光学显微镜，用于染色结果观察。

2. 主要试剂　如下所述。

（1）蛋白酶 3。

（2）二硝基苯（DNP）标记的 HER2-DNA 探针。

（3）二硝基苯（DNP）标记 17 号染色体 DNA 探针。
（4）兔抗 DNP 抗体。
（5）羊抗兔抗体。
（6）DNP 多聚体。
（7）银染染色液。
（8）快红色显色液。
（9）清洗缓冲液。

3. SISH 主要操作步骤　如下所述。
（1）烤片：石蜡切片厚 4μm 贴在硅化载玻片上，56℃烤片过夜（约 16h）。
（2）脱蜡：使用不含酒精、不含二甲苯的环保脱蜡液脱蜡约 8min。
（3）预处理：用冲洗缓冲液高温修复约 20min，蛋白酶消化 4min。
（4）变性：94C 5min。
（5）杂交：HER2 DNA 探针杂交 6h，17 号染色体探针杂交 3h。
（6）探针标记物检测：用抗 DNP 抗体检测探针标记物 DNP。
（7）显色：银染染色液显色和快红溶液显色。
（8）复染：苏木精和靛蓝染色液染细胞核。
（9）封片：不含二甲苯的中性树胶封片。

4. 结果　阳性结果呈细颗粒状或成簇的状粗颗粒状或团块状的黑色，定位在细胞核，细胞核呈蓝色；对照 17 号染色体探针杂交为红色信号点。30% 的肿瘤细胞中，HER2 阳性信号点大于等于 6 个，或信号点成簇分布为扩增。

二、荧光原位杂交技术

荧光原位杂交技术（fluorescence in situ hybridization，FISH）是采用荧光素标记的特异 DNA 探针，按照 DNA 序列的互补原则，探针与被检测样本中的靶 DNA 杂交形成特异性的杂交体，通过荧光显微镜观察杂交体上的荧光信号，从而确定组织中存在靶 DNA。

FISH 技术主要是检测细胞的 DNA，尤其是常用于检测基因在染色体的定位，了解基因的扩增、缺失或突变。使用的探针包括由一个或多个克隆已知序列组成的位点特异性探针、简单重复序列探针和由一条染色体或染色体上某一段核苷酸片段所组成的全染色体或染色体区域特异性探针。通常探针用异硫氰酸荧光素（fluorescein isothiocyanate，FITC）和四甲基罗丹明（tetramethyl rhodamine）等荧光素标记。

FISH 技术操作简单快速，敏感性和特异性高，结果容易观察；可检测冷冻切片和石蜡切片，且可同时检测多种基因（结果呈多种颜色）。但结果不能长时间保存，一般需要尽快将结果拍摄保存。HER2 基因 FISH 检测：

1. 主要实验仪器设备　如下所述。
（1）杂交仪或烤片机：用于组织切片或细胞涂片预热、变性和杂交等。
（2）恒温水浴箱：用于试剂加热，探针变性，组织细胞片的处理如消化、杂交等。
（3）荧光显微镜：用于观察荧光结果，需要在暗房条件下进行。
（4）电脑及其图像采集和分析软件系统：用于实验结果的分析和报告。

2. 主要试剂　商品化的检测试剂盒一般提供以下试剂，如果不是即用型试剂，需要按说明书要求进行稀释和配制。
（1）荧光素标记的 HER2-DNA 探针。
（2）杂交缓冲液。
（3）SSC 溶液。
（4）蛋白酶 K 液。
（5）变性液。

（6）NP40/SSC 溶液。

（7）甲酰胺 /SSC 溶液。

（8）DAPI 复染剂。

3. FISH 操作步骤 如下所述。

（1）组织石蜡切片厚 4μm 贴在硅化载玻片上，65℃烤片 60min。

（2）常规脱蜡至蒸馏水，用纸吸去切片上多余的水分。

（3）2×SSC 溶液中浸洗 5min，2 次。

（4）滴加蛋白酶 K 液（200μg/mL）孵育消化 20 ~ 30min，37℃。

（5）2×SSC 溶液中浸洗 5min，2 次。

（6）组织切片依次置于 -20℃预冷的 70% 的乙醇、85% 的乙醇和 100% 的乙醇中各 3min 脱水。

（7）浸入丙酮溶液中 2min，自然干燥玻片。

（8）加热组织切片至 56℃。

（9）将组织切片浸泡在变性液中变性 5min，73 ~ 75℃。

（10）组织切片在预冷 4℃的 70% 的乙醇、85% 的乙醇和 100% 的乙醇中各 3min 进行梯度脱水后自然干燥。

（11）将组织切片放在 45 ~ 50℃烤片机上预热 2 ~ 5min。

（12）将装有探针混合物的试管置于 73 ~ 75℃水浴箱中变性 5min，后置于 45 ~ 50℃水浴箱中备用。

（13）滴加 HER2 探针液 15 ~ 20μL 并盖上盖玻片，再用专用的橡皮胶在盖玻片四周封边，放于杂交仪或湿盒中于 42℃杂交过夜（10 ~ 15h）。

（14）用 50% 的甲酰胺 /2×SSC 溶液浸洗组织片，并轻轻上下移动组织切片将盖玻片洗脱，再浸洗 5 ~ 10min 后取出组织切片。

（15）50% 的甲酰胺 /2×SSC 溶液洗 5 ~ 10min，2 次。

（16）2×SSC 溶液浸洗 10min。

（17）2×SSC/0.1% 的 NP-40 溶液浸洗 5min。

（18）70% 的乙醇洗 3min，自然干燥。

（19）滴加 DAPI 复染剂，盖上盖玻片在暗处染色 10 ~ 20min，在荧光显微镜下选用合适的滤光片观察结果。

4. 结果 在黑暗的背景下阳性部位呈红色、绿色等不同颜色的荧光，呈细颗粒状或簇状粗颗粒状或团块状，定位在细胞核，细胞核呈蓝色。红色信号总数与绿色信号总数比值大于 2.2 时为 HER2 基因有扩增。

三、质量控制

（1）组织固定要及时，并应使用 10% 的中性甲醛液固定，固定时间为 6 ~ 24h。

（2）建议使用商品化的试剂盒，实验操作参照试剂盒说明书指南进行，可根据各自实验室条件和经验做适当调整。

（3）是否需要组织切片热修复要根据不同的试剂盒或所用的探针的不同而定，一般试剂杂交结果呈绿色荧光信号。

（4）蛋白酶消化液通常配成储备液冰箱保存，用前用稀释液稀释成工作液。蛋白酶消化十分重要，组织采用不同的固定液、固定时间不一、组织类型的不同和切片厚度的不同等因素都会影响消化效果，过度消化或消化不足又会影响实验结果：如需观察组织细胞消化情况，可在镜下观察，FISH 实验则自然干燥组织切片，滴加 DAPI 复染剂后盖上盖玻片，于暗处放置 10 ~ 20min，在荧光显微镜下观察。如果消化过度，则终止实验，重新切片进行实验，消化时要适当减低蛋白酶浓度或缩短消化时间，如果消化不足，可继续滴加蛋白酶继续消化。

（5）没有杂交仪可将组织片放电热烤箱变性，然后放入恒温水浴培养箱杂交。要确保电热烤箱和恒温水浴培养箱温度准确恒定，否则会影响变性和杂交效果。

（6）探针液用前一般需要用杂交缓冲液和蒸馏水稀释，可参考说明书按比例稀释。

（7）滴加杂交液后盖上盖玻片时应避免产生气泡，气泡部位会出现假阴性。

（8）用橡皮胶在盖玻片四周封边，是为了防止长时间杂交过程中杂交液蒸发掉。

（9）不同的检测试剂盒提供的浸洗液有所不同，有 SSC 溶液、PBS 液和 TBS 液等，浸洗组织片所需的温度也有所不同，要参照说明书进行操作。

（10）杂交后用 SSC 溶液浸洗组织片，温度过高、时间过长会减弱杂交信号；温度不足、时间过短，难以洗去非特异性结合，导致背景着色。

（11）细胞核要浅染，染色过深会妨碍阳性结果的观察。

（12）探针、蛋白酶消化液和 DAPI 复染剂等需在 -20℃保存，封闭血清、抗体以及快红、BCIP/NBT 和 DAB 显色剂在 4℃保存。探针、显色剂和 DAPI 复染剂还需要避光保存。

（13）每次实验应采用已知阳性和阴性的组织片做对照，以保证实验结果的可靠性。

（14）探针和组织细胞杂交后，是通过免疫组化方法将杂交信号进一步放大和显色，除了采用辣根过氧化酶标记的抗体，DAB 显色呈棕色或 AEC 显色呈红色外，还可以选择碱性磷酸酶标记的抗体，用固蓝显色呈蓝色，快红显色呈红色，BCIP/NBT 显色呈紫蓝色。除了 DAB 显色，用其他显色剂显色染色后不能使用乙醇和二甲苯进行脱水透明，并应采用水溶性胶封片。

（15）用荧光显微镜观察结果时要根据标记探针的荧光素来选用合适的滤光片，使用 100× 的油镜观察。

（16）染色后的组织片置于 -20℃避光保存，以减慢荧光减弱的速度。

第三节　原位杂交技术在病理诊断中的应用

随着商品化的原位分子杂交检测试剂盒不断增多，在临床病理诊断中开展原位分子杂交技术检测的项目也越来越多。

一、EB 病毒检测

EB 病毒检测有助于鼻咽癌等与 EB 病毒相关疾病的辅助性诊断。

二、人类乳头状瘤病毒检测

免疫组化对人类乳头状瘤病毒（HPV）检出率较低，采用原位分子杂交技术可提高其检出率，有助于尖锐湿疣和 HPV 感染疾病的病理诊断。

三、癌基因检测

检测肿瘤组织中相关基因的扩增和蛋白产物过表达，对肿瘤早期诊断、临床治疗和预后判断均有一定意义。如检测 hTERC 基因扩增可进行子宫颈癌的筛查和早期诊断；检测乳腺浸润性导管癌 HER2 基因的扩增，是采用曲妥珠单抗（赫赛汀）药物治疗的重要依据。

第五章

肿瘤病理诊断技术

第一节　肿瘤病理学概论

一、概述

（一）肿瘤的概念

肿瘤是机体细胞在内外致瘤因素长期协同作用下导致其基因水平的突变，失去了对其生长的正常调控，从而促使细胞持续过度增殖并导致发生转化而形成的新生物。

（二）肿瘤组织的特点

肿瘤组织一般具有以下 3 个特点。

（1）肿瘤是机体变异细胞的过度增生，具有异常的形态、代谢和功能，并在不同程度上失去了分化成熟的能力，与生理状态下的增生以及炎症和修复时的增生有着本质上的区别。

（2）肿瘤组织的生长与机体不协调，往往不受机体的正常调控，具有相对的自主性。

（3）肿瘤组织生长旺盛，即使在致瘤因素去除以后，仍具有无限制性生长的能力。

二、肿瘤的发展阶段

恶性肿瘤的发生和发展往往需要经历漫长的演变过程，当调节细胞生长、增殖、分化和凋亡等基因发生突变、缺失或扩增时，将导致基因表达调控失常，细胞的形态和功能发生改变，转化为肿瘤细胞。肿瘤的发展可分为 4 个阶段。

1. 癌前病变　这是指一类可能发展为恶性肿瘤的前驱阶段病变，如不治疗即可能转变为癌；常见的消化系统肿瘤癌前病变有慢性萎缩性胃炎、结肠多发性腺瘤性息肉病、结节性肝硬化等。

2. 上皮内瘤变（intraepithelial neoplasia）　包含各类上皮的非典型增生性病变，组织学表现为上皮内细胞不同程度的异型增生（dysplasia）。上皮内瘤变分为轻度、中度和重度（即高级别：high grade）3 级。以食管鳞状上皮为例，轻度的异型增生指异型增生的鳞状细胞限于食管黏膜上皮的下 1/3，中度异型增生扩展到上皮的中下 2/3，重度异型增生则达到上皮的中下 2/3 以上，累及整个上皮质但尚未突破基底膜时，称为原位癌。高级别上皮内瘤变提示为癌前病变，包括以往描述的上皮重度不典型增生和原位癌，病变具有高癌变危险性和不可逆转性。

3. 早期浸润癌　癌细胞突破表皮或黏膜的基底膜或黏膜肌层达真皮或黏膜下，但侵犯周围组织局限在一定范围内，称为早期浸润癌。早期浸润癌的诊断标准一般以浸润深度为准，但不同器官或部位不完全一致；早期胃癌为癌组织局限于黏膜层和黏膜下层，而不论有无淋巴结转移，腺癌限于黏膜层，可分为小黏膜癌（直径 <4cm）和浅表性癌（直径 >4cm）两种，当黏膜下层广泛浸润时，称为穿透性变型（penetrating variant）；早期大肠癌为癌组织局限于黏膜层和黏膜下层，一般无淋巴结转移。早期肝癌为单个癌结节或相邻两个癌结节直径之和 <3cm，WHO 工作小组明确指出，诊断结直肠癌时必须存在通过黏膜肌层浸润到黏膜下层的特点，否则不能诊断为癌。同时，进一步指出具有腺癌形态特点的病变限

于上皮或只侵犯固有膜而缺乏通过黏膜肌层浸润到黏膜下层，实际上无转移的危险。因此，工作小组认为“高级别上皮内瘤变”比“原位腺癌”恰当，“黏膜内瘤变”比“黏膜内腺癌”恰当。

4. 浸润性癌　癌浸润周围组织的范围超过早期浸润性癌。

三、肿瘤的分类

（一）根据肿瘤的生物学行为

肿瘤分为以下 3 种类型。

1. 良性肿瘤　肿瘤通常生长缓慢，限于局部，呈膨胀性或外生性生长，边界清楚，常有包膜。肿瘤分化较成熟，色泽和质地接近相应的正常组织，组织和细胞形态变异较小，核分裂象不易见到。一般情况下，肿瘤不复发，也不转移。

2. 恶性肿瘤　肿瘤通常生长迅速，呈浸润性或破坏性生长，边界不清，无包膜或仅为纤维性假包膜，常伴有出血和坏死。肿瘤分化差，色泽和质地不同于相应的正常组织，组织和细胞形态变异大，显示异型性，核分裂象增多，并可见病理性核分裂。肿瘤常复发，容易转移。

3. 交界性肿瘤　指一组生物学行为介于良性肿瘤和恶性肿瘤之间的肿瘤，也称为中间性肿瘤。

（二）根据肿瘤的组织学和遗传学特征

大致可分为以下几大类。

1. 上皮组织肿瘤　起自外胚层（如皮肤）、内胚层（如胃肠道）或中胚层（如泌尿生殖道）。按功能可分为被覆上皮和腺上皮两种，前者包括表皮和被覆空（管）腔壁黏膜上皮，后者包括腺管和腺泡。

2. 间叶组织肿瘤　起自于软组织（包括纤维组织、脂肪组织、肌组织、脉管、滑膜和间皮）、骨和软骨。

3. 淋巴造血组织肿瘤　多发生于淋巴结、骨髓、脾脏、胸腺和各部位的淋巴组织。

4. 神经组织肿瘤　起自于中枢和周围神经。

5. 神经外胚层肿瘤　起自神经外胚层，如神经母细胞瘤、原始神经外胚层瘤和骨外尤文肉瘤。

6. 性索和生殖细胞肿瘤　如卵黄囊瘤和胚胎性癌。

7. 胚胎残余及器官胚基肿瘤　前者如脊索瘤、颅咽管瘤和中肾管残余组织形成的肿瘤，后者如视网膜母细胞瘤、肝母细胞瘤、肺母细胞瘤和肾母细胞瘤。

8. 神经内分泌肿瘤　瘤细胞具神经内分泌细胞性分化，如胰岛细胞瘤和副神经节瘤。

9. 细胞分化未定的肿瘤　如滑膜肉瘤和上皮样肉瘤。

10. 混合性肿瘤　如畸胎瘤和癌肉瘤。

四、肿瘤的命名

（一）一般命名法

主要依据肿瘤的生物学行为来命名，肿瘤分为以下几种。

1. 良性肿瘤　按部位+组织分化类型+瘤，如腮腺混合瘤、卵巢浆液性乳头状囊腺瘤和颈部神经鞘瘤等。

2. 交界性肿瘤　按部位+交界性或非典型性或侵袭性+组织分化类型+瘤，如卵巢交界性浆液性乳头状囊腺瘤。

3. 恶性肿瘤　向上皮组织分化的恶性肿瘤，按部位+上皮组织分化类型+癌，如食管鳞状细胞癌、直肠腺癌；向间叶组织分化的恶性肿瘤，按部位+间叶组织分化类型+肉瘤，如腹膜后平滑肌肉瘤；向胚胎组织分化的肿瘤，按部位+母细胞瘤，多数为恶性，如肝母细胞瘤、胰母细胞瘤等；肿瘤内同时含有上皮和肉瘤成分时，按部位+癌或腺+肉瘤；肿瘤内含有两种或两种胚层以上成分时，按部位+畸胎瘤或未成熟畸胎瘤，如卵巢成熟性囊性畸胎瘤等。

（二）特殊命名法

有以下几种方式。

1. 按人名　肿瘤命名为 Hodgkin 淋巴瘤、Ewing 肉瘤、Wilms 瘤、Askin 瘤、Paget 病、Krukenberg 瘤等。

2. 按肿瘤的形态学特点　如海绵状血管瘤、多囊性间皮瘤。

3. 按解剖部位　如颈动脉体瘤等。

4. 按传统习惯　如白血病和蕈样肉芽肿等。

五、肿瘤的分级和分期

（一）分级

肿瘤的组织学分级（grading）依据肿瘤细胞的分化程度、异型性、核分裂象和有无坏死来确定，一般用于恶性肿瘤。对于上皮性肿瘤，国际上普遍采用的是三级法，即Ⅰ级为高分化，属低度恶性；Ⅱ级为中分化，属中度恶性；Ⅲ级为低分化，属高度恶性。如食管或肺的鳞状细胞癌可分为Ⅰ级、Ⅱ级和Ⅲ级。胃或大肠癌可分为分化好、分化中等和分化差，或分为低度恶性（low grade，包括分化好和中分化）和高度恶性（high grade，包括差分化和未分化）。分化好的管状腺癌主要由单个腺管组成，很少有复合腺管，细胞核极性容易辨认，细胞核大小一致，很像腺瘤的上皮，中度分化由单个的、复合的或稍不规则的腺管组成，细胞核极性不易辨认或消失，分化差的癌腺管高度不规则或失去腺管的分化，细胞核极性也消失，分化差的部分占肿瘤的 50% 或以上。

（二）分期

国际抗癌联盟（UICC）制订了一套 TNM 分期（staging）系统，其目的在于帮助临床医师制订治疗计划；提供预后指标；协助评价治疗效果和便于肿瘤学家之间交流信息。针对每一系统，设立了两种分期方法，即临床分期和病理分期。

六、肿瘤的生长与扩散

（一）肿瘤的生长方式

1. 膨胀性生长　这是大多数良性肿瘤的生长方式。

2. 外生性生长　多见于位于体表、体腔或管腔表面的肿瘤，良性肿瘤和恶性肿瘤均可呈外生性生长，但恶性肿瘤常发生坏死、脱落或形成溃疡。

3. 浸润性生长　这是大多数恶性肿瘤的生长方式，肿瘤呈蟹足样、树根样或放射状浸润和破坏周围组织。

（二）肿瘤的侵袭

肿瘤沿组织间隙、淋巴管、血管和黏膜面或浆膜面侵袭周围组织。

（三）肿瘤的转移

肿瘤的转移方式主要有以下 3 种。

1. 淋巴道转移　这是上皮性肿瘤常见的转移方式。

2. 血道转移　瘤细胞侵入血管后随血流到达远隔部位继续生长，形成转移灶。

3. 种植性转移　位于体腔内器官的肿瘤可浸润至脏器浆膜面，侵破浆膜时瘤细胞脱落，如播种样种植在体腔其他脏器表面，形成多灶性的转移瘤。如 Krukenberg 瘤即由胃癌种植至卵巢所致。

第二节　肿瘤的一般形态和结构

一、肿瘤的肉眼形态

肿瘤的肉眼形态多种多样，并可在一定程度上反映肿瘤的良、恶性。

1. 肿瘤的数目和大小　肿瘤的数目不一，通常为一个，称为单发瘤（single tumor）。也可为多个，称为多发瘤（multiple tumors）。肿瘤的大小可以差别很大。小者只有几毫米，很难发现，如甲状腺的隐匿癌（occult carcinoma）。有的甚至在显微镜下才能发现，如原位癌。大者直径可达数十厘米，重达数千克乃至数十千克，如卵巢的浆液性囊腺瘤。一般来说，肿瘤的大小与肿瘤的性质（良、恶性），生长时间和发生部位有一定的关系。生长于体表或大的体腔（如腹腔）内的肿瘤有时可长得很大；生长于密闭的狭小腔道（如颅腔、椎管）内的肿瘤则一般较小。肿瘤极大者通常生长缓慢，生长时间较长，且多为良性。恶性肿瘤一般生长迅速，很快可引起转移和患者死亡，常长得不大，一般不会超过1kg。

出现多个肿瘤要考虑是否为恶性肿瘤转移，也可为某些特殊的遗传性良性肿瘤，如神经纤维瘤病（neu-rofibromatosis），或者为不同来源的多发性肿瘤。

2. 肿瘤的形状　肿瘤的形状多种多样，有乳头状（papillary）、菜花状（cauliflower），绒毛状（vil-lifonn）、蕈状（fungating）、息肉状（polypous）、结节状（nodular）、分叶状（lobulated）、浸润性团块（infiltrating mass）、弥漫肥厚状（diffuse thickening）、溃疡性（ulcerated）和囊状（cystic）等。肿瘤形状上的差异一般与其发生部位、组织来源、生长方式和肿瘤的良、恶性密切相关。

3. 肿瘤的颜色和质地（consistency）　肿瘤的颜色和质地一般接近其来源的正常组织，如脂肪瘤呈黄色，切面有油腻感。恶性肿瘤的切面多呈灰白或灰红色，但可因其含血量的多寡、有无变性、坏死、出血，以及是否含有色素等而呈现各种不同的颜色。就质地而言，癌的切面一般较干燥，多数肉瘤切面湿润，质嫩，呈鱼肉状。有时可从肿瘤的色泽和质地大致推测其为何种肿瘤，如血管瘤多呈红色或暗红色，脂肪瘤呈黄色，黑色素瘤呈黑色，绿色瘤呈绿色等。

4. 肿瘤的硬度　肿瘤的硬度一般较周围的正常组织为大，并且与肿瘤的种类、肿瘤实质与间质的比例以及有无变性、坏死等有关。如骨瘤很硬，脂肪瘤质软；实质多于间质的肿瘤一般较软，反之则较硬；瘤组织发生坏死时变软，有钙盐沉着（钙化）或骨质形成（骨化）时则变硬。

5. 肿瘤的包膜　一般来说，良性肿瘤常有完整的包膜，与周围组织分界清楚，因而手术时容易分离和完整切除；恶性肿瘤一般无包膜，常常侵入周围组织，以致边界不清，手术时应扩大切除范围。生长迅速的恶性肿瘤可压迫周围正常组织，形成“假包膜”，需与良性肿瘤的真性包膜鉴别。

二、肿瘤的显微镜下组织结构

各种肿瘤的镜下形态改变虽然多种多样，但任何一个肿瘤在镜下都可分为实质和间质两部分。

1. 肿瘤的实质（parenchyma）　肿瘤实质是肿瘤的主要成分，克隆性增生之肿瘤细胞的总称。肿瘤的生物学特点以及每种肿瘤的特殊性主要由肿瘤的实质决定。由于身体内几乎所有的器官和组织都可发生肿瘤，故而肿瘤实质的形态也多种多样。病理医生在显微镜下通过识别各种肿瘤实质细胞的形态确定其组织来源（histogenesis），对其进行分类、命名和组织学诊断，并根据其分化程度和异型性大小确定肿瘤的良、恶性和恶性程度。

2. 肿瘤的间质（mesenchyma stroma）　肿瘤的间质一般由结缔组织和血管构成，还有数量不等的巨噬细胞和淋巴细胞等。虽然肿瘤的生物学行为主要取决于实质，但间质成分起着支持和营养肿瘤实质的作用，而且构成的微环境以及间质成分与肿瘤实质的相互作用往往对肿瘤的生长和分化起决定性的作用。间质，尤其是纤维组织的多少也决定肿瘤的硬度。间质缺乏的肿瘤比较软，呈鱼肉样，如肉瘤；而富于间质的肿瘤则较硬，如乳腺的硬癌。

第三节 肿瘤的病理诊断

一、肿瘤病理诊断的意义

正确的肿瘤诊断是临床确定合理的治疗方案、提高疗效和推断预后的基本条件，至关重要。恶性肿瘤治疗前一般都必须有明确的病理组织学或细胞学诊断。随着医学科学的迅猛发展，医学新技术的不断涌现，肿瘤的诊断依据也在不断变化，日益趋向更精确和更可靠。目前把诊断依据分为5级：①临床诊断：仅根据临床症状、体征及疾病发展规律，在排除其他非肿瘤性疾病后所做出的诊断。临床诊断一般不能作为治疗依据。②专一性检查诊断：指在临床诊断符合肿瘤的基础上，结合具有一定特异性检查的各种阳性结果而做出的诊断。这些检查包括实验室生化检查和影像学（X线、CT、MRI、超声、放射性核素显像等）检查等。例如，肝癌的甲胎蛋白检测、消化道肿瘤的钡餐造影、钡灌肠造影和气钡双重造影等。③手术诊断：外科手术探查或通过各种内镜检查时，通过肉眼观察新生物而做出的诊断。④细胞病理学诊断：包括各种脱落细胞学和（或）穿刺细胞学检查。⑤组织病理学诊断：包括各种内镜活检和各种肿瘤切取或切除后制成切片进行组织学检查，以及造血组织肿瘤骨髓针穿刺活检检查等。

近年来，随着肿瘤检查技术的不断发展，诸如内镜、针吸活检的广泛开展，电镜和免疫组织化学等新技术的应用和推广，极大地丰富和扩大了肿瘤病诊断及研究工作的内容和范围，加深人们对肿瘤本质及其发生发展规律的认识，大大提高了肿瘤早期诊断率和治愈率。准确的肿瘤病理诊断有着重要意义。

（1）判断肿瘤的良、恶性：肿瘤病理检查的最主要作用是判断肿瘤是良性还是恶性。

（2）肿瘤的分类：通过病理检查可以对恶性肿瘤进行分类。

（3）肿瘤分级、分期：通过病理观察肿瘤细胞的分化程度和结构，可以判断恶性肿瘤的分级。另外，通过病理检查观察肿瘤细胞的侵袭范围和淋巴结转移情况，也可为临床肿瘤分期提供依据。

（4）正确选择治疗方案：肿瘤病理检查为临床选择治疗方案提供重要依据，如为良性肿瘤可行肿块单纯切除，恶性肿瘤则要行扩大切除。肿瘤的分级能为以后的化疗药物的选择和剂量提供依据。

（5）判断预后及疗效。

二、肿瘤组织病理学

（一）肿瘤组织病理学检验的一般程序

1. 标本的验收　标本应用缓冲中性甲醛溶液固定（pH 7.0 ~ 7.4），以保证切片质量。接受标本时应先核对标本与病理申请单相符与否，检查固定液是否足够。

2. 肉眼观察　检查前应先核对标本号、姓名、标本名与申请单是否相符，再详细阅读病理申请单的病史和临床诊断。观察活组织是要注意其大小、形状、颜色、质地和块数，必要时须称重。

3. 选取组织块　在肉眼观察的同时，应选择合适的部位取组织块，以便包埋制片后镜下观察。选材必须有代表性和诊断价值，一般最好选择病变与正常组织交界处。

4. 显微镜检查　镜检前先核对病理号与切片数，包埋块数与记录单是否相符。先用低倍镜观察一般结构，再用高倍镜观察细微结构。

5. 病理诊断报告　应实事求是根据病理材料客观诊断。

（二）常见的病理检查方法

1. 常规石蜡切片　这是病理学中最常用的制片方法，取材可以广泛而全面，制片质量比较稳定，阅片符合习惯。各种标本经10%中性甲醛溶液固定后，通过取材、脱水、浸蜡、包埋、切片、染色和封片后在光学显微镜下观察。常规制片一般在接收组织块后36h之内完成，病理诊断报告一般在5个工作日内发出。

2. 快速石蜡切片　这是将上述过程简化，可适用于各种标本的快速诊断，尤其是软组织肿瘤或子宫颈锥形切除标本，整个过程仅需20min左右，半小时内可做出病理诊断。此法的优点是设备简单，制片快速，缺点是耗费人力，制片质量不易掌握，现多已被冷冻切片取代。

3. 冷冻切片　对手术治疗有极大的帮助和指导意义。

术中冷冻切片病理会诊的目的是：①确定病变的性质，是否为肿瘤或非肿瘤学病变，若为肿瘤则进一步确定良性、恶性或交界性；②了解肿瘤的播散情况，尤其是确定区域淋巴结有无肿瘤转移或邻近脏器有无肿瘤浸润；③明确手术切缘情况，是否有肿瘤组织累及或残留；④手术中帮助辨认组织，为临床医师决定术中治疗方案提供参考性意见。

但由于术中及冷冻制片取材局限，时间短，同时取材组织因低温冷冻使组织和细胞变异性较大，致使冷冻切片诊断的准确性不及石蜡切片，有一定的误诊率和延迟诊断率。因此，临床医师必须清楚冷冻切片病理报告仅作为临床手术治疗的参考，不能作为最终病理诊断，最后的病理诊断必需根据石蜡切片做出。上述情况，临床主管医师必须在术前向患者本人或其家属交代清楚，并在“术中快速冷冻切片病理检查患者知情同意书”得到患者本人或其家属理解同意并签名后才能执行。其主要有以下方法。

（1）氯乙烷法：设备简单，适合于基层医院和术中会诊，但容易受到周围环境气温的影响。

（2）二氧化碳法：此法已逐渐淘汰，目前已很少应用。

（3）半导体法：具有取材较大、制片较快和比二氧化碳法容易掌握，但易受到周围环境气温的影响，已逐渐被恒冰切片机代替。

（4）恒冰切片机（cryostate）法：是目前最先进的冷冻切片机，整个过程在 -20℃左右的条件下进行，制片质量稳定良好，出片速度快，从取材、制片到观察一般在 30min 内可做出诊断报告，但价格昂贵。

4. 印片和刮片　此法一般属应急措施，其确诊率要低于冰冻组织学切片，可与其他方法联合使用。

（三）组织病理诊断报告

大多数肿瘤的病理诊断，依靠常规石蜡切片，结合必要的临床资料，即可做出正确的病理诊断，少数分化低的肿瘤则需要采用特殊染色、免疫组织化学染色和超微结构观察等技术，才能做出恰当的病理诊断。常规病理诊断：要详细了解病史，包括年龄、性别、病程、症状，肿瘤的部位、大小、形状、硬度，化验检查和 X 线片所见，仔细检查大体标本，全面、细致地观察切片病变，分析各种病变的性质，抓住病变特征，做出诊断。病理诊断报告是肿瘤诊断最可靠的定性诊断依据，病理诊断的书写格式应参照有关的规范，一般应包括以下内容：①送检标本的类型；②肿瘤所处的部位；③肿瘤的大体形态；④肿瘤的组织学类型或亚型；⑤肿瘤的病理分级；⑥肿瘤的大小，浸润深度和范围；⑦脉管和神经累犯情况；⑧切缘组织有无肿瘤浸润或残留；⑨各组淋巴结有无肿瘤转移，淋巴结包膜外有无肿瘤浸润；⑩运送组织情况。

报告格式书写举例如下：

（1）全胃切除标本。

（2）胃小弯胃角处浸润溃疡型印戒细胞癌，癌肿大小 6cm × 5cm × 4cm，浸润胃壁全层至浆膜外脂肪组织，黏膜下和浆膜下多个淋巴管内见癌栓，肌间神经束见癌侵犯，标本上、下切缘（分别距癌肿 5cm 和 4cm）及另送上、下切缘均未见癌浸润。

（3）胃周淋巴结见癌转移（14/30），详如下：贲门旁（0/4），胃左动脉旁（0/1），小弯侧（12/14），大弯侧（0/4），幽门上（2/5），幽门下（0/2）。

三、肿瘤细胞病理学

临床细胞学是根据脱落细胞的形态改变，诊断肿瘤和认识疾病的一门科学。随着肿瘤检查手段的不断发展，癌细胞形态学的深入研究和细胞染色体技术的改进，近 50 年来，细胞学诊断逐渐发展成为早期发现肿瘤的普查手段和肿瘤诊断的重要组成部分。

（一）肿瘤细胞学诊断的应用

由于癌细胞比正常细胞容易脱落，细胞涂片操作简单，容易推广和重复检查等特点，应用广泛。

1. 防癌普查　如食管脱落细胞学检查。

2. 早期诊断肿瘤 对人体消化系统的肿瘤，细胞学诊断有很高的阳性率。如食管癌细胞学诊断阳性高达 90% 以上。胃癌采用胃冲洗法或内镜的新技术，阳性率可达 80% 以上。

3. 鉴定疗效和推测预后 临床利用细胞学观察放射治疗、化学药物治疗的反应，评价疗效和推测预后。近年来，细胞学逐渐成为协助制定某些肿瘤的化学药物治疗、中医中药治疗和手术治疗等治疗方案的重要参考指标。

（二）肿瘤细胞学

肿瘤细胞学包括上皮组织来源的恶性肿瘤——癌和非上皮组织来源的恶性肿瘤——肉瘤，以及其他类型的恶性肿瘤。非上皮组织来源的恶性肿瘤仅占恶性肿瘤总数的 10% 左右，其表面被覆一层正常上皮组织，瘤细胞不易脱落。脱落后瘤细胞基本上具有癌细胞的一般特征。肿瘤细胞学诊断需要的依据如下。

1. 癌细胞的形态特征 如下所述。

（1）细胞外形改变：包括细胞增大、大小不一和多形性。

（2）细胞核改变：包括核大，核浆比例增大，核大小不一，形态异常，核仁肥大，数目增多，核膜增厚和核分裂活跃。

（3）细胞质改变。

（4）变性坏死：癌细胞变性坏死，胞质破坏形成裸核。

2. 癌细胞相互间关系的改变 如下所述。

（1）排列紊乱，失去正常极向。

（2）特殊排列，各种腺癌常可见到癌细胞呈菊团状或管腔状排列，鳞癌可见到成层排列的纤维形癌细胞或成珠的癌细胞团。

3. 涂片的背景 恶性肿瘤细胞特征是综合性的，不能凭某一特征作为诊断恶性肿瘤的依据。因为某些恶性细胞的形状特征有时也出现在一些良性病变的细胞中。各种特征所在部位、数量上的改变及涂片背景等，对诊断癌瘤、分辨早晚及类型均有很大的参考价值。

（三）肿瘤细胞病理学方法

1. 标本收集 如下所述。

（1）脱落细胞学：不仅指从体表、体腔或与体表相通的管道内自然脱落的细胞，也包括经一定器械作用脱落的浅表细胞。常见标本如食管拉网、纤维食管胃镜引导下的刷片和冲洗液沉渣涂片，腹腔积液等。

（2）穿刺细胞学：现代细胞病理学中指细针吸取（fine needle aspiration，FNA）细胞检查的方法，包括体表和深部肿块穿刺。体表穿刺适用于淋巴结、皮肤和软组织肿块等可触及的肿块，如食管癌。深部肿块穿刺：体表难以触及的肿块可在影像学技术如 B 超、X 线、CT 及内镜等的引导下定位穿刺，适用于肝、胰、消化道管壁深层肿块及其他深部肿块。

2. 制片方法 如下所述。

（1）直接涂片：脱落细胞学和穿刺细胞学标本都适用。将取材所得尽快涂布于载玻片上，涂片动作宜轻快，忌刮擦，避免细胞的机械损伤，注意保持涂片厚薄均一。一般脱落细胞学涂片为 1 ~ 4 张，各种内镜刷片和鼻咽活检组织涂片等取材相对有限的标本涂片数不宜过多，以免影响每张涂片中的细胞数量及细胞保存质量。待做 HE 或巴氏染色等湿固定的涂片切记及时固定，避免涂片干燥引起的细胞蜕变。

（2）印片：将组织学活检或手术切除的新鲜标本在固定前轻触玻片可制成印片，以做出相对快速的细胞学诊断。然而将组织学标本做压片细胞学检查不被提倡，因为会挤压破坏组织，影响后继的组织学检查。印片完毕后同样要注意及时固定。

（3）离心涂片：将液体标本离心后，弃上清，取沉渣涂片。适用于腹腔积液等各种体腔积液，以及术中盆腔冲洗液等脱落细胞学标本。同样可应用于细针穿刺标本，如囊性病变针吸所得液体，以及穿刺针头残留物洗液。

（4）细胞块（cell block）：是组织学制片方法在细胞学中的应用。将促凝物质如 10% 中性甲醛溶液加入液体标本的离心沉渣，使之凝固，石蜡包埋后切片。与涂片比较其优点在于可能保留更多的组织学结构。另外，细胞块切片有助于免疫组化等辅助检查在细胞学中的应用。

3. 固定　如下所述。

（1）湿固定：一般采用95%乙醇或50%乙醚乙醇溶液固定。湿固定必须及时，应在涂片干燥前，可避免由此引起的细胞蜕变，从而更好地保留细胞核的形态。染色方法为苏木紫伊红（HE）和巴氏（Papanicolaou）染色。乙醇固定比组织学常用的10%甲醛溶液固定液更易导致细胞收缩。加入乙醚后有所改善，尤其适用于HE染色。

（2）干固定：即经空气干燥。细胞因干燥而更紧密地黏附于玻片上，不像湿固定易于脱片，因而避免了取材的损失。但干固定后细胞因蜕变以及表面张力而变扁平，面积大于湿固定者，细胞核形态保存欠佳，不适用HE和巴氏染色，而配以着重胞质和间质着色的Romanovsky类染色。

4. 染色　如下所述。

（1）HE染色：为组织病理学常规染色方法。核浆对比鲜明，核形态包括染色质和核仁等清晰。染液渗透力强，能用于较厚的涂片及含大量液化坏死物质的涂片。操作步骤简单，省时，质量稳定。

（2）巴氏染色：染色特点和HE相似，着重核形态，优点在于可通过将胞质角蛋白染为橙色来识别角化，从而作为鳞状分化的依据来鉴别低分化鳞癌。但细胞蜕变包括非鳞状细胞的蜕变，也可导致胞质橙染。染色成分较多，步骤繁复，耗时长。

5. 辅助检查　组织化学、免疫组化、电镜、共聚焦显微镜、流式细胞和细胞图像分析、细胞遗传学及各种分子生物学技术都可使用细胞学标本。而且由于细胞学标本为新鲜组织，更能满足这些研究的需要。如穿刺标本用于电镜检查，由于新鲜组织立即固定，细胞器保存质量极佳。免疫组化技术在细胞学中的应用已趋成熟，可用于Crytospin涂片和细胞块切片，也可用于直接涂片。后者若能保持涂片中有足量具诊断意义的细胞，减少血液和炎症坏死成分的稀释和干扰作用，推片薄而均匀，也能得到可靠的结果。

（四）肿瘤细胞病理学应用

细胞病理学已被广泛应用于肿瘤与非肿瘤，良性与恶性肿瘤的诊断和鉴别诊断，肿瘤诊断阳性率可达80%～90%或以上，经形态学或结合免疫组化等检查后可明确大部分肿瘤的组织学类型。

1. 脱落细胞学　脱落细胞学检查经济、安全、简便、几无损伤且诊断灵敏度高，特异性强。食管脱落细胞学检查是用于食管癌防癌普查的主要手段，在我国高发区域广为开展。取材方法的不同，使脱落细胞学检查成为组织学活检的有益补充。如内镜刷片由于取材面积远大于组织学活检，而且恶性细胞黏附性差更易脱落刷取，因而能在活检阴性时得到阳性结果，两者合用可提高诊断准确率。消化道癌症的内镜组织学活检诊断准确率为80%～85%，与细胞学合用后，可达90%甚至100%。然而食管癌患者可因食管狭窄，未能将食管球吞咽至病变段而拉网结果阴性。因此阴性报告不能排除肿瘤存在。此外，食管拉网因不能直视病变而无法对肿瘤精确定位。

2. 穿刺细胞学　FNA具有简单易行、快速、准确、安全、经济的特点，但亦有其并发症，并且其发生率随穿刺针径增粗和穿刺部位深入而上升。FNA的主要并发症是：出血、感染、气胸、肿瘤播散、穿刺后组织学改变、其他如胰腺穿刺引起的血淀粉酶升高和胰腺炎等。

（五）细胞病理诊断报告

细胞病理学报告应包括标本类型、取材部位、肉眼所见、镜下观察描述性文字及诊断性名称，对诊断不明者必要时注明鉴别诊断及进一步检查的建议，以供临床参考。数字式分级诊断曾广泛应用于细胞学报告，但现已很少使用。如著名的子宫颈涂片巴氏5级诊断，将未见异形细胞到浸润性癌之间分为Ⅰ～Ⅴ级。然而该5级的判断标准未能与现代子宫颈上皮性病变的组织学名称相联系，缺乏客观性和可重复性，不同使用者间存在歧义，形成命名学上的紊乱，已不能满足诊断和治疗的要求。为此1988年美国国立癌症中心（NCI）制定了一个新的子宫颈涂片诊断系统——The Bethesda系统（TBS），既统一了命名，又兼顾了宫颈癌发病机制的研究成果，达到更好地指导治疗的作用。其中重大改变之一为应用了低度鳞状上皮内病变（low-grade squamous intraepithelial lesion，LSIL，包括轻度不典型增生/CINI和HPV感染）和高度鳞状上皮内病变（high-grade squamous intraepithelial lesion，包括中、重度不典型增

生和原位癌 /CIN2、3）等诊断性名称以替代过去数字式的分级诊断，既与组织学诊断间有很好的可比性，又达到临床治疗方法分级区分要求，同时提高了诊断的可重复性。因此世界卫生组织认为数字式分级诊断已不适用于细胞病理学报告，应以诊断性名称取而代之。另外，无论脱落细胞学还是穿刺细胞学，受取材方法局限，细胞病理学检查都存在抽样性的特点，阴性结果不能推论至病变全部，即不能完全排除肿瘤存在可能。这是理解细胞学报告的不可忽视的要点。

四、细胞病理学与临床的联系

虽然细胞病理学为病理学的一个分支，但与临床密不可分。尤其穿刺细胞学的开展使细胞学人员必须掌握良好的临床诊断技能。体表肿块的正确判断依赖触诊和牢靠的解剖学基础。为尽量避免 FNA 抽样性质导致的“假阴性”结果，一名优秀的细胞病理学者应善于从临床角度分析，识别肿块的“可疑”程度，判断穿刺内容物的代表性，决定对“阴性”肿块是否重复穿刺。脱落细胞学也存在对标本代表性的认识问题。因此，临床资料的完全给细胞病理学诊断带来的益处远超过所谓“先入为主”导致的不良影响。对临床医师而言，同样应了解细胞学诊断的这一局限性，除提供详尽临床资料外，判断细胞学报告的可靠性必须结合临床及其他辅助检查，如有不符，各方应及时沟通。这种良好的合作是提高细胞学诊断准确率、使之更好为临床服务的前提。

第六章 炎症和免疫性疾病

第一节 急性炎症

炎症的分类方法有多种，依据致炎因子的性质和病程的长短通常将炎症分为超急性、急性、亚急性和慢性炎症4类。其中急性炎症（acute inflammation）的病变特点是以渗出性病变和变质为主，浸润的炎症细胞主要为中性粒细胞。少数急性炎症则以增生为主，如伤寒、急性肾炎。慢性炎症（chronic inflammalion）以增生性病变为主，其浸润的炎症细胞主要为淋巴细胞和单核细胞。

一、急性炎症过程中的血管反应

急性炎症过程中，血管发生如下改变：①血流动力学变化；②血管通透性增加。

1. 血流动力学变化　急性炎症过程中组织发生损伤后，很快发生血流动力学变化，一般按以下顺序发生：①细动脉短暂收缩；②血管扩张和血流加速；③血流速度减慢。

2. 血管通透性增加　血管通透性增加是急性炎症的重要特征。渗出液若聚集在组织内称为炎性水肿（inflammatory edema），若聚集于浆膜腔则称为炎性浆膜腔积液。急性炎症过程中常可见明显的炎性水肿，引起炎性水肿的因素包括：血管扩张和血流加速引起流体静力压升高和血浆超滤；富含蛋白质的液体外渗到血管外，使血浆胶体渗透压降低，组织内胶体渗透压升高；其他各种因素所引起的血管通透性增加。

（1）在炎症过程中下列机制可引起血管通透性增加：①血管内皮细胞收缩导致内皮间隙增大；内皮细胞收缩是血管通透性增加最常见的机制，例如，组胺作用于内皮细胞受体使内皮细胞迅速发生收缩；②内皮细胞穿胞作用增强；③内皮细胞损伤导致血管通透性增加。

（2）血管通透性增加所引起炎性水肿的意义：①水肿液能稀释和中和毒素，减轻毒素对局部组织的损伤作用；②带来营养物质，带走代谢产物；③所含的抗体、补体有利于消灭病原体；④纤维素网限制病原微生物的扩散，有利于白细胞吞噬消灭病原体及成为修复的支架；⑤刺激细胞免疫和体液免疫的产生。

渗出液过多有压迫和阻塞作用，渗出的纤维素过多，可发生机化，如过多的心包积液或胸腔积液可压迫心脏或肺，严重的喉头水肿可引起窒息；渗出物中的纤维素吸收不良可发生机化，例如，肺肉质变、浆膜粘连甚至浆膜腔闭锁。

二、急性炎症过程中的白细胞反应

炎症过程中，白细胞参与了一系列复杂的连续过程，主要包括：①白细胞渗出血管并聚集到感染和损伤的部位；②识别感染的微生物和坏死组织；③清除致炎物质；④白细胞通过释放蛋白水解酶、炎症介质和氧自由基等，引起组织损伤。

白细胞通过血管壁逸出到血管外的过程称为白细胞游出（transmigration）。渗出的白细胞又称炎细胞，炎细胞散布在组织间隙内的现象称炎细胞浸润（inflammatory infiltration）。

1. 白细胞渗出血管并聚集到感染和损伤的部位　白细胞渗出是炎症反应最重要的特征。白细胞的渗出过程包括白细胞边集、滚动和黏附在内皮细胞表面；白细胞游出血管；白细胞通过趋化因子的趋化作用而聚集到炎症病灶。

选择素（selectin）介导白细胞滚动过程中与内皮细胞的黏附。白细胞黏附于内皮细胞是由内皮细胞黏附分子（免疫球蛋白超家族分子）和白细胞表面的黏附分子（整合素）介导的。在炎症过程中介导白细胞滚动和黏附的机制包括：黏附分子再分布、诱导黏附分子的合成，以及增强黏附分子的亲和性。

化学因子作用于黏附的白细胞，刺激白细胞以阿米巴运动的方式从内皮细胞缝隙中逸出。穿过内皮细胞的白细胞可分泌胶原酶降解血管基底膜，进入周围组织中，然后通过白细胞表面的整合素和CD44分子而黏附于细胞外基质，使白细胞滞留于炎症病灶。许多黏附分子在白细胞游出中起重要作用。

炎症的不同类型、不同阶段渗出的白细胞种类有所不同，由趋化因子的趋化作用及致炎因子的不同所决定。如急性炎症的早期以中性粒细胞渗出为主，后期以巨噬细胞渗出为主；化脓性炎症以中性粒细胞为主；病毒感染以淋巴细胞渗出为主；过敏反应则以嗜酸粒细胞渗出为主。

2. 识别感染的微生物和坏死组织　白细胞聚集到病灶后，必须被激活才能发挥作用。白细胞的激活可由病原体、坏死产物、抗原抗体复合物和细胞因子所引起。

3. 清除致炎物质　白细胞杀伤微生物和其他致炎物质最重要的反应是吞噬作用和细胞内杀伤，中性粒细胞和巨噬细胞有较强的吞噬能力。

4. 白细胞介导的组织损伤作用　对局部组织造成损伤、破坏作用。

三、炎症介质在炎症过程中的作用

在炎症过程中由细胞释放或体液中产生的参与或介导炎症反应的化学因子称为化学介质或炎症介质（inflammatory mediator）。炎症介质可引起炎症的血管扩张、血管通透性增加、趋化作用、发热、疼痛和组织损伤。

1. 细胞释放的炎症介质　细胞释放的炎症介质包括血管活性胺（组胺和5-羟色胺）、花生四烯酸代谢产物、活性氧和溶酶体酶、细胞因子和化学趋化因子、血小板激活因子、一氧化氮和神经肽。

（1）组胺和5-羟色胺引起扩张血管和血管通透性增加：组胺主要存在于肥大细胞和嗜碱粒细胞的颗粒中，通过血管内皮细胞的受体起作用，可使细动脉扩张和细静脉通透性增加。5-羟色胺的作用与组胺相似。

（2）花生四烯酸代谢产物参与炎症的全身反应、血管反应及白细胞黏附和激活：花生四烯酸代谢产物包括前列腺素，白细胞三烯和脂质素。前列腺素参与炎症的全身反应、血管反应，引起血管扩张、水肿、发热和疼痛。

（3）活性氧和溶酶体酶可杀伤微生物和引起组织损伤：中性粒细胞和单核细胞可通过胞质内溶酶体颗粒的释放而引起炎症反应。

（4）细胞因子和化学趋化因子参与炎症的全身反应、白细胞激活和趋化作用，细胞因子不仅参与免疫反应，在炎症过程中也发挥着重要作用。TNF和IL-1可促进内皮黏附分子的表达及其他细胞因子的分泌，引起发热。不同的化学趋化因子对不同的炎症细胞有趋化作用。

（5）血小板激活因子能够激活血小板及扩张血管和增加血管通透性，血小板活化因子（PAF）在极低浓度下可使血管扩张和小静脉通透性增加。

（6）一氧化氮（NO）可调控炎症反应以及杀伤微生物。NO可引起小血管扩张和血管通透性增加。

（7）神经肽参与炎症的全身反应和血管反应，P物质可传导疼痛，引起血管扩张和抑制炎症细胞反应。

2. 体液中的炎症介质　包括激肽系统、补体系统和凝血系统。

（1）激肽系统引起血管通透性增加和疼痛：缓激肽使细动脉扩张，血管通透性增加，引起疼痛。

（2）补体系统促进白细胞化学趋化作用和激活及增加血管通透性：C3a、C5a和C4a引起血管扩张和血管通透性增加；C5a是中性粒细胞、嗜酸性粒细胞、嗜碱性粒细胞和单核细胞的趋化因子。

（3）凝血系统促进内皮细胞的激活和白细胞聚集：凝血酶引起P物质选择素的重新分布、促进趋化因子的产生，刺激黏附分子的产生和促进前列腺素、血小板活化因子（PAF）和NO产生等。纤维蛋白降解产物可使血管通透性增加。

四、急性炎症的类型及其病理变化

急性炎症的形态学特点是小血管扩张、血流缓慢及白细胞和液体渗出。根据渗出物主要成分的不同，急性炎症可分为浆液性炎、纤维素性炎、化脓性炎和出血性炎。

1. 浆液性炎　浆液性炎（serous inflammation）以浆液渗出为特征，常发生于黏膜、浆膜、皮肤和疏松结缔组织等，可引起炎性水肿（如毒蛇咬伤）、皮肤水疱（如皮肤烧伤）、体腔积液（如结核性胸膜炎）、关节腔积液（如风湿性关节炎）和黏膜的浆液性炎（如浆液性卡他性炎）。

卡他（catarrh）：是指渗出物沿黏膜表面顺势下流的意思，如感冒初期鼻黏膜排出大量浆液性分泌物。

2. 纤维素性炎（fibrinous inflammation）　以纤维素渗出为主，好发生于浆膜、黏膜和肺。

（1）假膜性炎（pseudomembraneous inflammation）：这是指黏膜的纤维素性炎，渗出的纤维素、坏死组织和中性粒细胞形成假膜，又称假膜性炎。常见于白喉和细菌性痢疾。咽部白喉其假膜不易脱落称为固膜性炎；而发生于气管则较易脱落，称为浮膜性炎。

（2）绒毛心（shaggy heart）：这是指心包纤维素性炎，渗出的纤维素附着于心脏表面，在心脏的搏动下，形成无数绒毛状物质，故称为绒毛心。大叶性肺炎的病变性质为肺的纤维素性炎。纤维素若不能完全溶解吸收则由肉芽组织取代、机化。绒毛心可导致心包粘连，大叶性肺炎则形成肺肉质变。

3. 化脓性炎（suppurative or purulent inflammation）　这是以中性粒细胞渗出为主，并有不同程度的组织坏死和脓液形成特点。脓液呈灰黄色、由脓细胞、中性粒细胞、细菌、坏死组织碎片和少量浆液组成。

依病因和病变部位的不同，化脓性炎症可分为脓肿、蜂窝织炎、表面化脓和积脓。

（1）脓肿（abscess）：这是指形成大量脓液的局限性化脓性炎，表现为组织坏死液化、形成充满脓液的脓腔，常发生于皮下和内脏。主要由金黄色葡萄球菌引起。疖是毛囊、皮脂腺及其周围组织的脓肿。痈是多个疖的融合，在皮下形成相互沟通、融合的脓肿。脓细胞指脓液中变性、坏死的中性粒细胞。

（2）蜂窝织炎（phlegmonous inflammation）：这是一种发生在疏松结缔组织（如皮下、肌肉、阑尾）的弥漫性化脓性炎。蜂窝织炎多由溶血性链球菌引起，链球菌分泌的透明质酸酶，能降低疏松结缔组织中的透明质酸。链球菌分泌的链激酶，可溶解纤维素。因此，细菌易于通过组织间隙和淋巴管扩散，表现为疏松结缔组织内大量中性粒细胞弥漫性浸润。

（3）表面化脓：这是指发生在黏膜和浆膜表面的化脓性炎，如化脓性尿道炎。当脓液在浆膜腔、胆囊和输卵管腔内积存，称为积脓（empyema）。如化脓性脑膜炎致蛛网膜下隙积液。

4. 出血性炎　炎症病灶的血管损伤严重，致大量红细胞漏出的炎症。常见于流行性出血热、钩端螺旋体病和鼠疫等。

5. 急性炎症的结局　包括痊愈、转变为慢性炎症和蔓延扩散。大多数痊愈，少数迁延为慢性炎症，极少数蔓延，后者包括局部蔓延、淋巴路蔓延和血行蔓延（菌血症、毒血症、败血症和脓毒败血症）。

（1）败血症（septicemia）：这是指细菌由病灶入血后大量繁殖，产生毒素，引起全身中毒症状和病变。

（2）脓毒败血症（pyemia）：这是指化脓菌所引起的败血症，除了有败血症的表现，可在全身一些脏器中出现多发性栓塞性脓肿（embolic abscess）。

第二节 慢性炎症

慢性炎症多发生于急性炎症以后，也可隐匿地逐渐发生。

一、慢性炎症的特点

一般慢性炎症的形态特点是：①病灶内以淋巴细胞、浆细胞和单核细胞浸润为主；②常有明显的纤维结缔组织、血管和上皮细胞、腺体等实质细胞的增生，慢性炎症的纤维组织增生常伴有瘢痕形成，可造成管道性脏器的狭窄；在黏膜处由于局部黏膜上皮、腺体和肉芽组织增生及浆细胞、淋巴细胞浸润而形成炎性息肉（inflammatory polypus），如鼻息肉和子宫颈息肉；在肺或其他部位由于肉芽组织增生、实质细胞的增生及慢性炎症细胞的浸润而形成炎性假瘤（inflammatory pseudotumor）。炎性假瘤本质上是炎症，表现为境界清楚的瘤样肿块。

二、慢性肉芽性炎

慢性肉芽性炎（chronic granulomatous inflammation）是以肉芽肿形成特点的特殊慢性炎症。肉芽肿（granuloma）是由巨噬细胞及其衍生细胞局部增生构成的境界清楚的结节状病灶。不同的病因可引起形态不同的肉芽肿，可分为感染性和异物肉芽肿。病理学家常根据肉芽肿的形态特点做出病因诊断，如典型的结核肉芽肿诊断结核病。

常见的肉芽肿性疾病包括结核病、麻风、梅毒，风湿病、硅沉着病、伤寒、血吸虫病、真菌感染等，引起的肉芽肿及手术缝线、石棉、滑石粉等异物肉芽肿和结节病。典型结核性肉芽肿又称结核结节，是结核病具有诊断意义的特征性病灶。结节中心常为干酪样坏死，周围上皮样细胞、Langerhans 巨细胞，外周大量淋巴细胞浸润。

第三节 自身免疫性疾病

自身免疫性疾病是指机体对自身组织或组织中的某种成分产生免疫反应，导致组织损伤和（或）多器官功能障碍的一类疾病。

（1）发病机制：自身免疫性疾病发生的根本原因在于机体对自身组织抗原免疫耐受的丧失，其中遗传或某些病原微生物感染可能是促发因素。

（2）免疫耐受的丧失的主要机制可能包括：①T 细胞激活，但未能诱导自身凋亡；②T 细胞“免疫不应答”功能的丧失；③B 细胞与 T 细胞协同作用失调；④T 细胞接到的抑制丧失；⑤交叉免疫；⑥多克隆淋巴细胞的激活；⑦隔离抗原的释放。

（3）遗传因素包括：①某些疾病存在家族史；②某些自身免疫疾病存在与 HLA 特别是 HIA-Ⅱ型抗原相关的特点；③转基因大鼠可诱发自身免疫性疾病。

（4）微生物感染因素包括：①微生物与自身抗原的交叉免疫；②微生物抗原与自身抗原形成免疫复合物导致不耐受；③微生物产物导致非特异性多克隆淋巴细胞激活；④感染引起的炎症反应。

一、系统性红斑狼疮

（一）病因和临床特点

免疫耐受的破坏和大量自身抗体的产生是系统性红斑狼疮（SLE）发生的根本原因。本病是一种常见的全身性自身免疫性疾病，几乎累及全身各脏器，但主要累及皮肤、肾、浆膜、关节和心脏。免疫学检查可以检出抗核抗体（ANA）为主的多种自身抗体。此病好发于女性，男女之比为 9 ∶ 1，临床表现复杂，预后差。诊断依赖临床表现、血清学检查和病理诊断。

SLE 的基本病理学改变是在肾、皮肤、血管及纤维结缔组织中有免疫复合物沉积。全身中小动脉急性坏死性血管炎，血管壁纤维素样物质沉积。在慢性患者，血管壁存在纤维性增厚伴管腔狭窄。

（二）肉眼改变

多数 SLE 患者（80%）有皮肤受累，50% 的患者鼻及面颊形成蝴蝶斑。类似红斑也可出现于四肢及躯干，还可伴有风疹、水疱、斑丘疹及溃疡。阳光照射可加重，成为光过敏。累及关节时，可有轻度变形；累及心包时因发生炎性渗出，可发生心包粘连或心包积液。慢性期心包常增厚，累及心瓣膜者可出现弥漫性心瓣膜增厚伴功能异常。血管可发生动脉粥样硬化。

（三）镜下改变

1. 肾改变　几乎所有患者都有肾异常。WHO 将狼疮性肾炎分为 5 类。

（1）光镜、免疫荧光及电镜下正常，少见（Class Ⅰ）。

（2）系膜狼疮性肾小球肾炎（Class Ⅱ）。

（3）局灶性增生性肾小球肾炎（Class Ⅲ）。

（4）弥漫性增生性肾小球肾炎（Class Ⅳ）。

（5）膜性肾小球肾炎（Class Ⅴ）。

以上肾炎发病机制基本相同。肾小球 dsDNA－抗 dsDNA 复合物最初沉积在基底膜，沉积物散在或沿着整个基底膜分布，有时累及整个肾小球。为何相同机制导致不同病理形态和临床表现尚不清楚。

2. 皮肤改变　受累皮肤表层及基底层液化，表皮与真皮间水肿，真皮内水肿及血管周单个核细胞浸润，纤维素性坏死性血管炎明显，免疫荧光由免疫球蛋白及免疫复合物沿着表皮、真皮间沉积。需要与硬皮病和皮肌炎鉴别。

3. 关节病变　典型病变为滑膜炎。急性期滑膜内有中性粒细胞和纤维素样渗出，血管有单核细胞浸润，需同类风湿关节炎鉴别。

4. 中枢神经系统　SLE 患者可伴有神经系统症状，形态学常表现为急性血管炎，但两者无直接联系。

5. 心包炎　纤维素性或浆液性渗出，慢性期可见心包增厚并发纤维组织增生。

6. 其他器官病变心肌　可表现为心肌非特异性单核细胞浸润；脾内可见脾中央动脉增厚及血管周围纤维化。

二、类风湿关节炎

（一）病因和临床特点

类风湿关节炎（RA）是以多发性和对称性关节非化脓性增生性滑膜炎为主要表现的慢性全身性自身免疫性疾病，也可累及关节外组织，多组织受累时病变常类似于SLE。本病发病高峰年龄在 20 ~ 40 岁，男女发病率为 1 ∶ 5 ~ 1 ∶ 3，绝大多数患者血清中有类风湿因子（RF）及其免疫复合物存在。本病与遗传、免疫及感染因素有关。滑膜中浸润的淋巴细胞，通过分泌多种细胞因子激活其他免疫细胞，从而产生炎症介质和组织降解因子。RF 可在患者血清和关节滑液中出现，其滴度水平与疾病严重程度一致，可作为临床诊断和预后判断的依据。

（二）肉眼改变

RA 主要病变位于全身关节，包括手、足关节，肘、腕、膝、距小腿（踝）、髋关节等。病变多发并常对称分布。25% 的患者在前臂伸侧或其他受力部位出现皮下类风湿小结。该小结也可出现在肺、脾、心包、大动脉和心瓣膜，具有一定特征性。

（三）镜下改变

RA 引起的关节炎主要表现为：①滑膜细胞增生肥大；②滑膜下结缔组织中血管周围大量炎细胞浸润，有时可形成淋巴滤泡；③大量新生血管；④滑膜和关节表面常覆盖大量纤维素和中性粒细胞，可出现机化；⑤破骨细胞功能活跃，常有滑膜组织向骨内生长。可有关节面血管翳形成。类风湿小结镜下表现为小结中央为大片纤维素样物质，周围有呈栅栏状或放射状排列的上皮样细胞，外围是肉芽组织。

（四）并发症

病情严重的患者有类风湿小结和很高的 RF 滴度，很可能并发血管炎综合征，主要表现为累及大、小血管的坏死性血管炎；有的并发纤维素性胸膜炎和心包炎；肺可出现肺间质纤维化；眼可出现葡萄膜炎或角膜结膜炎等。

三、干燥综合征

（一）病因和临床特点

干燥综合征（Sjogren 综合征）是由自身免疫引起的泪腺及唾液腺的损伤性疾病。患者主要表现为眼干及口干。本病有原发 / 继发之分。继发性常与其他自身免疫性疾病有关，以类风湿关节炎最为常见，还可见于多发性肌炎、硬皮病、血管炎、混合型结缔组织病或甲状腺炎等。本病 90% 为女性，发病年龄 35 ～ 45 岁。由于自身免疫性抗体对组织的攻击，导致泪腺及唾液腺淋巴细胞浸润和组织纤维化，导致泪液、唾液的分泌减少。75% 患者可检出 RF 阳性，50% ～ 80% 的患者可检出 ANA，其他一些重要的自身抗体还包括抗 RNP 抗体、抗 SSA 抗体和抗 SSB 抗体。90% 的患者这类抗体均增高，是干燥综合征血清特异性标志物。

（二）肉眼改变

泪腺及唾液腺是最主要受累部位，其他外分泌腺也可见于呼吸道、胃肠道和阴道。

（三）镜下改变

腺体导管周围及血管周围有淋巴细胞浸润，继而大唾液腺中大量淋巴细胞浸润，淋巴滤泡形成。导管上皮增生产生阻塞，导致腺泡萎缩、纤维化、玻璃样变和扩张。晚期腺泡严重萎缩由脂肪组织替代。

（四）并发症

由于患者缺乏泪液分泌，可导致角膜炎、角膜糜烂或溃疡。累及口腔、鼻黏膜可导致萎缩伴溃疡形成，严重者可最终导致鼻中隔穿孔。干燥综合征患者肾小管功能检查可出现肾小管酸中毒、尿酸及磷酸增高等。

四、炎性肌病

炎性肌病分为皮肌炎、多发性肌炎和包涵体肌炎。可单独发生，也可与其他自身免疫性疾病如系统性硬化并发发生。

（一）病因和临床特点

皮肌炎病变累及皮肤和肌肉，特点是皮肤出现典型红疹及对称性缓慢进行性肌无力。最初累及近端肌肉，远端肌肉受累发生运动障碍较晚。

（二）肉眼改变

皮肤出现典型红疹，呈对称性。包涵体肌炎常发生于膝部伸肌及腕部和手指的屈肌。病变缺乏特异的肉眼形态学改变，确诊依赖镜下诊断。

（三）镜下改变

（1）皮肌炎患者在小血管周围及肌周结缔组织有炎细胞浸润。典型病变位于肌束周边存在少量萎缩肌纤维，即使炎症细胞轻微或没有浸润，存在肌束周围肌萎缩也可诊断。肌肉内血管减少，可见肌纤维坏死及再生。

（2）多发性肌炎患者病变由 CD_8^+T 细胞直接引起，肌内及周围有淋巴细胞浸润，没有明显血管损伤。

（3）包涵体肌炎特点为围绕血管周围的炎细胞浸润，肌细胞内有空泡，周围有嗜碱性颗粒。另外空泡状肌纤维内含淀粉样沉积物，刚果红染色阳性。电镜下见胞质及核内含有丝管状包涵体。

（四）并发症

1/3 的皮肌炎患者可出现口咽及食管吞咽困难。部分出现肌肉以外表现，包括间质性肺病、血管炎和心肌炎。皮肌炎患者常有较高内脏恶性肿瘤的发生率。

五、系统性硬化

（一）病因和临床特点

系统性硬化（SS）以全身多个器官间质纤维化和炎症性改变为特征，主要累及皮肤，以往称为“硬皮病”。胃肠道、心、肾、肺也常受累。本病可发生于任何年龄，但以 30 ~ 50 岁最为多见，男女之比 1 ∶ 3。临床上将此病分为弥漫性（皮肤广泛受累伴早期内脏受累，预后差）和局限性（相对局限皮肤受累，内脏受累较晚，预后好）2 类。病因目前认为与多因素导致胶原沉积相关。

（二）肉眼改变

主要累及皮肤、消化道、骨骼肌系统、肾，也可累及血管、心、肺和周围神经。皮肤通常从手指及上肢远端开始，逐渐累及前臂、上臂、肩、颈部和面部。在进展期，手指变细并称鸡爪样，关节活动受限，面部变形，皮肤溃疡及终末指节萎缩，有时指端会自行断指脱落。

（三）镜下改变

（1）皮肤早期受累皮肤水肿，血管周围有 $CD4^{+}T$ 细胞浸润并伴有胶原纤维肿胀变性。毛细血管和小动脉基底膜增厚、内皮细胞损伤及部分阻塞。进展期真皮水肿进展为纤维化。表皮及真皮浅层胶原增多、钉突消失、皮肤附属器萎缩。真皮内动脉及毛细血管壁增厚及玻璃样变。

（2）消化道肌层进行性萎缩并纤维化。

（3）早期骨骼出现滑膜炎，晚期纤维化，与类风湿关节炎比较，SS 没有关节破坏。10% 可出现肌炎，需要与多发性肌炎鉴别。

（4）病变主要累及叶间动脉：黏液和胶原物质沉积于此，致使血管壁增厚、内皮细胞增生，SS 缺乏肾小球特异的病理学改变。

（5）肺部动脉管壁增厚，间质纤维化。

（6）心包有渗出，心肌内沿小动脉分布出现心肌纤维化。

（四）并发症

消化道受累患者可出现胃食管反流。小肠受累者可有吸收不良综合征。肾脏受累者约 30% 出现高血压，20% 出现恶性高血压。50% 患者死于肾衰竭。肺血管内皮损伤可导致血管痉挛，临床表现为肺动脉高压。

六、血管炎

（一）病因和临床特点

血管炎是血管壁的炎症，可分为免疫介导的炎症和其他因子介导的炎症两类，常有肉芽肿形成，可累及各个层次的动脉。常见的如下。

1. 巨细胞性血管炎　常累及中等动脉和小动脉，常有肉芽肿形成。主要累及颞动脉，也可见于椎动脉和眼动脉，罕见于主动脉。此病常见于老年人，50 岁以前罕见。

2. 结节性多动脉炎　以累及中、小动脉等肌性动脉全壁，产生坏死性血管炎为代表。病变为全身性，常累及肾动脉和内脏动脉，一般不累及肺循环系统。虽可见于儿童和年长人群，但常发于年轻成年人。

3. 血栓闭塞性脉管炎（Buerger 病）　主要累及胫动脉和尺动脉的节段性、血栓性急、慢性炎。此病主要发生于严重吸烟的男性，与烟草成分对内皮细胞的直接毒性或过敏有关。

4. Wegener 肉芽肿　特征性表现为三联征：①上下呼吸道的急性坏死性肉芽肿；②累及中小血管的局灶性坏死或肉芽肿性血管炎；③局灶性或坏死性肾疾病，最常见为新月体性肾小球肾炎。本病男性稍多于女性，平均发病年龄 40 岁。90% 活动期患者血清内可查出胞质型抗中性粒细胞胞质抗体（C-AN-CA）。

其他常见的还有 Takayasu 动脉炎、Kawasaki 血管炎等。

（二）肉眼改变

（1）巨细胞性动脉炎大体上动脉呈节段性受累，为结节状管壁增厚，管腔狭窄。有时可伴有血栓形成，管腔完全闭锁。

（2）结节性多动脉炎病变肉眼呈清楚的节段性，可仅累及管壁的一部分，动脉分支处更常见。常导致受累血管不规则呈动脉瘤样扩张、结节形成。血栓阻塞时可有组织梗死。

（3）血栓闭塞性脉管炎在节段性的基础上可继发累及邻近的静脉和神经。

（4）Wegener 肉芽肿在上呼吸道病变中可为鼻窦炎，鼻、上颚、咽黏膜的肉芽肿和溃疡形成，周边为坏死性肉芽肿和血管炎。肺内散布的局灶性病灶可融合形成结节，结节内可形成空洞。

（三）镜下改变

（1）巨细胞性动脉炎组织学上有两种类型，常见者以内弹力板为中心的动脉中膜肉芽肿性炎为特征，其中可见单核细胞、Langerhans 巨细胞和异物巨细胞，内弹力板常可断裂。另一型则罕见或无肉芽肿，仅见一些淋巴细胞、巨噬细胞和中性粒细胞、嗜酸粒细胞浸润。

（2）结节性多动脉炎的组织学特征为动脉壁的全壁性炎症，有密集的中性粒细胞、嗜酸性粒细胞和单核细胞浸润，常有血管壁内 1/2 的纤维素样坏死；后期炎症消退代之以管壁纤维性增厚，纤维组织增生呈结节状，同一血管常呈现新旧交替病变特征。

（3）血栓闭塞性脉管炎。

（4）显微镜下 Wegener 肉芽肿中心为地图状坏死，周边为淋巴细胞、浆细胞、巨噬细胞和巨细胞，可见小动脉和小静脉的坏死性或肉芽肿性血管炎。肾病变可出现肾小球局灶性增生和坏死，个别肾小球毛细血管袢有血栓形成，晚期可出现肾小球弥漫性坏死、增殖或新月体形成。

第七章 垂体与甲状腺疾病

第一节　垂体腺瘤

临床特点：垂体腺瘤好发 21 ～ 60 岁女性，但各年龄段均可发生。临床表现激素过剩的症状和颅内肿瘤症状，如头痛、正常垂体前叶激素减少，视野障碍及轻度高泌乳激素血症（垂体柄部分切除效应）。压迫脑神经可引起眼肌麻痹。垂体卒中。罕有尿崩症。

病理学改变：垂体腺瘤细胞形态单一，核圆形较一致，染色质纤细，核仁不明显，胞质中等量。核分裂不常见，Ki-67 阳性细胞 <3%。

垂体不典型腺瘤除单一细胞形态外，可见核分裂，Ki-67 阳性细胞 >3%，伴有 p53 核阳性。并有侵犯性生长的侵袭性生物行为。但无转移性的证据。

免疫表型：突触素（Syn）阳性，CgA 和低分子 CK 阳性率较低，激素表型用于腺瘤的分类，将在下面叙述。

分子遗传学：有 2 种明显特征的遗传学异常。第 1 种与染色体 11q13 上的抑制基因等位点缺失，与 MENI 的遗传缺陷有关。第 2 种常见是 gsp 癌基因的突变，是一种 G 蛋白 α 亚单位的点突变。

预后：垂体腺瘤主要治疗方法是手术切除。许多泌乳素腺瘤和某些生长激素腺瘤可首先选择药物治疗。放射治疗用于复发病例和无法手术病例以及手术无法完整切除病例。肿瘤的侵袭性与复发性与肿瘤大小有关，大腺瘤发生率高。

一、生长激素腺瘤

（一）定义

分泌生长激素（growth hormone，GH）的垂体腺瘤。纯生长激素腺瘤（可分为密颗粒型和疏颗粒型）。混合性生长激素 - 泌乳激素腺瘤。泌乳生长激素腺瘤。嗜酸性干细胞腺瘤伴有高泌乳激素血症。

（二）组织发生

来源于嗜酸性细胞系。这个由生长激素、泌乳激素和促甲状腺激素构成的细胞系受通透性增进因子 -1（Prri）调控，该因子定位于生长激素细胞、泌乳激素细胞和促甲状腺细胞，并激活这 3 种激素的亚单位基因，因此这些肿瘤常表现为多激素分泌。

（三）部位

好发于蝶鞍内，微腺瘤可累及一侧翼，大腺瘤常向上和（或）两侧扩散。

（四）临床表现

青春期前主要表现为巨人症，青春后期多为肢端肥大症，无功能病例少见。20% ～ 30% 有腕及跗骨的陷入性神经病变，外周关节病、糖尿病、左心室肥大、眼肌麻痹、溢乳、闭经和甲状腺功能亢进症等症状。

（五）肉眼改变

肿瘤灰红质软，微腺瘤境界清晰。大腺瘤可浸润脑膜、海绵窦、蝶鞍和碟窦骨组织，偶见肿瘤呈息肉样入鼻腔。

（六）镜下改变

1. 密颗粒型生长激素腺瘤　由中等大圆形或多角形的嗜酸性细胞构成，弥漫性生长。瘤细胞核圆形染色质细，核仁明显。胞质一致性。GH 免疫强阳性。电镜下有发育良好的高尔基体和粗面内质网，分泌颗粒直径 300 ~ 450nm。

2. 疏颗粒型生长激素腺瘤　嫌色性腺瘤，小圆形细胞，核仁明显，核周有圆形包涵体 – 纤维小体。常见核多形性、分叶核或多核。GH 免疫反应不一。纤维小体表达低分子 CK。电镜下粗面内质网呈平行排列，纤维小体为同心圆的中间丝，分泌颗粒直径 100 ~ 250nm。

3. 混合性生长激素 – 泌乳素腺瘤　由生长激素（CH）和泌乳激素（PRL）2 种腺瘤细胞组成。

4. 泌乳生长激素腺瘤　单一的细胞同时产生 CH 和 PRL 2 种激素。细胞多角形，嗜酸性弥漫分布。免疫组化染色 GH 和 PRL 定位于同一细胞内。电镜观察与密颗粒生长激素瘤相似，大分泌颗粒直径达 1 500nm，有特征性错位胞吐。

5. 嗜酸性干细胞腺瘤　细胞嫌色伴嗜酸性，明显多形性。核仁明显，可见胞质空泡。免疫组化 PRL 阳性，GH 弱阳性 / 阴性，低分子 CK 阳性。电镜观察有线粒体聚集，可见巨大线粒体，中间丝形成的纤维小体和错位胞吐。

6. 多激素的生长激素腺瘤　1 个肿瘤产生 1 种以上激素，常见生长激素腺瘤。

二、泌乳激素腺瘤

泌乳激素腺瘤产生泌乳素的垂体良性肿瘤，来源于腺垂体的泌乳细胞。

（一）组织发生

公认其起源于泌乳激素细胞或是一种前体细胞。

（二）部位

好发于垂体后叶或两侧，偶有异位于蝶鞍上区、脊柱和鼻窦或鼻咽区。

（三）临床表现

多数为微腺瘤，好发生育年龄的女性，表现为闭经溢乳和不孕。大腺瘤（>1cm）多发生老年女性和男性，表现为头痛、神经功能障碍、视力下降、男性阳痿和性欲减退等高泌乳素血症。

（四）肉眼改变

肿瘤红棕褐色质软，大腺瘤可发生纤维化和囊性变。

（五）镜下改变

肿瘤细胞中等大小，胞质嫌色性或轻度嗜酸性，核椭圆形可见小核仁。10% ~ 20% 有不同程度的钙化。同时，可见淀粉样物质和透明小体。

（六）免疫表型

PRL 阳性位于核周，点状分布。

（七）分类

泌乳激素腺瘤依据超微结构的特征性可分为致密颗粒型和稀疏颗粒型，以后者多见。稀疏颗粒型表现为明显的粗面内质网和高尔基复合体，少量小的分泌颗粒（150 ~ 300nm），典型的错位胞吐 – 颗粒从细胞侧面外泌。前者有大分泌颗粒，发育良好高尔基体，粗面内质网不丰富。

三、促甲状腺激素腺瘤

促甲状腺激素腺瘤是产生促甲状腺激素（TSH）的垂体良性肿瘤，来源于腺垂体细胞。

（一）部位

多数肿瘤诊断时已经是大腺瘤，无特殊定位。

（二）临床表现

因分泌 TSH 而产生甲状腺肿和甲状腺功能亢进症状，但无眼病和皮病。少数伴有分泌乳激素和生长激素患者也可表现为原发性肢端肥大症和（或）泌乳、闭经。

（三）肉眼改变

肿瘤纤维化质硬，有侵袭性生长的倾向。

（四）镜下改变

由嫌色细胞构成，细胞细长形、多角形或不规则形，界限不清。核有不同程度的异形。胞质有 PAS 染色强阳性的小球。间质纤维化常见，偶见沙砾体。可见侵犯海绵窦和硬脑膜。

（五）免疫表型

TSH 强阳性，有时伴有 GH 和（或）PRL 阳性的多激素反应。

（六）超微结构

电镜下，只有少数高尔基体和粗面内质网，分泌颗粒 100 ~ 200nm。

四、促肾上腺皮质激素腺瘤

促肾上腺皮质激素（ACTH）腺瘤为良性肿瘤，起源于垂体前叶促肾上腺皮质激素细胞，合成阿片黑色素可的松前体，进一步裂解为 ACTH、β－促脂素激素（β-IPH）和 β－内啡肽等。

（一）好发部位

位于蝶鞍内，好发中央区，垂体黏液部。

（二）临床表现

Cushing 综合征，肢端肥大，糖尿病，精神抑郁症、失眠、记忆力下降和皮肤色素沉着。

（三）肉眼改变

肿瘤多为小腺瘤，直径 4 ~ 6mn，色红软，有时可侵犯蝶窦并发生坏死。

（四）镜下改变

（1）功能性 ACTH 肿瘤由单一的圆形细胞构成，弥漫性排列，具有特征性包围毛细血管外的窦隙形排列，乳头状结构常见。细胞核圆，核仁明显，核有一定程度的多形性，核分裂罕见。胞质嗜碱性或嗜双色，PAS 染色强阳性。大腺瘤多呈嗜碱性，PAS 弱阳性。偶尔可见束状透明带环绕胞质，形成靶细胞样即 Crooke 透明变。

（2）静止性 ACTH 腺瘤（无功能性）分 2 种亚型即Ⅰ型和Ⅱ型。Ⅰ型形态学与功能性腺瘤相似。Ⅱ型可呈嗜碱性或嫌色性，PAS 染色强至中等阳性着色。

（五）免疫表型

ACTH、β-LPH 和 β－内啡肽阳性，嫌色细胞弱/灶性阳性，嗜碱性细胞强阳性。低分子角蛋白阳性。

（六）超微结构

功能性腺瘤与正常皮质激素细胞相似，有中等发育的高尔基体和粗面内质网，大分泌颗粒直径 250 ~ 500nm，核周见细胞角蛋白阳性、直径为 7nm 中间丝。静止腺瘤Ⅱ型分泌颗粒直径 150 ~ 300nm，不含细胞角蛋白丝。

五、促性腺激素腺瘤

促性腺激素腺瘤是由腺垂体促性腺细胞组成的良性肿瘤，可合成尿促卵泡素（FSH）和（或）黄体生成素（LH）。

（一）好发部位

肿瘤在诊断时常常已是大腺瘤，常表现为蝶鞍上扩展和蝶鞍周围侵犯。小腺瘤无明确好发部位。

（二）临床表现

好发 50 ~ 60 岁，常表现为无功能性肿瘤，多数为肿瘤压迫症状如视力障碍、垂体功能减退、头痛、性欲丧失和脑神经麻木，垂体卒中比其他腺瘤常见。

（三）肉眼改变

肿瘤体积大、富于血管、质软棕褐色，可见出血或坏死。可侵犯骨、海绵窦和脑组织。

（四）镜下改变

多数肿瘤细胞具有嫌色性胞质，核染色质细腻。细胞弥漫性排列，常见明确的乳头状排列，拉长的胞质突起附着于血管形成假菊形团结构。

（五）免疫表型

显示肿瘤细胞不同程度表达 β-FSH、β-LH 和 α-SU 或 3 种激素的联合表达，其中 β-FSH 的阳性表达更为常见，阳性强度较强，分布较广。

（六）超微结构

特点为细胞细长有极向，含有少量的小分泌颗粒（50 ~ 200nm），颗粒分布不均，常沿着细胞膜分布并聚集在胞质突中。

六、零细胞腺瘤

零细胞腺瘤无激素免疫活性，无其他免疫组织化学和超微结构特殊的腺垂体分化的标记。只有少数散在激素免疫反应细胞。肿瘤分类仍有争论。

（一）临床表现

肿瘤好发于老年人，平均年龄 60 岁，40 岁以下罕见。多数无明显症状，少数表现轻度高泌乳激素血症（垂体柄部分切除效应）等肿瘤压迫症状。

（二）肉眼改变

肿瘤棕黄色,质软伴有出血囊性变。可侵犯海绵窦并向鞍上区扩展偶尔达下背侧丘脑,向下可达鼻腔。

（三）镜下改变

肿瘤细胞多为嫌色细胞，但有不同程度的嗜酸性。细胞弥漫性或乳头状排列，可见假菊形团。细胞圆或多角形，核无异形，核分裂罕见。PAS 染色阴性。

（四）免疫表型

CgA 和 Syn 阳性，垂体前叶激素及其转化因子阴性，然而一些病例可见少数散在激素免疫反应细胞。

（五）超微结构

见发育不良的粗面内质网和高尔基体，大量微管和中等量小分泌颗粒（100 ~ 250nm）。

七、多激素腺瘤

多激素腺瘤罕见。可以出现 1 种以上垂体激素免疫阳性反应。可分为单形性多激素腺瘤，由分泌 2 种或 2 种以上激素的单一细胞组成。多形性多激素分泌腺瘤则由 2 种或 2 种以上不同的细胞群组成。多激素分泌腺瘤可以出现任何激素组合，但不包括下列组合：GH、PRL 和 TSH 组合；FSH 和 LH 组合。

第二节　垂体癌

腺垂体细胞的恶性肿瘤，显示脑脊髓和（或）全身转移。

（一）好发部位

为垂体癌最初发生前叶，生长迅速侵袭性扩展至邻近组织及脑组织，转移至肝、肺和淋巴结。

（二）临床表现

为癌转移瘤灶的症状及垂体肿瘤临床综合征表现。

（三）镜下改变

体癌的诊断依赖于确诊的转移和扩散，而没有诊断性的组织细胞学特征，但可表现为细胞非典型性，核分裂活性高，增值指数高，p53 蛋白过表达等。多数有内分泌功能，以分泌 PRL 肿瘤最常见，其次为分泌 ACTH 肿瘤。

（四）免疫表型

CgA 和 Syn 一致性阳性。

（五）超微结构

分化不好，不能区分肿瘤的亚型。

本病预后差，平均生存期 2 年，全身转移者生存期较短，偶有长期生存报道。

第三节　其他肿瘤

一、垂体细胞瘤

垂体细胞瘤是一种罕见的由梭形细胞构成的低级别的胶质细胞肿瘤。发生于垂体的神经部或者漏斗部，相当于 WHO Ⅰ级。

（一）组织起源和部位

起源于神经垂体的胶质细胞，目前认同其来源于腺垂体的滤泡星状基质细胞。发生于神经垂体区域，包括垂体柄和垂体后叶。另外，也可见于蝶鞍区和蝶鞍上区或者同时跨越蝶鞍区及蝶鞍上区。

（二）临床特征

垂体细胞瘤相当罕见。至今报道不足 30 例，所有病例均为成年人。男性患者中有 3/4 是在 40 ~ 60 岁，而女性患者中则没有发现发病年龄高峰。

垂体细胞瘤最常见的症状是压迫视交叉、神经垂体和（或）腺垂体所引起的，包括视野缺损、头痛及垂体功能减退如闭经、性欲下降和血中催乳素水平增高。少数无症状的病例仅在尸检时发现肿瘤。

（三）肉眼改变

垂体细胞瘤大体表现为边界清楚的、质地较韧的实性肿物，周围组织粘连。体积可以较大。囊性变罕见。

（四）镜下改变

垂体细胞瘤细胞由拉长的、双极性梭形细胞排列成交织束状或车辐状，与周围组织连接紧密。肿瘤细胞胞质丰富嗜酸性，细胞从肥胖的短梭形到拉长成角状。细胞界限清晰，尤其是在束状排列的交叉区。PAS 染色弱阳性。细胞核中等大小，卵圆形至长形，无异型性或仅有轻度异型。核分裂象罕见。网纤蛋白染色显示细胞在血管周分布，细胞间的网状纤维稀少。垂体细胞瘤与纤维型星形细胞瘤及正常神经垂体的区别在于缺乏 Rosenthal 纤维和嗜酸性分泌小体。在外周部可以看见 Herring 小体（组织学类似神经垂体中轴索扩张储存神经肽）。

（五）免疫表型

Vimentin 和 S-100 强阳性。GFAP 可从小灶的弱阳性到散在的中等强度，只有极少数为弥漫的强阳性。Syn、CgA 以及垂体激素阴性。神经丝蛋白在肿瘤周边的神经垂体组织中表达，而肿瘤中不表达。

CK 阴性，EMA 可能为散在的浆阳性而不是膜阳性。增殖指数 Ki-67 0.5% ~ 2.0%，与预后无相关。

（六）预后

垂体细胞瘤生长缓慢，并且局限，外科手术完整切除即可治愈。手术切成未净可能复发。目前还未有恶性转化或远处转移的报道。

二、神经节细胞瘤

神经节细胞瘤是由肿瘤性成熟神经节细胞构成的肿瘤。

（一）临床特征

表现为瘤体肿块引起的症状，但多数是与垂体腺瘤伴发有激素分泌症状。

（二）镜下改变

丰富的神经纤维网中有神经元细胞，细胞大、多角形含有双或多核，核仁明显。胞质有嗜碱性 Nissl 小体。多数肿瘤与垂体腺瘤伴发。有些神经节细胞瘤伴有特异性的腺垂体细胞增生。有些神经节细胞瘤垂体细胞无异常。

（三）免疫表型

染色神经节细胞 Syn、CgA 和神经丝强阳性。相伴随的腺垂体瘤有相应的免疫染色特征。

（四）超微结构

见神经细胞有发育良好的粗面内质网和伸长的相互交织的胞质突，其中含有大量大小不一的分泌颗粒，以及相应的腺垂体细胞特征性的结构。

（五）预后

预后取决于肿瘤大小及临床表现。

第八章

神经系统疾病

第一节　中枢神经系统肿瘤和瘤样病变

一、神经上皮组织肿瘤

（一）星形细胞的肿瘤

1. 弥漫性星形细胞瘤

（1）定义和临床特点：它是星形细胞来源的、分化比较成熟的肿瘤，呈弥漫浸润性生长，属于WHO Ⅱ级。星形细胞瘤的发病率有2个高峰，小脑星形细胞瘤发病高峰期在8 ~ 18岁，大脑星形细胞瘤发病高峰期在35 ~ 45岁。儿童的星形细胞瘤多见于小脑、脑干、背侧丘脑和视神经；成年人的星形细胞瘤多见于大脑半球，多侵犯额、颞、顶叶，枕叶较少受累。

在磁共振成像（MRI）上，表现为界限不清的病变。丘脑的星形细胞瘤可以是双侧的。不规则的强化则提示向间变型星形细胞瘤或胶质母细胞瘤进展。

（2）病理改变：瘤体比较大，邻近的结构如脑室受压变形并且移位，灰白质交界变得模糊不清。分化较好的星形细胞瘤呈灰红色，多发囊性变。有时可见灶状钙化。

镜下肿瘤细胞广泛侵及白质和皮质，并与原有结构如神经元、少突胶质细胞及星形胶质细胞等混杂在一起。肿瘤与周围组织界限不清。瘤细胞核分布不均，轻度核异型，无核分裂。血管增生不明显，瘤组织内可伴有囊状变性。另外，肿瘤细胞沿着脑表面、血管周围、神经元周围及室管膜下带增生，构成所谓的“继发结构”。

组织学上有以下3种亚型。

纤维型星形细胞瘤：瘤组织内有多量纤细的胶质纤维，交织成网。

原浆型星形细胞瘤：多数瘤细胞核周见有红染胞质。

肥大细胞型星形细胞瘤：瘤组织由肥大的、胞质丰富的星形细胞组成，细胞核具有明显的异型性，位于细胞的一侧。瘤细胞围绕小血管壁排列，血管增多，伴有内皮细胞增生。多数病例生长活跃，恶变成小细胞型胶质母细胞瘤。

（3）免疫组化：肿瘤细胞的胞质经常呈GFAP阳性表达，尤其是中等细胞密度区域，而在具有“裸核”细胞的低细胞密度区域则是阴性表达。波形蛋白和广谱角蛋白也经常呈阳性。大约1/3的病例核呈p53弥漫表达，尤其是肥大细胞型星形细胞瘤的区域。约70%的星形细胞瘤表达异柠檬酸盐脱氢酶1基因（isocitrate dehydrogenase 1 gene，IDH1）突变产物IDHIR132H，可以作为鉴别低级别胶质瘤和胶质增生性病变的一个有力的分子标记物。

（4）预后：弥漫浸润的星形细胞瘤患者的存活情况除了肿瘤本身的病理分级，还取决于患者年龄，肿瘤部位以及治疗情况。平均生存年限在5年以上。

2. 间变型星形细胞瘤

（1）定义和临床特点：介于弥漫性星形细胞瘤和胶质母细胞瘤之间，属于 WHO Ⅲ级。发生于大脑半球的病例多见于 40 ~ 50 岁，但也可发生于儿童。

（2）病理特点：大体表现为脑内大块肿瘤浸润，边界不清，瘤周脑组织水肿比较明显，有时见有小灶状出血，囊性变不多见。组织学上表现为瘤细胞密度增加，弥漫或灶状分布，细胞核明显异型性，核深染，有时见有核内包涵体或多核细胞，核分裂象不多，有时见有肿瘤性血管增殖，通常见不到坏死。如果肿瘤血管明显增多，血管内皮细胞增殖，往往提示已有胶质母细胞瘤变。

（3）免疫组化：肿瘤细胞表达 GFAP 和 S-100。Ki-67 的增殖指数范围很广，与弥漫性星形细胞瘤和胶质母细胞瘤都有重叠。

3. 胶质母细胞瘤

（1）定义和临床特点：它是恶性度极高的星形细胞胶质瘤，可以是原发的，也可以是由弥漫性星形细胞瘤或间变型星形细胞瘤恶变而来（继发性胶质母细胞瘤）。原发性胶质母细胞瘤多长于成年人的大脑半球及儿童的背侧丘脑和脑干。多数为单发，偶有多中心胶质母细胞瘤。MRI 上，胶质母细胞瘤几乎都有围绕中心坏死的环状强化以及大片的水肿。

（2）病理特点：大体常表现为肿瘤在大脑半球呈浸润性生长，边界不清，部分瘤周脑组织水肿、坏死，可以出现所谓的假性分界。瘤内多种色彩，即瘤组织灰红色、出血呈暗红色、坏死呈灰黄色。

胶质母细胞瘤细胞密集生长，为核深染的小型瘤细胞，可见多形性单核和多核瘤巨细胞，核分裂象多见，可见核内包涵体，瘤组织周边可见各种各样的继发结构。胶质母细胞瘤的组织学表现要重视血管间质的反应，比较明显的血管增生，血管壁坏死，血管腔内血栓形成，血管内皮细胞和外膜细胞增生。瘤组织内有坏死，坏死灶周围瘤细胞呈栅栏状排列。

胶质母细胞瘤有多个组织学亚型，如小细胞型胶质母细胞瘤、巨细胞型胶质母细胞瘤、血管瘤型胶质母细胞瘤、富于脂质的胶质母细胞瘤、出现腺上皮或鳞状上皮分化特点的胶质母细胞瘤、软骨和骨化生的胶质母细胞瘤以及胶质肉瘤，部分病例瘤组织内血管周围淋巴细胞浸润，以及瘤周脑组织内继发性脱髓鞘改变，此时要特别注意和肿块型脱髓鞘病做鉴别。

（3）免疫组化：胶质母细胞瘤 GFAP 的免疫表达强度和分布非常多样化。一般地说，星形细胞样的细胞强阳性表达，未分化的小细胞和巨细胞则为阴性或弱阳性表达。p53 在巨细胞型胶质母细胞瘤阳性率高。

4. 大脑胶质瘤病

（1）定义和临床特点：它是指大脑组织内广泛的、弥漫浸润生长的胶质细胞瘤，瘤细胞往往是星形细胞，少数为少突胶质细胞。多数是 WHO Ⅲ级，但也有的病例在组织学和生物学上属于Ⅱ级。

多累及大脑半球 3 个以上脑叶。可以发生在幕上、后颅凹或脊髓，基底节和背侧丘脑是常被累及的部位，而原有解剖结构保持相对完整为其特征。在磁共振的 T_2 加权像和 FLAIR 像上表现为广泛的高信号，但是占位效应很轻微。

（2）病理特点：细胞密度在病例间差异很大，有的病例细胞密度仅轻微增高，以至于难以断定为肿瘤。常见肿瘤细胞沿血管、神经元周围及软膜下浸润性生长形成的继发结构（图 8-1）。与一般的高密度的恶性胶质瘤不同，胶质瘤病的固有结构很少被破坏。细胞具有不同程度的异型性，核的形态也有很大差距，从圆形、椭圆形到杆状核，而后者被认为是特征性的表现。常规染色细胞质多无法辨认。

（3）免疫组化：杆状核的细胞突起有时会表达 GFAP，在继发结构区域的肿瘤细胞的胞质和突起，呈现明显的 GFAP 阳性表达。

（4）预后：由于肿瘤范围广泛，边界不清，手术难以全切，手术活检仅作为诊断的一种手段。目前放疗是国内外治疗大脑胶质瘤病的主要方法。

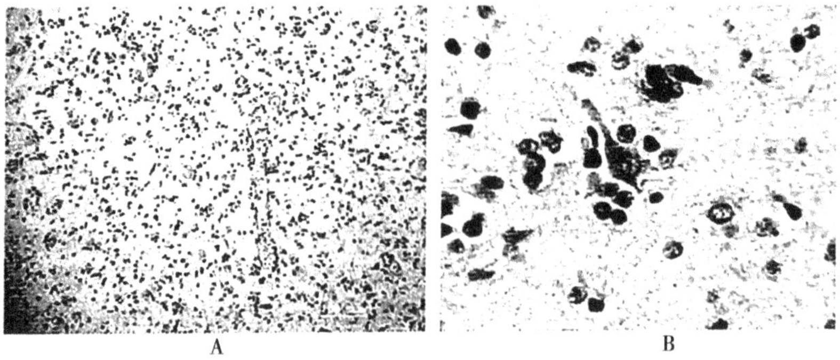

图 8-1 大脑胶质瘤病

肿瘤细胞在皮质弥漫浸润（A）及围绕神经元周围生长（B）

5. 毛细胞型星形细胞瘤

（1）定义和临床特点：多见于儿童和青年人的颅内相对局限的星形细胞瘤，肿瘤分布在视神经、视交叉、背侧丘脑下部、小脑和脑干等部位。通常情况下，肿瘤生长缓慢，临床病程较长。近 1/3 的视神经的毛细胞型星形细胞瘤病例伴有神经纤维瘤。

（2）病理特点：大多数毛细胞型星形细胞瘤是一个相对局限的肿块，质软，灰红色，常有囊肿形成。组织学上相当于 WHO 分级Ⅰ级，星形细胞分化好，有毛发状突起，构成纤维网的背景，而且常可见 Rosenthal 纤维或嗜酸性颗粒小体，GFAP 免疫组化标记阳性。瘤组织内散在原浆型星形细胞和少突胶质细胞样细胞，另有些瘤组织内细胞核深染和多形性，而且可见有微血管增殖，甚至有肾小球样结构，但并不作为恶性指征。值得注意的是有些毛细胞型星形细胞瘤可以在蛛网膜下隙内种植，在小脑内弥漫浸润生长。更有一些毛细胞型星形细胞瘤可以恶性变成为分化不良的星形细胞瘤或胶质母细胞瘤。

毛黏液型星形细胞瘤：典型病例发生于婴幼儿，也可见于大一些的儿童。最常见的部位是视丘下部和视交叉。组织学与毛细胞型星形细胞瘤非常相近，但是以显著的黏液为背景，瘤细胞呈均一的双极，并围绕血管排列，但是没有 Rosenthal 纤维和嗜酸性颗粒小球。可见核分裂象，相当于 WHO Ⅱ级。免疫组化染色呈 GFAP、S-100 和波形蛋白弥漫强阳性。

6. 多形性黄色瘤型星形细胞瘤　多见于儿童和青年人的预后比较好的星形细胞瘤，肿瘤位于大脑半球的表浅部位，临床症状以癫痫为主。多形性黄色瘤型星形细胞瘤多位于大脑特别是颞叶部位表浅处，紧邻脑膜，有一个大囊及囊内附壁瘤结节。

（1）病理特点：组织学上显示瘤细胞多形性，梭形细胞间有单核或多核瘤巨细胞。另有泡沫状细胞，肿瘤细胞内积聚类脂，GFAP 免疫组化显示它们是星形瘤细胞。多形性黄色瘤型星形细胞瘤常出现促纤维增生现象，有大量网状纤维，通常见不到核分裂和坏死，WHO 分级为Ⅱ级，不过有一部分多形性黄色瘤型星形细胞瘤可以变成分化不良的星形细胞瘤或胶质母细胞瘤。主要的鉴别点是肿瘤内出现核分裂象增多和肿瘤性坏死。

（2）免疫组化：肿瘤细胞表达胶质细胞的标记物 GFAP 和 S-100，黄瘤样细胞表达 CD68。本肿瘤同时也倾向于表达神经元分化的抗原，如突触素、神经丝蛋白等。另外，也经常表达 CD34。

7. 室管膜下巨细胞型星形细胞瘤　它是特殊类型的星形细胞瘤，多见于 20 岁以前的年轻人，常伴有常染色体显性遗传的结节性硬化，临床上常出现癫痫发作和颅内压增高的症状。

（1）病理特点：肿瘤位于侧脑室壁，比较局限，边界清楚，颜色灰红，很少有坏死。瘤组织内丰富胞质的多角形细胞似神经节细胞，有纤维基质，不少病例瘤细胞核多型性，出现多核细胞，通常见不到病理性核分裂，血管反应轻，没有坏死，可见钙化灶，WHO 分级相当于Ⅰ级，临床上呈现良性生物学行为。

（2）免疫组化：肿瘤细胞程度不一的 GFAP 阳性，S-100 蛋白强阳性。一些瘤细胞免疫组化染色既表达胶质细胞的特征，又表达神经元相关蛋白，如 NF 等。

（二）少突胶质细胞的肿瘤

1. 少突胶质细胞瘤和少突星形细胞瘤

（1）临床特点：少突胶质细胞起源的肿瘤。各个年龄期都可以发生少突胶质细胞瘤，多数在30 ~ 50岁，男性多于女性。少突胶质细胞瘤大多发生在大脑半球的深部，尤多见于额、顶、颞叶和胼胝体。而脑干、小脑、脊髓内的少突胶质细胞瘤少见。在磁共振影像上，皮质内的巨大肿物强烈提示少突胶质细胞瘤。

（2）病理特点：肿瘤在脑实质内浸润生长，灰红色，可见有出血和囊性变。不少病例有钙化，切标本时有砂粒感。镜下瘤组织呈蜂窝状结构，细胞核均匀一致，多呈圆形，核周胞质透明，整个细胞呈鱼眼样。瘤组织内血管呈丛状结构，多数血管呈枝芽状穿插在瘤细胞群之间，部分病例可有黏液变性，常见有钙化。部分少突胶质细胞瘤的瘤组织内混着星形细胞瘤成分，可称为少突 - 星形细胞瘤或称为混合性少突星形细胞胶质瘤。瘤组织侵入皮质，可见神经元周围卫星状增生，或是沿软膜下及围绕血管增生。在极少的病例可以见到肿瘤细胞呈栅栏状的高密度的聚集排列，这往往是间变的一部分。另外，可以含有多少不等的具有明确粉染胞质类似星形细胞的成分，被称作小肥胖型细胞或胶质纤维性少突胶质细胞。这些细胞多见于Ⅲ级的少突胶质细胞瘤，因此具有这些细胞的肿瘤总体上预后不好。

（3）免疫组化：Olig-2可以标记少突胶质细胞瘤的核，但是星形细胞瘤的细胞核也呈阳性表达，因此没有鉴别诊断意义。小肥胖型细胞CFAP强阳性表达。在某些病例可以出现神经元标记物的阳性表达。经典的Ⅱ级的少突胶质细胞瘤多数表达IDHIR132H，而很少表达p53，尤其是伴有1p/19q杂合性缺失的病例。

2. 间变型少突胶质细胞瘤和间变型少突星形细胞瘤病理　间变型少突胶质细胞瘤可以是原发也可以由少突胶质细胞瘤恶变而来。细胞密集，核具有多形性，见有核分裂和小血管增生，少数病例的瘤组织内还可见到坏死，但是缺乏周围肿瘤细胞的栅栏状排列。

有关恶性少突胶质细胞瘤和胶质母细胞瘤的区分还有待探讨，而一部分伴有坏死的恶性混合性胶质瘤，被认为是有别于胶质母细胞瘤的一个疾病单元，2007年版的WHO神经肿瘤分类将其划定为“伴有少突胶质细胞瘤特征的胶质母细胞瘤”。

（三）室管膜的肿瘤

1. 室管膜瘤

（1）临床特点：具有室管膜分化的胶质细胞肿瘤，常形成血管周围假菊形团，和罕见的真菊形团。各年龄期都可发生室管膜瘤，大多是在儿童和青年人。颅内室管膜瘤按其发生率依次为第四脑室、侧脑室、第三脑室和中脑水管。第四脑室典型的室管膜瘤见于儿童，而幕上的室管膜瘤往往见于成年人。脊髓的室管膜瘤多见于成年人，既可以是发生在脊髓本身也可以是终丝，而后者多为儿童。

影像学上，典型的后颅凹室管膜瘤表现为强化的肿物，起源于第四脑室底，并有宽的基底。幕上的室管膜瘤经常伴有囊的形成，而且多数在脑室外，甚至有的病例接近脑表面。脊髓内的室管膜瘤呈腊肠状、不规则强化的肿块，可见囊在瘤内，更为常见的是相邻脊髓内的空洞形成。

（2）病理特点：肿瘤大多附在脑室壁上，突入脑室腔内或埋在脑室旁脑组织内生长。瘤体大小不一，结节状或分叶状，灰红色，与周围脑组织间界限比较清楚，亦有的是浸润性生长。瘤内可见囊性变或出血和坏死。

镜下肿瘤组织与脑实质界限是比较清楚的，脊髓的室管膜瘤有时因为与周围实质交错混合而致界限不清，组织学上多为细胞型或伸长细胞型。瘤细胞比较一致，特征性的组织学表现为血管周围假菊形团和室管膜菊形团。具体亚型如下。

经典的细胞型室管膜瘤：细胞密度差异极大，从细胞稀疏到细胞密集形成一个谱系，也有时在同一病变内存在2种极端的细胞密度的情况。肿瘤细胞围绕在血管周围，细胞核远离血管周边区域而大量的细胞突起伸向血管壁，形成无核区，几乎见于所有的细胞型室管膜瘤。值得注意的是，发生在颅内特别是幕下的细胞型室管膜瘤会出现单个或多个界限清楚的结节，结节内无论是细胞密度、细胞异型或是核分裂象均高于周边肿瘤。甚至会出现肾小球样的血管增生。

脊髓的室管膜瘤假菊形团可以缺如，有时出现富于胶原的结节。髓内的病变经常产生致密的毛样胶质增生，很少发生间变。经常见含铁血黄素沉积。

乳头状室管膜瘤：瘤组织内出现乳头状结构，指状突起被覆单层或多层立方状肿瘤细胞，表面光滑。

透明细胞型室管膜瘤：好发于年轻人的幕上。细胞均匀一致，可见核周空晕，需与少突胶质细胞瘤、中枢神经细胞瘤和透明细胞癌鉴别。此型室管膜瘤因核分裂活跃及小血管的增生，多被判定为Ⅲ级。

伸展细胞型室管膜瘤：好发于脊髓。表现为伸长的特化的室管膜细胞，呈长梭形、双极，束状排列，类似于毛细胞型星形细胞瘤和神经鞘瘤。组织内室管膜菊形团罕见，假菊形团也不多见。肿瘤细胞分化好，核分裂象罕见。

其他罕见类型有室管膜瘤伴脂肪瘤分化、室管膜瘤伴瘤细胞广泛空泡化、黑色素型室管膜瘤等。

（3）免疫组化：大部分室管膜瘤 GFAP 和 S-100 蛋白阳性，GFAP 在纤维性区域尤其是假菊形团周围呈显著阳性，而真菊形团绝大多数为阴性。EMA 于室管膜菊形团腔面、室管膜上皮样结构强阳性表达。除此以外，细胞内微腔结构的表面会呈点灶状阳性，非常有助于室管膜瘤的诊断。

（4）预后：WHO 分类中将分化好的室管膜瘤列为Ⅱ级。而细胞的异型和坏死并不能作为组织学恶性的证据。

2. 间变型室管膜瘤

（1）临床特点：具有室管膜分化的恶性胶质瘤，尤其在儿童患者生长速度快，预后很差，组织学相当于 WHO 分级为Ⅲ级。发生于儿童颅内尤其是颅后凹的间变型室管膜瘤远多于脊髓。

（2）病理特点：镜下见肿瘤细胞密度增高、核分裂象活跃，常伴有小血管增生和假栅栏状坏死。血管周围假菊形团可见，偶尔呈侵袭性生长。

3. 黏液乳头型室管膜瘤　多见于年轻人的圆锥、马尾及终丝部位，相当于 WHO 分级为Ⅰ级。

（1）病理特点：镜下特点为肿瘤细胞围绕血管间质轴心呈假乳头状排列，围绕血管、细胞间及微囊内的黏液聚积，后者呈阿尔辛兰和 PAS 阳性。一般肿瘤细胞呈柱状或长梭形，仅显示轻微的异型性。作为黏液乳头型室管膜瘤的另一特点，部分病变更为实性而非乳头状，并出现嗜伊红的、略呈纤丝状的圆形结构，被称作“气球”，网织纤维染色呈阳性。

（2）免疫组化染色：显示 GFAP 和 S-100 蛋白阳性，部分病例表达 EMA，但是角蛋白为阴性。

4. 室管膜下瘤

（1）临床特点：又称室管膜下星形细胞瘤，相当于 WHO 分级为Ⅰ级。它是由室管膜下板层内成簇的胶质细胞发生，多见于儿童和青年人。第四脑室内多见，其次为侧脑室，在脊髓好发于颈段和颈－胸段。神经影像学上肿瘤边界清，一般无增强，可见钙化和出血。髓内室管膜下瘤呈典型的偏心性，可与室管膜瘤的中心性生长相鉴别。

（2）病理特点：大体检查，瘤块与脑室壁相连，与周围脑组织分界比较清楚，质稍硬，有时是尸检时偶然被发现。镜下瘤组织内胶质纤维丰富，其间是形态一致的簇状分布的分化比较好的星形细胞，常伴有微囊变，尤其是位于侧脑室室间孔的室管膜下瘤。间质中小血管扩张和钙化灶。有的病例瘤组织内见有典型的室管膜瘤结构，可以诊断为混合性室管膜瘤 / 室管膜下瘤。免疫组化标记 S-100 和 GFAP 会呈强阳性。MIB-1 标记指数很低。

（四）脉络丛的肿瘤

1. 脉络丛乳头状瘤　起源于脉络丛上皮细胞的良性肿瘤，属于 WHO 分级为Ⅰ级，较多见于儿童。好发部位是侧脑室和第四脑室，前者较多见于儿童，后者较多见于成年人。

病理特点：肿瘤大小不一，瘤体表面呈分叶状或细颗粒绒毛状，灰红色，界限比较清楚，在脑室腔内扩张性生长。显微镜下瘤组织和正常的脉络丛组织相似，乳头结构被覆单层立方细胞或复层柱状细胞，中轴是疏松的结缔组织和丰富的小血管，还可见砂粒小体。经常可以见到正常脉络丛和肿瘤的移行。其他所见包括色素沉着、钙化甚至骨化，黄瘤样变等。免疫组化染色显示上皮和神经上皮的双向表达，如角蛋白、GFAP、S-100 蛋白、EMA 和转甲状腺素蛋白标记是阳性。脉络丛乳头状瘤预后较好。

2. 不典型脉络丛乳头状瘤　被定义为脉络丛乳头状瘤伴有活跃的核分裂象，相当于 WHO 分级为Ⅱ级。这是一组介于分化好的乳头状瘤和明显的癌之间的病例，它们具有明显的细胞异型性、胞核 / 胞质比增大及不同数量的核分裂象。有研究指出随机的每 10 个高倍视野中 2 个或以上的核分裂象即可诊断为不典型的脉络丛乳头状瘤。

3. 脉络丛癌　又称分化不良（间变型）脉络丛乳头状瘤，WHO 分级为Ⅲ级，比较少见。

镜下所见的特点是乳头被覆的上皮细胞增生活跃，有核异型性，核分裂象多见（每高倍视野 >5 个）。乳头结构不规则，甚至消失。瘤组织内有出血和坏死，邻近脑组织内肿瘤细胞浸润。脉络丛癌可经脑脊液播散。免疫组化染色表达角蛋白，而 S-100 蛋白和转甲状腺素蛋白标记阳性率低于脉络丛乳头状瘤。

（五）其他神经上皮肿瘤

1. 星形母细胞瘤

（1）起源：比较罕见的胶质瘤，由于该肿瘤同时具有星形细胞瘤和室管膜瘤的特征，在起源方面一直存有争议。

（2）病理特点：瘤组织内细胞丰富，核明显异型，有核分裂，瘤细胞围绕血管排列呈假菊形团结构。PTAH 染色片上清晰可见这种结构，有诊断价值。GFAP 免疫组化阳性。电镜观察在胞质内和胞突内见有胶质原纤维。瘤组织内常可见出血和小灶状坏死。

2. 第三脑室脊索样胶质瘤

（1）定义和临床特点：一种界限清楚的第三脑室胶质瘤，组织学表现类似于脊索瘤和脊索样脑膜瘤，属于 WHO 分级为Ⅱ级。女性患者更为常见。临床上出现头痛、精神异常以及下丘脑受压和功能障碍所致的内分泌异常。影像学上表现为位于鞍上和第三脑室的孤发的、均质强化的卵圆形肿块。

（2）病理特点：在嗜碱性的黏多糖背景中，上皮样的肿瘤细胞排列成短柱状或条索状。肿瘤细胞核圆形较温和，胞质丰富，无核分裂象。可见淋巴细胞浸润，经常伴有 Russell 小体的出现。有时出现分叶状而非条索状的排列区域。周边脑组织呈毛样的星形胶质增生。

（3）免疫组化：上皮样的肿瘤细胞往往是 GFAP 和 vimentin 强阳性，大部分肿瘤细胞的膜呈 CD34 强阳性。部分病例呈局灶性的 EIA 和细胞角蛋白。增殖指数很低，小于 1%。

（4）预后：本肿瘤生长极为缓慢，由于其生长部位及与三脑室壁粘连而导致切除比较困难。

3. 血管中心性胶质瘤

（1）定义和临床特点：它是一种浸润性的胶质瘤，以血管为中心生长，细胞具有显著的一致性，WHO 分级为Ⅰ级。患者多为儿童，偶尔是青年人。临床表现为癫痫，部分患者甚至有数年的病史。影像学呈多位于皮质的 T2 加权像明亮的病变。

（2）病理特点：肿瘤细胞在病变组织内弥漫生长，聚集在血管周围类似于室管膜瘤和星形母细胞瘤的假菊形团。沿着脑浅表放射状排列的肿瘤细胞呈显著的“栅栏”样。肿瘤细胞小而温和，常为双极，大小和形态均高度一致。有时局部可见细长的肿瘤细胞密集生长，类似于神经鞘瘤。囊样和黏多糖样的背景也不少见。核分裂象罕见。

（3）免疫组化：肿瘤呈 GFAP 弱阳性表达。部分病例肿瘤细胞膜呈片段性 EIA 阳性，或是类似于室管膜瘤的点状 EMA 阳性。MIB-1 增殖指数一般低于 1%。

（六）神经元和混合性神经元 - 胶质肿瘤

1. 小脑发育不良的神经节细胞瘤

（1）临床特点：是一类特殊的小脑神经节细胞瘤，具有错构性的特征，又称 Lhermitte-Duclos disease，相当于 WHO 分级为Ⅰ级。本病为一种常染色体显性遗传的多发性错构瘤 Cowden disease 的特征性神经系统的表现。好发于青年人，临床主要表现为共济失调和颅内压增高。MRI 能够很敏感地显示受累小脑半球增大的叶片。

（2）病理特点：多为一侧小脑半球叶片的局限性肥大，偶尔也可呈多灶性。镜下见肥大的小脑分子层和内颗粒层，其间散在许多大小不一的节样细胞，并夹杂有数量不等、核深染的小型异常神经元。最重要的诊断依据是小脑的结构保存。小脑叶片的表面经常可见与皮质走行平行的异常有髓轴索束。蒲肯野细胞则减少或消失。病灶内常见钙化和扩张的血管。发育不良的神经元表达突触素，但仅有极少部分表达 Leu-4 等蒲肯野细胞的标记物。

2. 婴儿促纤维增生型星形细胞瘤和神经节细胞胶质瘤

（1）临床特点：它是发生于婴儿大脑半球表面的巨大的囊性肿瘤，经常与硬脑膜相连，手术切除预后比较好，WHO 分级为Ⅰ级。两者的区别在于组织学上前者没有神经元成分。绝大部分患者都在 1 岁以内。病变发生在幕上，多侵犯整个脑叶，以额、顶叶和颞叶常见。MRI 示占据整个脑叶的单房或多房性囊性病变，靠近皮质和脑膜局部可见增强的实性病灶。

（2）病理特点：镜下最具特征的是显著的胶原基质，与胶质神经元组织逐渐过渡。瘤细胞间有丰富的网状纤维分布，呈现明显的促纤维生成，部分区域细胞密度高，无特殊排列或呈旋涡状排列，而经常被误诊为级别高的肿瘤。神经元的体积较小，散在分布时难以辨认需要免疫组化来证实。胶质细胞成分则表现出多样性，在促纤维增生的区域呈梭形的 GFAP 阳性的胶质细胞，而在硬化程度相对轻的区域呈原浆型星形细胞。另在细胞密度高的区域表现出小细胞型胶质母细胞瘤样的细胞。有些病例会出现核分裂象、坏死及血管内皮的增生。神经节细胞免疫组化 Neun，突触素标记阳性。

3. 胚胎发育不良性神经上皮肿瘤（DNT）

（1）临床特点：这是介于发育不良和肿瘤之间的错构瘤样病变，与难治性癫痫密切相关。最常见的发生部位是颞叶，尤其是颞叶内侧。神经影像学显示病灶常位于皮质、皮质下，呈单一或多囊样改变。

（2）病理特点：肉眼观察常表现为皮质增厚，皮质内或皮质下可见多发的胶冻样或黏液样的小结节病灶。组织学表型可分为简单型和复杂型，其共同的组织学特征是出现“特殊的胶质神经元成分”，这种结构是由少突胶质样细胞（OLC）沿着束状的神经轴索及小血管排列成柱状（纵切面）和管样（横切面）结构，中间为黏液样的基质，其间可见成熟的神经元如“浮蛙”漂浮于黏液样基质中。另外，病灶周边常伴有皮质结构不良。

（3）免疫组化：OLC 通常为 Olig-2 和 S-100 阳性，也可有其他的抗体的表达但不恒定，如 GFAP、Neun 及突触素等。增殖指数（MIB-1）通常低于 1%。

4. 神经节细胞胶质瘤和神经节细胞瘤

（1）临床和分级：约占儿童脑肿瘤的 5%、成年人脑肿瘤的 1%，但在伴有长期癫痫病史患者的肿瘤中占近 50%。绝大多数肿瘤位于颞叶，影像学常表现为囊状病灶，多累及皮质。神经节细胞胶质瘤和大部分神经节细胞瘤相当于 WHO 分级为Ⅰ级，当神经节细胞胶质瘤中的胶质成分发生间变时称间变性神经节细胞胶质瘤，WHO 分级为Ⅲ级。

（2）病理特点：肉眼观察瘤体较小，界限较清，灰黄色，常呈囊状改变。神经节细胞瘤主要由成簇分布、体积大的多极神经元组成，这些神经元多有发育不良的特点。肿瘤的基质是非肿瘤性的胶质成分，网状纤维可将肿瘤细胞分割呈巢状分布。神经节细胞胶质瘤由肿瘤性的神经元和胶质成分组成，其中的神经元成分通常为分化成熟的神经节细胞，它们不规则地散布于胶质细胞中，胞质内有丰富的 Nissl 物质，伴有泡状核和明显的核仁，此外也可有双核或多核的神经节细胞出现。肿瘤中的胶质成分通常为星形胶质细胞，也可见少突胶质细胞或 Rosenthal 纤维，瘤体中可有明显的淋巴细胞浸润、促纤维生成和钙化。

（3）免疫组化：神经元成分可表达神经丝蛋白（NF）、突触素、Neun 和微管相关蛋白 -2（IAP-2）；胶质成分表达 GFAP、波形蛋白，如为少突胶质细胞瘤可表达 Olig-2 蛋白。此外神经节细胞胶质瘤一个显著特点是 CD34 表达阳性，而胚胎发育不良性神经上皮肿瘤很少表达。

5. 乳头状胶质神经元肿瘤

（1）临床特点：这是中枢神经系统肿瘤中一种罕见类型，相当于 WHO Ⅰ级。临床表现为发作性头痛或慢性难治性癫痫。MRI 检查见颞叶脑实质内有边缘清晰的囊性病灶，囊壁内附有实性结节。

（2）病理特点：镜下肿瘤呈特征性的乳头结构乳头中心为玻璃样变的血管，表面为单层 GFAP 阳性的胶质细胞。另见乳头之间成片排列的小圆形 Syn 阳性的神经元分化的细胞，散在有神经节样细胞和

（或）神经节细胞，可伴有黏液变性。此外肿瘤中可出现胶质瘤样改变，呈毛细胞型星形细胞瘤样或少突胶质细胞瘤样表现。其他形态学改变还包括出现 Rosenthal 纤维，间质含铁血黄素沉积、泡沫细胞聚集、钙化及淋巴细胞浸润等。但没有坏死及细胞的异型性，核分裂象少见，MIB-1 标记指数低，提示该肿瘤预后良好。

6. 第四脑室形成菊形团的胶质神经元肿瘤（RGNT）

（1）临床特点：发生于第四脑室的罕见肿瘤，多发生于年轻人和儿童，作为一种新的胶质神经元混合性肿瘤被提出，相当于 WHO 分级为Ⅰ级。临床表现为继发于梗阻性脑积水的头痛和共济失调。影像学上显示多位于第四脑室，病灶实质性或多囊性，可有局灶性结节状增强。

（2）病理特点：组织学上具有特征性的双相结构，包含神经细胞成分和胶质细胞成分。前者由一致的小圆形细胞排列成 Homer-Wright 菊形团或围绕血管的假菊形团结构。菊形团多是单层细胞围绕形成，中央为均质红染的无结构物，免疫组织化学染色突触素阳性；或形成微囊状结构，内容淡粉红色物，囊内未见明显细胞成分。胶质成分经常表现为典型的毛细胞型星形细胞瘤，免疫组织化学染色胶质纤维酸性蛋白呈阳性。无核分裂象，MIB-1 标记指数很低。

7. 中枢神经细胞瘤和脑室外神经细胞瘤

（1）起源和临床：中枢神经细胞瘤是一类发生在侧脑室内或侧脑室旁的肿瘤，多见于青年人。组织发生来源于侧脑室壁的室管膜下生殖基质。临床病程一般是良性，也有恶性的病例报道。组织学相当于 WHO 分级为Ⅱ级。

（2）病理特点：肿瘤组织由成片的小圆形、胞质透明的细胞组成，瘤细胞群之间是神经毡样的基质和毛细血管，可见灶状钙化。其组织像与少突胶质细胞瘤类似。瘤组织内可见 Homer-Wright 假菊形团，瘤细胞有神经元分化的特点。

（3）免疫组化：NF、NSE、Leu-7 和突触素标记均为阳性。可以出现 GFAP 阳性的胶质细胞。少数病例的瘤组织内有间变，见有核分裂、坏死灶和血管内皮细胞增生。

脑室外神经细胞瘤：在 WHO 2007 神经系统肿瘤分类标准中作为一种新的肿瘤类型被单独列出。可出现在中枢神经系统的任何部位。与中枢神经细胞瘤相比，具有更宽的组织学谱系，瘤细胞可排列成片、成簇、条索状或菊形团样。瘤细胞之间常可见到神经毡样结构。常出现灶性或成片或更小的神经节样细胞。钙化和血管壁的透明样变性较常见。

8. 小脑脂肪神经细胞瘤

（1）临床特点：发生于成年人小脑内的肿瘤，临床预后好，但容易复发，WHO 分级为Ⅱ级。

（2）病理特点：由较一致的小圆形细胞组成，常有与少突胶质细胞相似的透明胞质，组织形态类似神经细胞瘤。瘤组织内可见灶状分布的脂肪样细胞和多样性的星形细胞成分。

（3）免疫组化：肿瘤细胞表达 NSE、突触素、MAP 2 等神经元的标记物。部分脂肪样细胞可表达神经元标志物和 GFAP。瘤内核分裂少见，MIB-1 标记指数通常 $<6\%$。

9. 脊髓副神经节瘤

（1）临床特点：这是一类罕见的神经内分泌肿瘤，中枢神经系统的副神经节瘤几乎均发生在脊髓的马尾终丝部位。相当于 WHO 分级为Ⅰ级。神经影像学上表现为界限清楚、强化的肿块。

（2）病理特点：大体检查可见肿物被覆菲薄的包膜，质软，血供丰富。组织学上肿瘤细胞大小一致，排列成分叶状或巢状，小叶周围绕以纤细的毛细血管网和支持细胞，网格纤维染色可证实小叶的清晰轮廓。肿瘤细胞即主细胞核圆形，异型性不明显，胞质嗜酸、微细颗粒状，有时呈透明状。近半数病例于结缔组织背景中可见成堆的节细胞，并与主细胞之间呈过渡性表现。主细胞表达突触素、嗜铬粒蛋白 A 及神经丝蛋白。支持细胞包绕小叶，常规染色不易观察，S-100 蛋白免疫组化染色可以清晰显示。

（七）松果体细胞的肿瘤

1. 松果体细胞瘤

（1）临床特点：好发于成年人，生长缓慢的松果体主质细胞肿瘤，相当于 WHO 分级为Ⅰ级。

（2）病理特点：肿瘤可突入第三脑室内生长。瘤组织灰红色，细颗粒状，可见出血和囊性变。镜下瘤组织由间质和小血管分隔成小叶，细胞密度中等，具有多个松果体细胞瘤菊形团，即纤细的突起构成的毡网样结构，周边由肿瘤细胞的核围绕。瘤细胞大小一致，核圆形，深染，不见核仁，胞质浅染。

部分病例的瘤组织内见有神经元或星形细胞分化。免疫组化标记胞质、突起及菊形团结构呈突触素、嗜铬粒蛋白甚至部分病例神经丝蛋白阳性表达。

2. 中间分化型松果体实质细胞肿瘤（PPTID）定义和病理特点　可发生在任何年龄，中度恶性，相当于 WHO 分级为Ⅱ级或Ⅲ级，但分级标准并未明确。WHO 的定义为，瘤细胞弥漫或分叶状分布，细胞密度中等，轻度至中度的核异型，低到中度的核分裂活性。从松果体细胞瘤到松果体母细胞瘤的疾病谱系中，有些病例显示细胞密度增高、细胞异型明显以及核分裂象增多，而核变小、胞质稀少、神经丝蛋白的表达程度下降等中分化的表现。有些病例表现出介于松果体细胞瘤和中间分化型松果体实质细胞肿瘤的过渡，或是中间分化型松果体实质细胞肿瘤和松果体母细胞瘤的过渡。由于核分裂指数的变异比较大，因此小块组织活检诊断会有困难。

3. 松果体母细胞瘤

（1）定义与临床特点：发生于原始胚胎性松果体主质细胞的小细胞恶性肿瘤，好发于儿童。属于 WHO Ⅳ级。

（2）病理特点：组织学上很像髓母细胞瘤。瘤细胞密集，胞体小，核深染，核分裂多见，坏死常见。无松果体细胞瘤菊形团，而有不典型的 Homer-Wright 菊形团结构。一些病例中见有神经元分化。

（3）免疫组化：多数病例程度不一的表达突触素，而嗜铬粒蛋白和神经丝蛋白阳性表达程度则低于突触素。部分病例表达视网膜 S- 抗原。

（八）胚胎性肿瘤

1. 髓母细胞瘤

（1）临床特点：发生于小脑的恶性浸润性生长的胚胎性肿瘤，好发于儿童。多具有神经元方向的分化，并经常随脑脊液播散。相当于 WHO 分级为Ⅳ级。髓母细胞瘤的发病高峰年龄在 7 ～ 12 岁，成年人的发病高峰在 20 ～ 40 岁之间。男性稍多于女性。

儿童髓母细胞瘤的 75% 是在蚓部。年龄较大的患者髓母细胞瘤大多是在外侧的小脑半球内，组织学上多为促纤维增生 / 结节型髓母细胞瘤。

（2）病理特点：小脑蚓部的髓母细胞瘤突入第四脑室内，质软，灰红色，有时如黏胨状，术中易被吸引器吸走。小脑半球的髓母细胞瘤界限较清楚，质稍硬，常侵及软脑膜。显微镜下瘤组织内细胞密集，小细胞，胞质少，核深染，核分裂多见。约 50% 病例的瘤组织内见有 Homer-Wright 菊形团结构。部分瘤细胞向神经元或胶质细胞分化，血管和间质成分比较少。可见以下 4 种亚型和 2 种分化。

促纤维增生 / 结节型髓母细胞瘤：肿瘤多位于小脑半球内，紧邻的软脑膜纤维结缔组织增生，银染显示多量网状纤维，瘤细胞小，串列于纤维束间，有一部分病例的瘤组织内出现滤泡样或旋涡状结构。

髓母细胞瘤伴广泛结节形成：以前被称作小脑神经母细胞瘤，发生于婴儿。无网织纤维的区域显著增大并充满了神经毡样组织，因此具有增大的结节结构。

间变型髓母细胞瘤：此亚型的特点为显著的核异型，细胞之间的重叠及高频率的核分裂象。上述表现显著并且广泛出现，而仅有灶状出现的病例并不能作本型的诊断。

大细胞型髓母细胞瘤：此型由均一一致的大圆形核细胞构成，核呈网状，核仁明显。经常与间变型髓母细胞瘤发生重叠。

肌源性分化：罕见，等同于髓肌母细胞瘤，或称具有骨骼肌的髓母细胞瘤。在髓母细胞瘤组织内出现胞体较大，嗜酸性胞质、梭形或带状的肌母细胞。Desmin 和 Myoglobin 免疫组化标记阳性。

黑色素性髓母细胞瘤：罕见，含未分化的小细胞型髓母细胞瘤结构和胞体较大的黑色素细胞，后者呈规则或不规则的腺泡状，黑色素的多少在肿瘤的不同区域有明显的差别。

（3）免疫组化：没有特异的免疫组化标记物，少数肿瘤细胞 Vimentin 或 Nestin 表达阳性。如有胶质细胞分化，GFAP 表达阳性；有神经元分化，NF、NSE 和 Synaptophysin 表达阳性。

2. 中枢神经系统原始神经外胚叶肿瘤（PNETs）

（1）定义和临床特点：这类肿瘤是由未分化的神经外胚叶细胞组成，具有异质性，能向神经元、胶质细胞和室管膜细胞分化。主要见于儿童和一些年轻人，是一组高度恶性的肿瘤，相当于 WHO 分级为Ⅳ级。CNS 或幕上 PNET 是指由未分化或分化很差的神经上皮细胞构成的胚胎性肿瘤。仅有神经元方向的分化时，则被称作大脑神经母细胞瘤，若同时出现了节细胞，则称作节细胞神经母细胞瘤；具有神经管样结构形成的则定义为髓上皮瘤；具有室管膜菊形团则为室管膜母细胞瘤。

（2）病理特点：最常见于大脑半球，也可见于脊髓和鞍上区域。瘤组织灰红色，可见有出血或囊性变。镜下和小脑髓母细胞瘤相似，具有神经元和胶质细胞分化的特点，经常可以见到 Homer-Wright 菊形团，但是频率不一，可以有出血和坏死灶。约 1/3 的病例出现脑脊髓播散。

（3）免疫组化：可以采用 GFAP、NF、突触素、Nestin 和 S-100 抗原标记。Ki-67 标记指数高。

3. 颅内神经母细胞瘤和神经节细胞性神经母细胞瘤

（1）临床特点：颅内的神经母细胞瘤并不多见，多为 5 岁以前的儿童。大脑的神经母细胞瘤好发于大脑的额、颞、顶和枕叶的深处。

（2）病理特点：一般瘤体较大，界限清楚，可有囊状变性、坏死及钙化。显微镜下是小细胞型肿瘤，瘤细胞核深染，胞质少，核分裂多见，似髓母细胞瘤。组织学表现差异较大，可以从无明显的排列到菊形团结构、束状排列等。在许多病例可见纤细的细丝混杂于致密的肿瘤细胞中，也可以见到 Homer-Wright 菊形团，并出现分化成熟的神经节细胞。根据瘤组织内结缔组织数量的多少，分为经典型、过渡型和促纤维增生型。

（3）免疫组化：显示突触素、Nestin 和 NF 表达阳性。部分成熟的节细胞表达 Neun，几乎所有病例可见散在的 GFAP 阳性的反应性星形胶质细胞。

（4）预后：患者的预后不好，肿瘤可经脑脊液播散或出现颅外转移。

4. 髓上皮瘤

（1）临床特点：是见于幼儿的罕见肿瘤。肿瘤多位于大脑半球内，尤其是脑室旁，或出现在鞍区和马尾部。

（2）病理特点：髓上皮瘤比较局限，灰红色，浸润性生长，有出血和坏死。镜下瘤组织内是立方或柱状细胞构成的管状和乳头结构，很像原始的神经管。上皮的外表面具有 PAS 阴性和Ⅳ型胶原蛋白免疫组化阳性的界膜。核分裂象多见。瘤细胞可向神经元、星形胶质细胞、室管膜母或少突胶质细胞分化。

（3）预后：髓上皮瘤是恶性肿瘤，容易出现蛛网膜下隙播散和颅外转移。

5. 室管膜母细胞瘤

（1）临床特点：以多层菊形团为特点的罕见胚胎性肿瘤，好发于幼儿和新生儿。

（2）病理特点：多发生于幕上，与脑室相关。与周围脑组织界限较清楚，常发生软脑膜侵犯和播散。镜下特点为在 PNET 的组织学背景中出现复层细胞围绕小腔形成的“室管膜母细胞瘤”菊形团，核分裂象易见。肿瘤细胞表达 S-100 蛋白、波形蛋白、角蛋白及 GFAP。

6. 非典型畸胎样 / 横纹肌样瘤（AT/RT）

（1）临床特点：罕见的高度恶性肿瘤，好发于婴幼儿，偶见于成年人，呈异源性组织学和免疫组织化学表型。具有特征性的骨骼肌样细胞，伴有不同程度的原始神经外胚叶、上皮和间质分化的特点。与肾骨骼肌样瘤在组织学和分子学上有关联。INI-1（hSNF5）基因的胚系突变发生于部分原发性肾脏或中枢神经系统肿瘤。几乎所有的患者年龄在 2 岁以内，并且经常是 1 岁以下，男童多于女童。AT/RT 作为迅速增大的巨大肿物可以发生于整个中枢神经系统，但更常发生于颅后凹。该肿瘤倾向发生在桥小脑角等非中线部位。

（2）病理特点：镜下可见肿瘤细胞由宽而水肿的纤维血管间隔分割，常见坏死和钙化。本肿瘤并不由单一或多数的横纹肌样细胞构成，而是由中型到大型细胞混杂形成中等密度，肿瘤细胞具有核仁和清晰可见的细胞质。有些病例含有骨骼肌样细胞，具有大的细胞核，显著的核仁及包涵体样的细丝团块。

有些 AT/RT 主要表现为小细胞，以至于和髓母细胞瘤难以区分，但更具有多形性和混杂的特征，经常出现梭形的肉瘤样区域。也经常见空泡状细胞成片状或单个出现。

（3）免疫组化：免疫组化表型较复杂，如表达 GFAP、EMA、CK、SIA 及 vimentin。对 AT/RT 的鉴别诊断具有重要意义的是，在 INI-1 的免疫组化染色中肿瘤细胞核的阴性表达。MIB-1 增殖指数很高。

二、脑膜肿瘤

（一）脑膜瘤

1. 定义和临床特点　由脑膜内皮细胞（蛛网膜细胞）构成的肿瘤，发生于硬脑膜内表面。

脑膜瘤发生于中年以上的患者，高峰期在 60 ~ 70 岁，女性发病率明显偏高。儿童和更老的患者也可发病，儿童脑膜瘤进展较快。

大部分脑膜瘤发生于颅内、眶内和椎管内。颅内脑膜瘤大部分发生在大脑凸面，常与大脑镰及静脉窦相关。其他好发部位包括嗅沟、蝶骨嵴、鞍上及鞍旁、视神经、岩骨嵴、小脑幕和后颅凹。脊髓脑膜瘤好发于胸段。头痛和癫痫是脑膜瘤的最初表现。在 MRI 中，脑膜瘤表现为等密度、可强化的硬脑膜肿块。在 CT 上易看到钙化。肿瘤旁可见“硬脑膜尾”是其特征表现，部分病例瘤周水肿明显。脑膜瘤内部或外部均可发生囊肿。

2. 大体检查　大部分肿瘤质硬，边界清，有时呈分叶状，与硬脑膜广泛附着。常侵及硬脑膜及硬脑膜窦，偶尔也可侵犯颅骨，造成典型的骨质增生。脑膜瘤经常压迫脑组织，但很少侵及脑组织。有些脑膜瘤切面有含砂感。非典型和间变型脑膜瘤比良性脑膜瘤更大，而且有坏死。

3. 组织学改变　脑膜瘤的组织学表现多种多样。在 WHO 分类的 15 种亚型中，内皮细胞型脑膜瘤、纤维型脑膜瘤及过渡型脑膜瘤最为常见。后六种组织学类型因其具有易复发、高侵袭性及易转移的特点被列为 WHO 分级为Ⅱ级和Ⅲ级。多型核及核分裂象可以在任何亚型内见到，这并不预示着更具侵袭性。

（1）内皮细胞型脑膜瘤：常见的经典类型，瘤细胞分叶状排列，间隔少许胶原纤维。瘤细胞大小一致，核卵圆形，染色质细。有的核中心透明，有时形成核内包涵体。在小叶内，瘤细胞合体状、细胞之间的界限不清。漩涡结构和砂粒体少见。

（2）纤维型（成纤维细胞型）脑膜瘤：肿瘤由梭形细胞平行、席纹状或束状交叉排列在富于胶原纤维的基质内，漩涡状结构和砂粒体结构不常见。有些肿瘤中胶原的量可以非常多。

（3）过渡型（混合型）脑膜瘤：具有内皮细胞型和纤维型脑膜瘤间的过渡特点。瘤细胞排列成分叶状和束状结构，在其旁边经常存在紧密排列的漩涡状或砂粒体结构。

（4）砂粒体型脑膜瘤：砂粒体多融合形成不规则钙化，少数情况下形成骨化小体。组织学表现为过渡型脑膜瘤漩涡状结构特点，有些肿瘤全部为砂粒体结构，仔细检查才能找到脑膜内皮细胞的特点。该肿瘤好发于胸段脊髓，尤其是中年妇女。

（5）血管瘤型脑膜瘤：该型脑膜瘤的特征是大量血管分布于肿瘤细胞之间。血管腔小至中等，管壁薄，或因透明变性而增厚。肿瘤细胞具有中等大小、显著不典型的核，但大部分肿瘤的组织学及临床过程为良性。鉴别诊断包括血管畸形和血管网状细胞瘤。

（6）微囊型脑膜瘤：该肿瘤以胞突细长，背景疏松，黏液状，似有许多小囊为特点，多形细胞多见。此型与血管瘤型脑膜瘤相同可伴有周围脑组织的水肿。

（7）分泌型脑膜瘤：特点是灶性上皮细胞分化，上皮内微腺腔内含 PAS 染色阳性，嗜伊红物质。免疫组化标记表达 CEA 和一组上皮和分泌性标记物。

（8）富于淋巴浆细胞型脑膜瘤：罕见的亚型，特点为丰富的慢性炎细胞浸润，经常覆盖于内皮细胞之上。文献报道部分病例可出现血液系统的异常，如高球蛋白血症、顽固的缺铁性贫血。

（9）化生型脑膜瘤：有间叶组织局灶或广泛分布的脑膜瘤。表现为脑膜内皮细胞型、纤维型和过渡型脑膜瘤内可见间叶成分，如骨、软骨、脂肪、黏液或黄色瘤细胞。骨化的脑膜瘤需要与存在骨侵犯的脑膜瘤相鉴别。

（10）脊索瘤样脑膜瘤：组织学类似脊索瘤的脑膜瘤，黏液背景，瘤细胞嗜伊红，空泡状，排列成束状或小梁状。典型的脑膜瘤区域与脊索样区相混，单纯表现为脊索瘤样结构的病例罕见。慢性炎细胞的浸润常呈斑片状。小脑幕上的肿瘤在次全切除术后的复发率高，相当于 WHO 分级Ⅱ级。

（11）透明细胞型脑膜瘤：该亚型少见，含有多角形细胞，瘤细胞胞质透明，富含糖原，在血管周及间质中有浓淡不均的胶原蛋白，PAS 染色呈强阳性。典型的脑膜瘤特点不明显，模糊的漩涡状结构最多见，没有砂粒体结构。肿瘤好发于儿童和青年人的小脑桥脑角和马尾。临床生物学行为较具侵袭性，易复发，可见脑脊液播散，相当于 WHO 分级Ⅱ级。

（12）非典型脑膜瘤：该亚型肿瘤核分裂活性增高或伴有 3 个或更多的如下特点，细胞密度高，小细胞大核；胞核 / 胞质比例增高，核仁明显；无定型或片状生长方式和局部“海绵状”或“地图样坏死”。核分裂活性增高的定义为：核分裂象增多到≥ 4 个 /10HPF（0.16mm^2）。相当于组织学标准 WHO 分级Ⅱ级。

（13）乳头型脑肿瘤：罕见，肿瘤主要由血管周围假菊形团结构构成。假菊形团结构的出现通常在一定程度上增加肿瘤的复发概率。该肿瘤好发于年轻人，包括儿童。由于肿瘤的侵袭性生物学行为，被定为 WHO 分级Ⅲ级。

（14）横纹肌样脑膜瘤：该肿瘤少见，主要由片状横纹肌样细胞构成，细胞圆形，核偏位，核仁明显，多量包涵体样嗜伊红的细胞质既可以是漩涡状的，也可以是紧密的、光滑的。大部分肿瘤具有高度增生活性和其他恶性特征，有些甚至在横纹肌细胞的基础上出现乳头状结构。相当于 WHO 分级Ⅲ级。

（15）间变型（恶性）脑膜瘤：结构与非典型脑膜瘤相同，同时出现大片坏死，多数病理性核分裂（每 10 个高倍视野 20 个以上的核分裂），和（或）有周围脑组织的浸润，相当于 WHO 分级Ⅲ级。经常是致死性的，存活均数 <2 年。

4. 免疫组化　大部分脑膜瘤表达上皮膜抗原（EMA），但在非典型和间变型脑膜瘤阳性少见，所有脑膜瘤 vimentin 均阳性。分泌型脑膜瘤假砂粒体 CEA 强阳性，假砂粒体周围细胞角蛋白阳性。其他有用的标记物还包括 Ki-67 和孕激素受体。

5. 预后及影响因素　大部分脑膜瘤可以通过手术完全切除，或神经放射学治疗而预后良好。影响复发的主要临床因素是手术切除的范围，这主要取决于肿瘤的部位、侵袭的范围、颅内的邻近结构及神经外科医生的技术和经验。年龄、性别等因素影响较小。

（二）颅内非脑膜来源的间叶性肿瘤

在新的 WHO 的颅内肿瘤分类中将这一范畴的肿瘤分为良性和恶性两组，良性肿瘤包括骨和软骨来源的肿瘤，如骨瘤、软骨瘤、骨软骨瘤等；还包括脂肪瘤和纤维组织细胞来源的良性肿瘤，如孤立性纤维性肿瘤、脑膜血管瘤病等。恶性肿瘤主要指的是颅内的肉瘤，在组织发生上往往与 3 层脑膜有关，肉瘤在大体上，常常附着在脑膜上。脑膜肉瘤多发生在颅内而很少发生在椎管内，小脑的软脑膜是脑膜肉瘤的好发部位。脑膜肉瘤常为巨大的结节状肿物，肿瘤与周围的脑组织界限清楚，但包膜往往不完整，仔细检查可发现局部脑组织内有肿瘤浸润。

这组肿瘤的病理组织学特点和临床生物学行为与发生在身体其他部位的同类型肿瘤相同。因此，这部分内容可参考介绍软组织肿瘤的相关章节。

（三）血管外周细胞瘤

1. 临床特点　最常发生在 40 ~ 60 岁的成年人。男女发病无差异。在中枢神经系统这一肿瘤与脑膜有关，以至于过去将它诊断为血管外周细胞瘤型脑膜瘤。发生在颅内的肿瘤主要在小脑幕上常侵犯小脑幕，或在幕上幕下呈哑铃状生长。也可以发生在椎管内。

2. 病理特点　肿瘤大体上为实性，分叶状或结节状，常附着在硬脑膜上。体积较大，切面灰红色，富含血管。肿瘤没有完整的包膜，可以有侵犯脑组织的迹象。

镜下是富含细胞的肿瘤。瘤细胞呈短梭形和多角形，核染色质深染，可见核分裂。肿瘤细胞片状分布，瘤组织内含有多量薄壁血管，常呈鹿角状，肿瘤细胞常围绕薄壁血管排列。肿瘤组织富于网状纤维，瘤细胞表达 vimentin 和 CD34，但不如孤立性纤维性肿瘤表达强。

3. 预后　血管外周细胞瘤是恶性肿瘤，有很高的复发率和侵犯脑组织的能力。其中发生在小脑幕和颅后窝的病例预后最差。

（四）原发性黑色素细胞病变

1. 原发性脑膜黑色素瘤病

（1）定义和临床：是一种神经系统少见病变。肿瘤肉眼表现为脑膜表面有弥漫性的黑色素细胞增生，脑膜因此而呈黑色，尤以脑底部和外侧裂部为著。有的病例可在蛛网膜下隙形成肿瘤结节，压迫并浸润周围脑组织。

（2）病理特点：显微镜下可见黑色素瘤细胞在脑膜及脑膜血管周围弥漫性生长，并沿血管进入脑组织内浸润。值得指出的是原发性脑膜黑色素瘤病往往伴有皮肤的巨大黑色素痣，构成所谓“神经－皮肤黑变病”。

（3）鉴别诊断：与以增殖为主的慢性脑膜炎有着相似的临床表现，因此，生前往往容易误诊。反复脑脊液找瘤细胞和脑膜活检有利于正确诊断。

2. 黑色素细胞瘤　这是一种由单一的黑色素细胞构成的结节，通常生长在脑膜上。肿瘤多发生在颅内的脑膜上，仅有个别病例发生在脊膜。

肿瘤细胞有圆形泡状核，胞质内含有大量的黑色素，见不到核分裂和坏死，肿瘤往往是良性经过。

单一类型的肿瘤细胞可表现为梭形、纺锤状，也可表现出上皮样的细胞特点。细胞可聚集成漩涡状、片状、束状和岛状分布。电镜下可见黑色素小体和前黑色素小体。

3. 恶性黑色素瘤　恶性黑色素瘤的病理特点为具有体积大的、多角形、梭形或上皮样的细胞形态。并可见单核和（或）多核瘤巨细胞，肿瘤细胞胞浆内可见多少不一的黑色素，可见多数病理性核分裂和广泛的脑组织浸润。当肿瘤细胞中含有黑色素时病理诊断较容易，但有的肿瘤组织在常规染色中未显示有黑色素的存在，只有通过特殊染色才能显示黑色素的存在，这种肿瘤又称为无色素的黑色素瘤。肿瘤细胞表达 HMB45 和 S-100 蛋白是确定诊断的依据。值得指出的是当诊断颅内原发性黑色素瘤时，一定要除外全身其他部位发生的黑色素瘤出现的颅内转移。

（五）血管母细胞瘤

1. 定义和临床特点　血管母细胞瘤是一种生长缓慢，富于血管的肿瘤，可散发也可与 Von Hipple-Lindau（VHL）综合征相关。血管母细胞瘤组织学相当于 WHO Ⅰ级。通常发生于成年人，与散发性相比，伴有 VHL 病的血管母细胞瘤更多见于年轻患者。血管母细胞瘤可发生在神经系统的任何部位。散发肿瘤主要发生在小脑，尤其是小脑半球。而 VHL 病相关者为多发，还可以累及脑干、脊髓和神经根，发生在幕上和周围神经的病变少见。这类肿瘤可以产生红细胞生成素，造成患者血红蛋白含量增高和红细胞增多症。

影像学上大部分病例表现为囊内高信号的瘤结节。血管造影在确定小病灶时用处很大，表现为具有血管团的包块，有时类似动静脉畸形。脊髓病变常见空洞形成。

2. 病理特点　血管母细胞瘤界限清楚，在大的囊壁上有富于血管的红色结节，有时富于脂质而呈黄色。

组织学上血管母细胞瘤主要有 2 种成分：间质细胞和丰富的小血管成分。间质细胞代表肿瘤的瘤性成分，大而呈空泡状、可呈现高度的细胞异型性。最特异的表现是胞质内可见大量含脂质的小泡，导致其特征性的“透明细胞”改变，与转移性肾透明细胞癌相似。VHL 病患者通常易患肾透明细胞癌更增加了鉴别诊断的复杂性。一些肿瘤表现为广泛的硬化。在邻近的反应性组织，尤其在囊壁及脊髓空洞壁常有星形胶质细胞结节及 Rosenthal 纤维。肿瘤周边界限清楚，对周边组织的浸润及核分裂象都很罕见。

3. 免疫组化　血管内皮细胞表达 CD34 和 CD31。而间质细胞表达神经元特异性烯醇化酶（NSE）、神经细胞黏附分子、S-100 蛋白、CD56 及波形蛋白。但是间质细胞不表达 CD31、Ⅷ因子相关抗原及上皮标记物。MIB-1 增殖指数较低，通常低于 3%。与肾细胞癌的鉴别在于血管母细胞瘤表达 D2-40 和 α-inhibin，而 CD10 为阴性。

三、淋巴造血系统肿瘤

（一）原发性中枢神经系统淋巴瘤

原发性中枢神经系统淋巴瘤是指发生在中枢神经系统的结外恶性淋巴瘤，不伴有神经系统以外部位淋巴瘤的证据。分类与系统性淋巴瘤一致，绝大多数中枢神经系统淋巴瘤是弥漫性大B细胞淋巴瘤。

1. 病理特点　镜下肿瘤细胞弥漫分布，往往以血管为中心浸润生长，形成套袖状结构。肿瘤细胞也可以排列成致密的团块或者单个肿瘤细胞弥漫浸润，类似于脑膜炎改变。大片的地图样坏死常见，可见岛状分布的残存瘤细胞围绕在血管周围。常伴有灶状反应性增生的星形细胞和小胶质细胞、巨噬细胞、小淋巴细胞浸润。肿瘤细胞体积较大，细胞核形态多样，核仁显著，呈母细胞样形态。

2. 免疫组化　表达B淋巴细胞的标记物CD20和CD79a，大多数表达Bcl-6和MUM-1，部分病例也表达BCL-2蛋白。

3. 预后　该病的预后较差。激素治疗可以使部分患者缓解，但常会复发。

4. 鉴别诊断　主要是和胶质母细胞瘤、脱髓鞘病变、系统性淋巴瘤累及中枢神经系统以及一些炎症性病变相鉴别。

（二）Langerhans细胞增生症

Langerhans细胞增生症是中枢神经系统最常见的组织细胞来源的肿瘤。根据临床特点进行分类，包括单灶性（嗜酸性肉芽肿）、多灶性（Hand-Schuller-Christian病）和播散性（Letterer-Siwe病）。

1. 病理特点　增生的Langerhans细胞、伴有数量不等的巨噬细胞、淋巴细胞、浆细胞和嗜酸性粒细胞的浸润，多量嗜酸粒细胞聚集可形成嗜酸性脓肿。Langerhans细胞胞质丰富淡染或嗜伊红色，细胞核呈卵圆或肾形，核仁不明显，有特征性的核沟。电镜下的标志是Birbeck颗粒。诊断标准必须具备有核沟的Langerhans细胞表达CD1a或检测到Birbeck颗粒。

2. 免疫组化　Langerhans细胞表达S-100蛋白、CD1a、Vimentin和其他一些组织细胞标记物，CD68的表达不确定，不表达CD15、CD45和溶菌酶。

3. 鉴别诊断　主要包括霍奇金淋巴瘤、慢性淋巴细胞性白血病等。

（三）Rosai－Dorfman病

Rosai-Dorfman病常见于成年人，属于非Langerhans细胞的组织细胞增生性病变。该组病变缺乏树突状Langerhans细胞的特点，大多数具有巨噬细胞分化。

1. 病理特点　硬膜上的孤立性或多发性包块，眼眶、鼻腔和鼻腔旁的包块也可扩展到脑实质、鞍内和颅内。

镜下显示胞质空泡状或嗜伊红的组织细胞片状或结节状分布，淋巴细胞和浆细胞灶状分布，胶原纤维组织增生。组织细胞内见到吞噬的完整淋巴细胞、浆细胞和红细胞是其典型的组织学特点，但并非所有病例中均可见到。

2. 免疫组化　增生的组织细胞表达CD68、S-100和MAC387，lysozyme-/+、CD1a阴性。

3. 预后　可采取手术切除或糖皮质激素治疗，预后较好。

四、生殖细胞肿瘤

颅内生殖细胞肿瘤主要发生在第三脑室前、后部等中线结构，主要有生殖细胞瘤、胚胎癌、卵黄囊瘤、绒毛膜癌；畸胎瘤和混合性生殖细胞肿瘤。这些肿瘤的形态特点和鉴别诊断与发生在生殖系统的同类肿瘤相同，这里仅介绍常见的生殖细胞瘤，畸胎瘤和混合性生殖细胞肿瘤，其他可参照其他相关章节。

（一）生殖细胞瘤

生殖细胞瘤是最常见的中枢神经系统生殖细胞源性肿瘤，多数发生于青年人和儿童，男性明显多于女性。最常见的部位是在松果体区。

1. 病理特点　肿瘤大小不一，浸润性生长，可见有出血、囊性变和钙化。

镜下肿瘤细胞排列成片状、分叶状，少数情况下可伴有显著的促纤维增生。肿瘤内可见两种细胞成分：一种是胞体稍大、浅染的上皮样细胞，胞质丰富，核仁明显，核分裂易见。同时肿瘤中伴有数量不等的小淋巴细胞浸润。瘤组织内还可见上皮样细胞结节和多核巨细胞。但无干酪样坏死。

2. 免疫组化　生殖细胞瘤几乎都表达 PLAP 和 OCT4，偶尔会表达细胞角蛋白，不表达 β-HCG、AFP 和 hPl。生殖细胞瘤中浸润的淋巴细胞通常表达 T 淋巴细胞的标记物。

3. 预后　单纯的生殖细胞瘤对放疗非常敏感，预后较好。

4. 鉴别诊断　发生在松果体区的生殖细胞瘤主要和松果体实质的肿瘤鉴别。发生在鞍区时要和垂体腺瘤鉴别。其他还需鉴别的包括中枢神经细胞瘤，恶性黑色素瘤，少突胶质细胞瘤，转移癌。

（二）畸胎瘤

颅内畸胎瘤小儿和青年人较多见，好发部位是松果体区，其次是蝶鞍区，偶见于基底节。根据所包含 3 个胚层的分化程度的不同分为成熟型畸胎瘤、未成熟型畸胎瘤及畸胎瘤伴有恶性变。

鉴别诊断：成熟型畸胎瘤需要和表皮样囊肿鉴别。肿瘤位于鞍上时尚需和 Rathke 囊肿及颅咽管瘤鉴别。如果肿瘤内含有显著的成熟神经上皮组织时需要和脑组织异位、下丘脑的错构瘤及分化好的节细胞胶质瘤鉴别。

未成熟型畸胎瘤的鉴别诊断关键是认识原始神经外胚层成分，不要与其他一些未成熟的正常中枢神经的成分相混淆。另外，还需要和一些中枢神经系统的胚胎性肿瘤鉴别。仔细寻找其他胚层的成分将不会导致误诊。

畸胎瘤伴有恶性变的鉴别诊断主要是排除转移癌和转移性肉瘤的可能，同时，不要将成熟型畸胎瘤中不规则排列的腺样结构误认为是腺癌浸润。

（三）混合性生殖细胞肿瘤

混合性生殖细胞肿瘤在中枢神经系统的发生率可达 20%。

1. 病理特点　最常见的混合方式是生殖细胞瘤或畸胎瘤和其他生殖细胞肿瘤成分共存。应做到尽量地广泛取材，并要仔细寻找是否含有其他类型的成分，不易鉴别时可以利用免疫组化标记帮助诊断。

2. 鉴别诊断　首先需要除外是转移性的生殖细胞肿瘤或转移性的癌。还要与恶性黑色素瘤、胶质母细胞瘤等相鉴别。

五、鞍区肿瘤

（一）颅咽管瘤

颅咽管瘤是一种良性上皮肿瘤，WHO 分级为 I 级。

1. 病理特点　肿瘤多位于鞍内或鞍上，呈分叶状，实性或囊实性。分为造釉细胞型和乳头型 2 种类型。

造釉细胞型颅咽管瘤多为囊实性，囊内可含有暗棕绿色“机油样”液体。典型的组织学表现为鳞状上皮巢周边的柱状上皮呈栅栏状排列成三叶草状结构上皮结节，以及具有诊断意义的“湿角化物”结构。可伴有纤维化、钙化、骨化和胆固醇结晶形成等继发改变，肿瘤周边区域可见大量的 Rosenthal 纤维。乳头型颅咽管瘤更多位于鞍上，呈实性。镜下为分化好的鳞状上皮实性团巢，以纤维血管为间隔，形成假乳头状突起，表面上皮欠成熟。无湿角化物，通常不伴有钙化。偶见纤毛上皮和杯状细胞。

2. 免疫组化　EIVIA、CK、CK7 阳性，CK8、CK20 阴性。

3. 治疗和预后　治疗方式首选手术切除，对于因侵及周边组织而无法全切者或者复发者可采取放射治疗。一般预后好。

4. 鉴别诊断　主要与鞍区黄色肉芽肿相鉴别。当 Rathke 囊肿出现广泛的鳞状上皮化生时需加以鉴别。

（二）神经垂体颗粒细胞瘤

神经垂体颗粒细胞瘤由巢状大细胞构成的鞍内和（或）鞍上肿物，WHO 分级为 I 级。

有症状的颗粒细胞瘤相对罕见，多发于成年人，极少数发生于儿童。女性多见。最常见的症状是视交叉受压而引起的视野缺损。影像学表现为界限清晰，均匀或不均匀强化的肿块。

病理特点：颗粒细胞瘤通常为小叶状，界限清晰，质地软而韧。切面为典型的灰黄色，坏死、囊性变和（或）出血少见。肿瘤可以侵及周围视交叉和海绵窦等结构。镜下由致密的多角形细胞构成小结节状、片状、纺锤状或束状结构。肿瘤细胞核小，核仁不明显，染色质均匀分布。胞质丰富，由于富含溶酶体而呈颗粒状，嗜伊红。颗粒性胞质淀粉酶消化后 PAS 染色仍阳性。有时可见小灶状的泡沫细胞。血管周围常见淋巴细胞浸润。核分裂象不多见，增殖活性常很低。颗粒细胞瘤呈不同程度的 CD68（KPI）、S-100 蛋白、α-1-抗胰蛋白酶，α-1-抗糜蛋白酶和组织蛋白酶 B 阳性，而神经丝蛋白、细胞角蛋白、嗜铬粒蛋白 A、突触素、结蛋白、平滑肌肌动蛋白和垂体激素阴性。多数肿瘤 GFAP 呈阴性。

（三）垂体细胞瘤

1. 临床特点　发生于成年人、罕见的实性低级别梭形细胞胶质肿瘤，位于鞍内或者鞍上，相当于 WHO 分级 I 级。临床表现为视觉障碍，头痛以及垂体功能低下。影像学表现为界限清楚的均匀强化肿块。极少数的病例有囊性结构。

2. 病理特点　大体界限清楚，呈橡胶样质地。组织学表现为双极梭形细胞排列成紧密的梭形结构或者旋涡状结构。肿瘤和相邻组织紧密粘连。肿瘤细胞形状可由短小、饱满至长梭状。细胞间界限清楚，胞质丰富、呈嗜酸性、没有明显的颗粒及空泡。细胞核呈中等大小，可见小核仁，核异型性不明显。核分裂象少见，增殖指数较低，在 0.5% ~ 2.0%。

3. 免疫组化　通常波形蛋白、S-100 蛋白及 GFAP 阳性。EMA 呈胞质斑片状阳性。神经元及神经内分泌标记物常为阴性。

4. 预后　垂体细胞瘤生长缓慢而局限，手术治疗预后好。

5. 鉴别诊断　与正常的神经垂体和毛细胞型星形细胞瘤相鉴别。

（四）腺垂体梭形细胞嗜酸细胞瘤

1. 概述和临床　发生于成年人腺垂体的少见肿瘤，相当于 WHO 分级 I 级。患者可表现为垂体功能低下及视野缺损。影像学表现为鞍内或鞍上边界清晰、实性强化占位，可伴有蝶鞍或颅底破坏。

2. 病理特点　肿瘤质软、油脂状、易于切除，部分病例质硬、与周围组织紧密相连。较少侵袭蝶鞍底部。镜下肿瘤由胞质嗜伊红的梭形至上皮样肿瘤细胞束交织而成。核异型性轻至中度，核分裂象少见。病灶中常伴有少量成熟淋巴细胞浸润。电镜观察肿瘤细胞充满线粒体，对诊断很有帮助。与垂体腺瘤不同该肿瘤细胞缺乏分泌颗粒，另可见完整的桥粒和中间连接。

3. 免疫组化　垂体激素标记阴性，波形蛋白、EMA、S-100 蛋白以及抗线粒体抗体 113-1 阳性。GFAP、角蛋白、突触素、嗜铬粒蛋白、bcl-2、SMA 以及结蛋白阴性。MIB-1 标记指数通常很低。

六、中枢神经系统转移性肿瘤

（一）临床特点

中枢神经系统转移瘤的发病率随年龄的增长而增加，在癌症患者的尸检中颅内转移的发生率是 24%，椎管内转移的发生率为 5%。50% 神经系统转移瘤的原发部位是在呼吸道。临床病史比较短，多数症状仅有几天或数周。临床症状多为头痛、呕吐、视盘水肿等颅内压增高的表现。脑膜癌病的患者可有脑膜刺激征和多组脑神经的损伤。

（二）转移途径

1. 肿瘤经血流转移　这是转移至中枢神经系统最重要、最常见的途径。

2. 肿瘤经淋巴转移　瘤细胞经淋巴系统沿脊神经或颅神经周围的淋巴间隙侵入椎管内或颅内。

3. 肿瘤直接蔓延侵入　邻近部位的肿瘤破坏颅骨或脊椎骨，侵入中枢神经组织，也可沿颅底和椎间孔侵入。如鼻咽癌、乳腺癌、眼眶的视网膜母细胞瘤等。

（三）病理特点

1. 肉眼观察　脑实质内转移灶可单发，也可多发。转移灶可发生在CNS任何部位，但以分水岭区和灰白质交界处为好发部位。转移病灶多为圆形和卵圆形；界限清楚，无包膜。切面呈瓷白色，颗粒状，可见出血和坏死。转移病灶周围可有明显的水肿和坏死，转移病灶也可为囊性。脑膜的转移性癌称为脑膜癌病，可呈结节状，更多的是沿脑脊液播散，病变脑膜灰白色增厚，以脑底部为主。

2. 镜下特点　神经系统转移瘤的组织学，超微结构和免疫组织化学多与原发瘤相同。肿瘤组织中可见出血，坏死。绒毛膜癌的瘤细胞往往埋在大的出血块内不易发现。瘤组织间质内可见明显的血管增生，增生的主要成分是血管内皮细胞和血管周细胞，增生的血管可形成典型的“肾小球”样结构。脑膜癌病时，癌细胞沿蛛网膜下隙浸润，并沿血管周围间隙向脑组织深部生长。

七、神经系统囊肿性病变

中枢神经系统的囊肿性病变种类比较多，多为胚胎残余或错构性囊肿。还有少数寄生虫病变也可以表现为囊肿性改变。中枢神经系统囊肿性病变可发生在脑实质内，也可在实质外硬膜下。一般生长缓慢，症状不很突出，也无特异性。大多有长时间的头部不适，体积大或影响脑脊液循环的可产生颅内压增高的症状和体征。

（一）表皮样囊肿和皮样囊肿

表皮样囊肿主要发生在颅内。多集中在小脑桥脑角、蝶鞍周围区等颅骨缝隙多的部位。椎管内的病变非常少见。神经系统的皮样囊肿没有表皮样囊肿常见，主要发生在囟门区、第四脑室、第三脑室后部及马尾等中线部位。

病理特点见表皮样囊肿表面光滑，呈灰色。内含质脆，有蜡样光泽的鳞屑。皮样囊肿与邻近结构分界清楚，囊壁光滑，内含细软的油脂和毛发。

镜下示表皮样囊肿和皮样囊肿均被覆鳞状上皮。前者囊内含红染的角化鳞屑，后者囊壁内可见皮肤附属器。

（二）第三脑室胶样囊肿

1. 临床特点　起源尚不清楚，一般认为胶样囊肿是先天性的，但患者多在20～50岁发病。由于胶样囊肿生长在第三脑室内靠近室间孔，影响脑脊液循环而产生反复的头痛。如果梗阻发生过快，且无及时缓解，可引起猝死。几乎所有的胶样囊肿部发生在第三脑室的前部，也有个别的病例发生在第三脑室后部，罕见的病例发生在侧脑室和第四脑室。

2. 病理特点　肉眼见囊肿界限清楚、单房，内容半透明胶胨样物质。镜下可见囊壁被覆单层柱状细胞，一些上皮可见纤毛或黏液。

（三）室管膜囊肿

这种神经胶质囊肿可发生在脑实质内，脑室内或软脑膜。

病理特点是囊肿内容为脑脊液，囊壁被覆与室管膜相似的单层柱状上皮，不含杯状细胞，可看到薄层的基底膜。免疫组织化学标记，被覆上皮细胞表达GFAP。

（四）蛛网膜囊肿

蛛网膜囊肿发生在颅内和椎管内的蛛网膜上，特别是颞叶的外侧裂区。其他部位有小脑桥脑角，四叠体区和枕大池。囊肿内含脑脊液，可产生局部压迫症状。

病理特点是薄壁透明的囊肿，被覆薄层的脑膜内皮细胞，这些脑膜内皮细胞既无纤毛也不表达GFAP，可根据这些特点与室管膜囊肿鉴别。

（五）肠源性囊肿

肠源性囊肿是一种少见的、发生在椎管内髓外硬膜下的囊肿。病变多发生在颈段脊髓的腹侧，有发生在颅内的非常少见的报道。一些囊肿同时伴有发育异常，如局部椎体的骨缺陷和胃肠道重复。

1. 病理特点　这种内胚层起源的囊肿是一个充满液体的单房囊肿。薄壁被覆一层立方上皮，围有结缔组织间质，可见杯状细胞，与小肠的被覆上皮非常相似。有的囊肿被覆呼吸道的假复层纤毛柱状上皮，也有的囊壁上皮发生鳞状上皮化生。

2. 鉴别诊断　上述各种囊肿性病变各具特点，即发生部位的特点和被覆上皮的组织学特点。在诊断时一定要结合影像学检查结果，详细了解囊肿的确切部位，再结合囊壁被覆上皮的类型做出诊断。

（六）拉特克裂囊肿（Rathke 裂囊肿）

拉特克裂囊肿多数无临床症状，只有当直径超过 1cm 并压迫邻近组织结构时才产生视交叉受压和（或）垂体功能减退等症状。病变多位于鞍内和（或）鞍上，另可位于鞍旁，偶见于蝶骨内。影像学表现为单发、边缘清楚，不分叶，无钙化的均质性肿块。

1. 病理特点　拉特克裂囊肿是一薄壁，单房，充满液体的囊性结构。囊壁菲薄，外层为纤维组织包膜，内腔面被覆分化好的单层立方上皮和（或）纤毛柱状上皮，其间可夹杂分泌黏液的杯状细胞，以及产生腺垂体激素的内分泌细胞。部分病例可伴有鳞状上皮化生，当其出现广泛的鳞状上皮化生时需与颅咽管瘤加以鉴别。

2. 免疫组化　囊壁被覆上皮不同程度地表达白血病抑制因子（LIF），CK，EMA 和 GFAP。散在的内分泌细胞可表达腺垂体激素及嗜铬粒素，部分上皮细胞可表达 CEA。

3. 预后　预后良好，可经手术切除治愈。

第二节　周围神经肿瘤和瘤样病变

一、神经鞘瘤

（一）临床特点

神经鞘瘤发生于所有年龄段，并发生于脑脊髓的所有节段。除了少数神经纤维瘤病相关的病例，大多数的神经鞘瘤是散发性的。

颅内神经鞘瘤主要发生在第 8 对脑神经的前庭支，也称其为听神经瘤。其他脑神经也可发生，但主要发生在感觉神经。脊神经的神经鞘瘤占原发脊髓肿瘤的 29%，主要发生在感觉神经根，常见于腰骶区的椎管内髓外硬脊膜下，也可通过椎间孔呈哑铃状生长。当并发有Ⅱ型神经纤维瘤病时可多发。神经鞘瘤罕见发生在脑和脊髓的实质内，主要发生在年轻的男性，包括儿童。

（二）影像学表现

颅内神经鞘瘤经常于桥小脑角部位见境界清晰的强化的肿物影，并有内听道扩大。椎管内的神经鞘瘤经椎间孔向椎管外生长，显示“哑铃状”肿块影。

（三）大体检查

神经鞘瘤是大小不一、边界清晰的球形肿物，常从神经干的一侧向外突出，界限清楚，有一薄层完整的包膜。可发生囊性变，形成大小不一的囊肿。

（四）镜下特点

经典的神经鞘瘤在显微镜下表现为 2 种组织学结构，即致密的 Antoni A 型和疏松的 Antoni B 型。Antoni A 型结构由双极的梭形肿瘤细胞排列成束状，细胞界限不清。瘤细胞核呈长棒状，可表现为肿瘤细胞的长梭形核以长轴为方向平行排列构成的栅栏状排列。Antoni B 型结构的肿瘤细胞分布较为疏松，细胞核呈圆形或卵圆形，核深染，往往有轻度的核异形性。细胞呈不规则的星芒状，星状的细胞突起常连接成网状，网眼中心为透亮的胞质基质。这些透亮的胞质基质常发生变性，形成微小的囊肿。另外，Antoni B 型结构中间质还可发生不同程度的黏液变性。核的多形性和偶见的核分裂象并不能作为恶性指标。所有的神经鞘瘤细胞显示细胞周围的网格纤维，相当于其表面的基底膜。神经鞘瘤中除了上述 2 种典型结构外，还常出现继发性改变，主要有：在肿瘤变性或出血灶的周围可见片状分布的泡沫状细胞和吞噬有含铁血黄素的吞噬细胞；肿瘤实质内可见扩张的发育不良的血管，管壁薄厚不均，管腔大小不一，管壁常增厚并发生玻璃样变性；有的肿瘤实质内可出现大的多发性囊肿。

1. 细胞型神经鞘瘤　为细胞密度高的神经鞘瘤亚型，完全或绝大部分由 Antoni A 型组织构成。细胞型神经鞘瘤多位于盆腔、腹膜后间隙及后纵隔的脊柱两旁。因其细胞密度高、束状生长、偶见染色质致密和核异型以及少数核分裂象，常被误诊为恶性外周神经鞘肿瘤。可有复发倾向。

2. 丛状神经鞘瘤　呈现丛状或多结节状生长，组织学上既可以是经典型也可以是细胞型。可能累及 1 个神经丛，绝大多数出现于皮肤或皮下组织，尤其是在头颈部。少数与神经纤维瘤病 2 型相关。脑神经和脊神经常不受侵犯。现代医学病理诊断

3. 黑色素性神经鞘瘤　此型罕见，多侵犯脊神经和脊柱旁神经节。肉眼观察肿瘤境界清楚但无包膜，可见黑色着色。细胞异型常不明显。因其含有色素，表达黑色素瘤的免疫标记。约 10% 的色素性神经鞘瘤预后差。

（五）免疫组化

肿瘤细胞弥漫且强烈表达 S-100 蛋白，经常显示 Leu-7 和 calretinin 阳性，也可以 GFAP 局灶阳性。所有神经鞘瘤细胞具有表面基底膜，所以表现出胶原蛋白Ⅳ和 laminin 阳性的特征。

（六）预后

神经鞘瘤是生长缓慢的良性肿瘤，极少复发，仅有极少数病例转变为恶性。复发多为位于颅内、脊髓或骶部的细胞性神经鞘瘤。

二、神经纤维瘤

神经纤维瘤由神经膜细胞、成纤维细胞及神经束衣细胞组成，肿瘤内常含有有髓或无髓的神经纤维。神经纤维瘤好发于周围神经的末梢部位，通常是在皮下产生一个孤立性结节状病变，也可以是发生于神经纤维瘤病 1 型患者的单发或多发病变。

（一）大体检查

神经纤维瘤早期往往表现为神经干局部的梭形膨大，肿瘤自神经干内长出，即有神经从肿瘤内穿过，因此肿瘤无包膜，手术也不能将肿瘤完全与神经剥离。肿瘤大小不一，切面实性灰白色，血管丰富区域肿瘤呈灰红色，仅有少数发生囊性变。肿瘤富含细胞的神经纤维瘤可呈鱼肉状，常发生黏液变性。

（二）镜下特点

神经膜细胞是肿瘤的主要成分，表现为纤细而长的梭形细胞，细胞核纤细深染，呈波浪状或“S”状，但无核的栅栏状排列。肿瘤细胞往往呈束状，平行排列，胞质稀少、均质粉染。神经纤维瘤也可以表现为极多的异型核（不典型神经纤维瘤），或显著增高的细胞密度，但核分裂象不多见。有时可以见到含有黑色素的肿瘤细胞。肿瘤间质一般较为疏松，常表现为水肿样，经常有不同程度的黏液变性。一般不伴有血管壁的玻璃样变性。病程长的肿瘤，瘤内成纤维细胞成分增多，并可发生肿瘤局部的玻璃样变。

（三）免疫组化

表达 S-100 蛋白，神经丝蛋白染色可以显示不同数量的轴索成分。

（四）预后

丛状神经纤维瘤和发生于主干神经的神经纤维瘤被认为是神经鞘瘤病的主要前期病变。

三、神经束膜瘤

神经束膜瘤完全由新生性神经束膜细胞构成的肿瘤，分为神经内神经束膜瘤和软组织神经束膜瘤。神经内神经束膜瘤是良性的，由在神经内膜增殖的神经束膜细胞构成，具有特征性的“假洋葱头”结构。

软组织神经束膜瘤与神经无关，常为良性。相当于 WHO 分级Ⅰ级。

（一）神经内神经束膜瘤

神经内神经束膜瘤常见于儿童和年轻人，临床表现为进行性肌无力伴或不伴有萎缩，脑神经很少受累。

1. 病理特点　肉眼观察表现为受累神经节段性增粗，多数病变长度不超过 10cm。切面硬韧、灰白色，少数局部可呈黏液状。

镜下可见神经束膜细胞贯穿神经内膜生长，围绕神经纤维呈同心圆层状“假洋葱头”结构，具有诊断意义。核分裂象罕见，玻璃样变性也是很重要的病理改变。

2. 免疫组化　表达波形蛋白和 EMA，同样表达Ⅳ型胶原蛋白和 laminin。残存的轴索和神经膜细胞分别表达神经丝蛋白和 S-100 蛋白。

（二）软组织神经束膜瘤

软组织神经束膜瘤发生于成年人，女性多见。表现为单发的小肿物，界限清晰但无包膜。镜下由梭形、波浪状细胞构成，其显著的细长胞质突起平行排列于胶原纤维中。恶性软组织神经束膜瘤则可见浸润性生长和不同程度的坏死。与其他软组织肿瘤不同，神经束膜瘤不表达 CD34 和 S-100 蛋白。

四、恶性周围神经鞘肿瘤

1. 定义和临床　恶性周围神经鞘肿瘤（MPNST）是指来自于周围神经的恶性肿瘤，或是有神经鞘细胞分化的肉瘤。大部分的 MPNST 是神经纤维瘤病的恶变，来源于神经鞘瘤的恶变十分少见。MPNST 占恶性软组织肿瘤的 5%。肿瘤常间于 20 ~ 50 岁的成年人，伴有 NF1 的患者发病年龄要年轻，且男性发病占优势。MPNST 可以发生在以前完全正常的神经上，但更多的病例是孤立性或丛状神经纤维瘤的恶变。发生于脊柱旁的 MPNST 明显多于来自硬膜内的脊神经。颅内 MPNST 多来源于第Ⅴ对脑神经。

在 CT 和 MRI 上，典型的 MPNST 表现为边界不规则而且信号不均的肿块影。

2. 大体检查　MPNST 一般体积较大，直径均在 5cm 以上，呈梭形膨大或多结节状肿物。肿瘤为实性，质地软硬不一，取决于肿瘤本身黏液变性和坏死的程度，肿瘤没有完整的包膜，常常侵犯神经周围的软组织。切面的颜色可从白色至黄色不等。

3. 镜下特点　MPNST 的组织学表现变异很大，肿瘤主要由成束致密的梭形肿瘤细胞组成，很少见到神经鞘瘤的栅栏状排列，有时可见鲱鱼骨样结构和车辐状排列。有时在细胞成分少，黏液变性明显的区域容易与神经鞘瘤中 Antoni B 型结构相混。85% 的 IPNSTs 属于高级别，可见病理性核分裂、明显的细胞异型性、核增大及染色质深染，甚至坏死。有 10% ~ 20% 的病例出现异源性分化，可有横纹肌肉瘤成分出现，即所谓的恶性蝾螈瘤。还可见成熟的骨骼肌组织、骨、软骨、上皮结构和神经内分泌成分。5% 的病例可以出现上皮分化，主要由核仁明显的圆形细胞组成腺样结构，常被误认为癌或黑瘤。

4. 免疫组化　所有 MPNST 呈波形蛋白阳性。50% ~ 70% 的 MPNSTs 不同程度地表达 S-100 蛋白、Leu-7 及髓鞘碱性蛋白（MBP），且多为肿瘤组织中部分细胞的表达。所谓上皮样的 MPNST 不表达细胞角蛋白等上皮细胞标记物。

5. 预后　预后差，约 60% 的患者死于本病。

第九章

消化系统疾病

第一节　肝硬化

肝硬化（cirrhosis）是各种原因所致的肝的终末性病变。其特点为：①弥漫性全肝性的小叶结构的破坏；②弥漫的纤维组织增生；③肝细胞再生形成不具有正常结构的假小叶（图 9-1）。纤维组织增生导致肝脏的弥漫纤维化。其形成原因包括肝窦内星状细胞的激活分泌大量胶原，汇管区肌成纤维细胞的激活亦产生大量胶原。此机制可解释为什么大胆管阻塞时可短期内形成肝硬化。肝实质的破坏是肝纤维化的前提。肝实质的破坏主要与血管的阻塞或闭塞有关，包括门静脉系统、肝静脉系统及肝动脉系统。较小的血管主要因炎症而阻塞，而较大血管的阻塞则主要为血栓形成所致。纤维化如能去除病因，在某种程度上可逆转或吸收。血管的重建和改建在肝硬化中是非常重要的。正常肝窦内皮细胞无基底膜，其开窗区占内皮面积的 2% ~ 3%，肝硬化时则开窗区逐渐缩小，肝窦内因胶原的沉积使肝细胞和血浆之间的物质交换困难。很多营养血流通过血管短路而未到达肝窦，加之血管内的血栓形成和闭塞，更加重了肝细胞的损伤。再生的肝细胞结节亦压迫血管系统，进一步造成缺血和肝细胞坏死。肝硬化时，再生结节和残存的肝细胞亦无正常肝的功能分区。谷胱甘肽合成酶亦大大减少。这些被认为是肝性脑病发生的重要原因。

肝硬化尚无统一的分类，传统上按病因分类有：酒精性肝硬化、肝炎后肝硬化、坏死后性肝硬化、胆汁性肝硬化、心源性肝硬化及其他原因所致的肝硬化，如血色病性肝硬化、Wilson 病时的肝硬化、血吸虫性肝硬化等。有些病因不清称为隐源性肝硬化。形态上分为：细结节性肝硬化、粗结节性肝硬化和粗细结节混合型肝硬化。

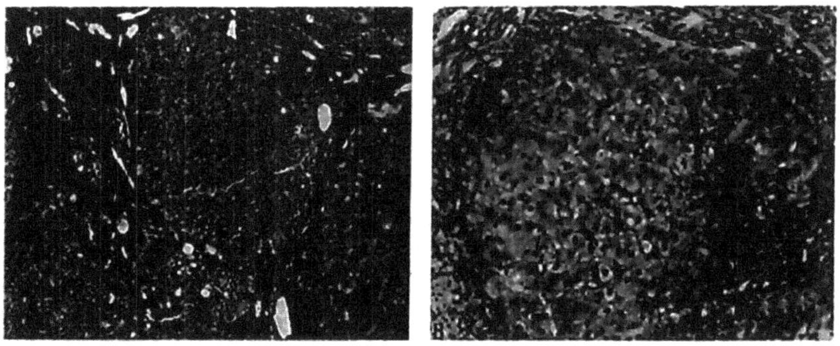

图 9-1　肝硬化

A. 病毒性肝炎后肝硬化：明显的界面性肝炎，小叶间出现纤维间隔；B. 自身免疫性肝炎后肝硬化：界板炎细胞中可见较多浆细胞浸润

一、细结节性肝硬化

细结节性肝硬化（micronodular cirrhosis）结节直径一般均小于3mm，纤维间隔很细，一般不足2mm，比较均匀。结节的均一性说明病变经历着一致的病理过程。酒精性肝硬化和胆汁性肝硬化通常倾向于此型。偶尔结节内可见有汇管区或肝静脉。

二、粗结节性肝硬化

粗结节性肝硬化（macronodular cirrhosis）其结节大小不一，多数结节直径在3mm以上，甚至达到2 ~ 3cm。纤维间隔粗细不一，有的很细，有的呈粗大的瘢痕。实质结节内可含有汇管区或肝静脉。结节的不规则性说明肝脏损害和实质细胞再生的不规则性。大片肝细胞坏死后或慢性肝炎后多发展成此型。所谓不完全分隔型，实为粗结节性肝硬化的早期改变。此时可见到纤细的纤维间隔从汇管区伸向汇管区、互相连接而分隔肝实质形成较大的结节。有时因穿刺活检取不到足够大的范围而造成诊断困难。

三、混合型肝硬化

混合型肝硬化（mixed type cirrhosis）是指粗细结节的含量差不多相等。肝硬化通常不是静止的病变，而是炎症、肝细胞变性、坏死、纤维化和肝细胞再生改建原有结构的动态过程，这些变化常常使细结节性肝硬化变成粗结节性肝硬化。纤维间隔和实质结节交界处的坏死（碎片状坏死）为病变进展的重要指征。有时在肝活检中可见到Mallory小体、毛玻璃样肝细胞、过多的铁或铜、透明的PAS阳性滴状物等可提示原来疾病的线索，以利于进行特异的治疗。

肝硬化应注意同结节状再生性增生（肝结节变）鉴别。后者在大体和镜下均与细结节性肝硬化相似。病变由分布整个肝脏的再生肝细胞小结节构成。与肝硬化不同的是，这些再生的肝细胞结节没有纤维间隔包绕，但结节边缘可见到受压的网状纤维。临床表现为门静脉高压，某些患者可伴有风湿性关节炎、Felty综合征和其他脏器的肿瘤。

第二节　肝肿瘤和瘤样病变

一、肝囊肿（cysts of the liver）

肝脏的孤立性非寄生虫性囊肿少见，尸检中有时可发现肝单房性囊肿。可为胆管来源的潴留性囊肿，亦可为先天性囊肿。囊内衬覆单层柱状上皮。孤立性囊肿一般无症状，有时可迅速增大、扭转或破裂，也可阻塞胆管引起阻塞性黄疸。

前肠纤毛囊肿是由假复层柱状上皮衬覆的一种单房性孤立囊肿，囊壁有丰富的平滑肌。

肝表皮样囊肿在儿童及成人中均有报道。肝内子宫内膜异位囊肿也偶有报道。

二、肝细胞局灶性结节性增生

肝细胞局灶性结节性增生（focal nodular hyperplasia）少见，多见于20 ~ 40岁的成人，其他年龄的患者偶尔也可见到。女性为男性的2倍，儿童女性为男性的4倍。病变一般为单发，多发者占成人病例的20%。原因不明，推测部分与口服避孕药有关，男性患者与酗酒有关。临床上，80%无明显症状。

多发者常伴有其他改变，如肝血管瘤、颅内病变包括血管畸形、脑膜瘤、星形细胞瘤和大的肌型动脉发育不良。

1. 大体　大多数为单个，质较硬，分叶状，偶尔可有蒂，直径可达到15cm。切面灰白，中心为纤维性瘢痕，向外周呈放射状。

2. 光镜　肝细胞局灶性结节性增生具有规则的由动脉供血所界定的结构，动脉的终末分支位于1mm 结节的中心。纤维间隔中常有厚壁血管。纤维间隔常将病变分成小叶状，很像肝硬化。较大动脉的中膜常有变性，内膜常有偏心性纤维化。纤维间质中常仅见动脉而无汇管区静脉和胆管。结节性增生的肝细胞形态与正常肝细胞无区别（图 9–2）。在纤维间隔和肝细胞之间可见有小胆管增生，增生的小胆管 CK7、CK19 阳性，这有助于诊断。免疫组化染色亦可见由外周肝细胞（仅表达 CK8 和 CK18）向小叶中心小的肝细胞和增生的小胆管细胞（CK9 和 CK19 阳性）的过渡。在肝局灶性结节性增生中通常正常肝细胞中不表达的 Ras 基因产物 P21 的也有报道。某些肝细胞中糖原和脂肪含量增多：很多病例中肝细胞内 α_1– 抗胰蛋白酶阳性。淤胆和小胆管增生及中性粒细胞浸润可很明显。罕见的毛细血管扩张型肝细胞局灶性结节性增生的动脉分布与一般病例相似，但可见明显扩张的血窦。

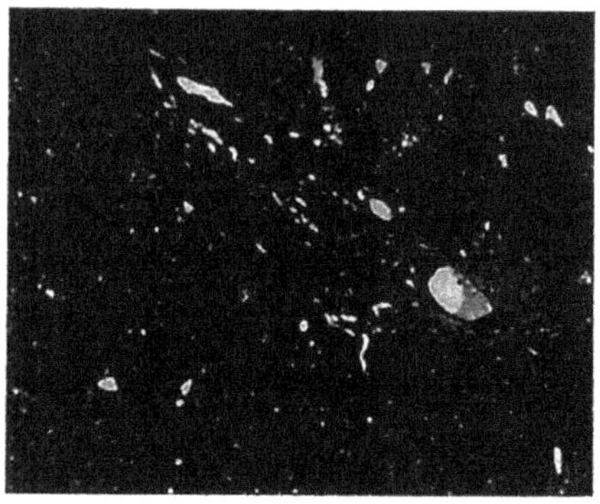

图 9–2　肝细胞局灶性结节性增生

肝细胞正常，可见中心瘢痕，纤细的纤维条索呈放射状向周围延伸，纤维间隔中可见厚壁血管

肝细胞局灶性结节性增生的发病机制尚有争论，一般推测与肝硬化的增生 / 再生过程相似。有些与肝硬化的结节也非常相似。

此病应同肝细胞腺瘤（表 9–1）和分化好的肝细胞癌以及结节性再生性增生（肝结节变）鉴别。肝结节变时，整个肝脏均呈结节状，结节中心无瘢痕。

表 9–1　肝细胞局灶性结节性增生和肝细胞腺瘤的鉴别

特征	肝细胞局灶性结节性增生	肝细胞腺瘤
年龄	所有年龄	20 ～ 40 岁多见
性别	85% 女性	几乎全为女性
口服避孕药	偶尔	几乎全有
腹腔出血	极少	约 25%
血管造影	多血管性病变	少血管性病变
血肿形成	罕见	常见
坏死	罕见	常见
包膜	无	部分
星状瘢痕	有	无
其他肝实质	结节状	均质
出血坏死	罕见	常见
肝细胞	形态正常	糖原丰富、空泡状

（续 表）

特征	肝细胞局灶性 结节性增生	肝细胞腺瘤
小胆管	有	无
库普弗细胞	有	无
血管	厚壁大血管	薄壁血管

三、结节性再生性增生（肝结节变）

结节性再生性增生（肝结节变）（nodular regenerative hyperplasia）亦称部分肝结节变。常见于无肝硬化的肝脏，以小的增生结节和无纤维化为特征，病变多弥漫累及整个肝脏，亦可局限于肝门周围。结节以汇管区为中心，由 1 ~ 2 层肝细胞排列的肝细胞索构成。周围肝细胞萎缩，萎缩的肝细胞变小，排列成纤细的细胞索，血窦扩张，无纤维化。但很多小门静脉分支可见闭塞性病变，所以目前认为门静脉小分支的改变是导致部分肝细胞供血不足进而萎缩、部分肝细胞再生的原因。结节内偶尔可见到不典型增生的肝细胞，表现为肝细胞增大、核异型和多核肝细胞。肝细胞结节变原因不清，有人推测与口服避孕药或男性激素、肝外胆管感染、肿瘤和慢性炎症有关。临床上近 70% 出现门静脉高压。

四、肝细胞腺瘤

肝细胞腺瘤（liver cell adenoma）少见，常见于 20 ~ 40 岁的妇女，推测与口服避孕药有一定关系，也有报道与使用男性激素治疗和糖原沉积病有关。70% 肝细胞腺瘤为单发，偶尔有 10 多个肿瘤（肝腺瘤病）的报道。家族性病例为肝细胞核因子 1α（TCF1/HNF1α）基因的生殖细胞突变所致，

1. 大体　质软、黄褐色，常伴有灶性出血、坏死和纤维化。颜色与周围肝组织不同，但无局灶性结节性增生时的中心瘢痕。

2. 光镜　肿瘤由分化好的肝细胞构成，细胞有丰富的嗜酸性胞质，排成 1 ~ 2 层肝细胞厚的肝索。大多数情况下，细胞大小形态一致，偶见轻度异型，但无核分裂。肝细胞胞质内常有脂褐素、脂肪和糖原积聚，故常为透明状（图 9-3）。可见出血、梗死、纤维化和肝紫癜样病变。肿瘤内没有汇管区和中心静脉，库普弗细胞的数量和分布正常。有时有大嗜酸颗粒性细胞（oncocytic change）、Mallory 透明小体和继发性肉芽肿反应。免疫组化 75% 的病例 ER、PR 阳性，雄激素受体仅 20% 阳性。

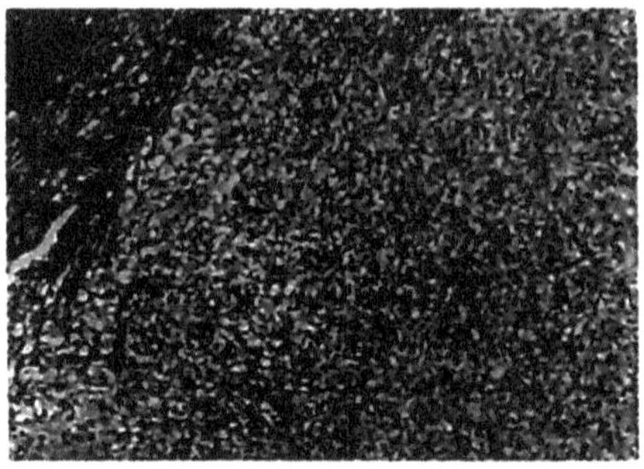

图 9-3　肝细胞腺瘤

肿瘤由分化好的肝细胞构成，排成 1 ~ 2 层肝细胞厚的肝索；细胞大小形态一致，胞质透明，无核分裂；肿瘤内没有汇管区和中心静脉

目前依分子改变可将肝细胞腺瘤分为四型：①有 HNF1a 突变，占 30% ~ 50%，特点为 HNF1a 仅基因的双等位基因失活突变（均为体细胞性突变或一个为生殖细胞性，一个为体细胞性突变）。形态表现为明显的脂肪变，无细胞的异型性，亦无炎细胞浸润。②有 CTNNBI 突变，占 10% ~ 15%，特征为 β-catenin 的激活突变，此型有细胞的异型性，并呈假腺样生长，转化成肝细胞性肝癌的比率较高。③无 HNF1a

或 CTNNBI 突变，但伴有炎症，此型约占 35%，这些病例常有毛细血管扩张。④无 HNF1a 或 CTNNBI 突变，也无特殊征象。此型占 5% ~ 15%。

肝细胞腺瘤与分化好的肝细胞癌有时很难鉴别。临床有口服避孕药或合成类固醇的病史，对诊断腺瘤非常重要。有时肝细胞腺瘤中可隐含肝细胞癌灶，偶尔肝细胞腺瘤和肝细胞癌在同一肝内。可见核分裂、核浆比较高和肝素两层以上细胞厚度应提示为肝细胞癌。肝细胞癌时由于毛细血管化而 CD34 阳性，而腺瘤阴性或仅为局灶弱阳性。应多切片仔细检查有无肝细胞癌的病灶，血管浸润的有无尤为重要。有时需结合临床病程决定良性或恶性。肝细胞腺瘤与局灶性结节性增生不同，临床常有症状，并可出现严重的甚至致命的腹腔出血。

五、肝细胞性肝癌

肝细胞性肝癌（hepatocellular carcinoma）为发生于肝脏的常见的恶性肿瘤，常见于亚洲和非洲，在东亚男性发病率可高达 20.1/10 万。肝细胞性肝癌多见于 50 岁左右，但也可见于青年人甚至儿童，男性比女性多见。临床上常表现为腹痛、腹腔积液、黄疸和肝脏肿大，有时可有全身表现，如低血糖、高胆固醇血症、红细胞增多症、高钙血症、类癌综合征、血脯胺酸羟化酶升高、异位绒毛膜促性腺激素、前列腺素分泌以及低纤维蛋白原血症等。在高发区，75% 以上肝细胞性肝癌患者甲胎蛋白阳性，通常要比正常含量高出 100 倍以上。甲胎蛋白在恶性生殖细胞瘤时可为阳性，偶尔在肝转移癌、肝炎和外伤后肝再生时出现阳性，但一般均明显低于肝细胞性肝癌。

肝细胞性肝癌的发生与下列因素有关：

肝硬化：70% ~ 90% 的肝细胞性肝癌发生在肝硬化的基础上，绝大多数为粗结节性，继发于酒精性肝病、血色病和胆汁性肝硬化者可为细结节性。

乙肝病毒：乙肝病毒感染与肝细胞性肝癌的发生关系密切，慢性乙肝病毒感染的人群肝细胞性肝癌的发生率是正常人群的 100 倍。目前认为乙肝病毒 DNA 可整合到肝细胞的染色体 DNA 中，乙肝病毒 X 基因可与 P53 结合并使 P53 功能失活。此外，应用乙肝疫苗可有效降低肝细胞性肝癌的发生率，这些都直接或间接证明乙肝病毒与肝细胞性肝癌发生的密切关系。

丙肝病毒：丙肝病毒与肝细胞性肝癌亦有密切关系。目前认为丙肝病毒突变率较高，至少有 6 种基因型。某些基因型与肝细胞性肝癌的关系可能更为密切，但目前尚无证据表明丙肝病毒整合到细胞基因组，故认为丙肝病毒可能通过其他途径促进肝细胞性肝癌的发生。

二氧化钍：二氧化钍曾作为肝造影剂使用。用此造影剂的患者中已见到很多肝细胞性肝癌，但平均潜伏期为 20 年。

雄激素：长期服用雄激素或合成代谢激素可导致肝细胞腺瘤，部分可导致肝细胞性肝癌。

孕激素：孕激素与肝细胞腺瘤关系密切，如服用避孕药的妇女，亦有发生肝细胞性肝癌的报道。

黄曲霉素 B_1：黄曲霉素 B_1 常出现在发霉的谷物，尤其是花生等。发霉食物中黄曲霉素的含量增高，尤其在慢性乙肝感染的个体中可使肝细胞性肝癌的发生率增高 50 倍。黄曲霉素 B_1 可引起 P53 249 密码子 G:C 到 T:A 的突变，导致氨基酸序列的改变，影响 P53 的功能

遗传学上易感性：几种少见的遗传性代谢性疾病易发生肝细胞性肝癌。糖代谢疾病：糖原贮积病，尤其是 I 型，在原来腺瘤性增生的基础上可发生肝细胞性肝癌。糖原贮积病相关性肝细胞性肝癌常为高分化。结节内结节和 Mallory 小体等不典型病变也常见于糖原贮积病相关的腺瘤，但一般无肝硬化；蛋白代谢性疾病：α_1- 抗胰蛋白酶缺乏症中男性纯合子易发生肝细胞性肝癌，甚至可无肝硬化。遗传性高酪氨酸血症中有 18% ~ 35% 发生肝细胞性肝癌。有报道称约 14% 成人发作的高瓜氨酸血症发生肝细胞性肝癌；卟啉代谢疾病：在迟发性皮肤卟啉病（PCT）中肝细胞性肝癌的发生率为 7% ~ 47%，几乎所有的病例均发生在以前有肝硬化和长期有症状的 PCT 的 50 岁以上男性；慢性淤胆综合征：肝细胞性肝癌可并发有肝内胆管的减少、胆管闭锁、先天性肝纤维化和 Byler 综合征；金属贮积病：主要为遗传性血色病，Wilson 病仅偶尔发生肝细胞性肝癌；肝血管畸形：肝细胞性肝癌偶尔见于遗传性毛细血管扩张症和共济失调 - 毛细血管扩张症的患者；其他肝外遗传性疾病：在家族性结肠腺瘤性息肉病、神经纤维

瘤病、SoLo 综合征和内脏异位亦有发生肝细胞性肝癌的报道。

1. 大体　肝细胞性肝癌可表现为单个巨块状（巨块型）、多发结节状（结节型）或弥漫累及大部分甚至整个肝脏（弥漫型）。偶尔可呈悬垂状，这些患者通常为女性，认为是发生于肝副叶的肿瘤，外科切除后预后较好，肝细胞性肝癌一般质软，常有出血、坏死，偶尔可有淤胆而呈绿色，有的肿瘤可有包膜。肿瘤大小变化很大，一般小于 3cm 的肿瘤称为小肝癌。肿瘤常常侵入门静脉系统形成门静脉瘤栓。在晚期病例几乎均有门静脉瘤栓。

2. 光镜　瘤细胞可排列成小梁状、实性巢状、假腺样或腺泡样结构（图 9–4），有时可有乳头状结构。瘤细胞间有丰富的血窦样腔隙，与正常肝窦不同，此血窦样腔隙的内皮细胞 CD34 和第 8 因子相关抗原阳性，更像毛细血管，故称毛细血管化某些窦状隙由瘤细胞衬附。一般来说，肿瘤间质稀少，偶尔见有间质丰富者，称为硬化性肝细胞性肝癌，尤其见于治疗后，个别病例伴有 PTH 样蛋白的分泌。

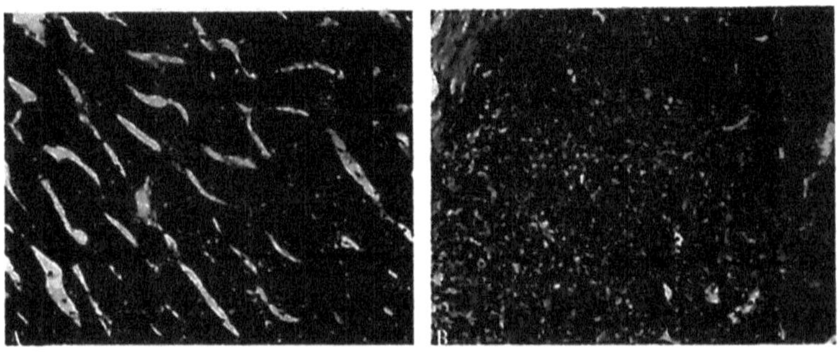

图 9–4　高分化肝细胞性肝癌

瘤细胞排列成小梁状（A）及腺泡状（B）结构

肝细胞性肝癌的瘤细胞内常见到以下改变：

（1）脂肪变：弥漫性脂肪变最常见于早期直径小于 2cm 的肿瘤。随肿瘤增大，脂肪变逐渐减少，到晚期脂肪变已不明显。

（2）胆汁产生：偶尔在扩张的胆小管或假腺腔内见到胆栓。

（3）Mallory 小体：肝细胞性肝癌内亦可见到。

（4）小球状透明小体：小球状透明小体为位于胞质内的圆形嗜酸性小体，PAS 阳性，免疫组化 α_1– 抗胰蛋白酶阳性。

（5）淡染小体：淡染小体为胞质内圆形或卵圆形由无定形嗜酸性淡染物质构成的小体。位于扩张的内质网内，免疫组化纤维蛋白原阳性。淡染小体最常见于纤维板层型或硬化型。

（6）毛玻璃样包涵体：毛玻璃样包涵体偶尔见于乙肝表面抗原阳性的肿瘤，改良的地衣红、维多利亚蓝、醛复红和乙肝表面抗原的免疫组化均可显示乙肝表面抗原。

肝细胞性肝癌可分为高分化、中分化、低分化和未分化型。高分化肝细胞性肝癌最常见于小的早期肿瘤，通常直径 <2cm。细胞多排列成细小梁状并常有假腺样或腺泡状结构。常有脂肪变。如肿瘤大小达 3cm，高分化区域常在肿瘤结节的外周，中心部癌细胞的核浆比例增大，但异型性不大。中分化肝细胞性肝癌为直径大于 3cm 的肿瘤中最常见的组织学类型。细胞排列成 3 ～ 4 层厚的小梁或细胞索。癌细胞胞质丰富、嗜酸性，核圆形，核仁清楚。亦常见假腺样排列，其中常含胆汁或蛋白性液体。低分化肝细胞性肝癌主要见于实性生长类型的肝细胞性肝癌，其间很少血窦样腔隙，仅见裂隙样血管。癌细胞核浆比例明显增大，常见明显的异型性。瘤细胞大小不一，形态怪异，包括奇形的瘤巨细胞，染色深浅差别明显，可单核或多核亦称多形细胞癌，偶见破骨细胞样巨细胞。低分化癌在早期的小肿瘤中极其罕见。

肝细胞性肝癌即使在一个癌结节中亦有不同的分化区域。目前认为，大多数 <1cm 的肿瘤均由一致的高分化癌构成。约 40% 的 1 ～ 3cm 的肿瘤既有高分化癌，又有分化较差的部分，而高分化部分常在结节的外周（图 9–5）。当肿瘤达到 3cm 以上时，高分化部分逐渐由分化较差的癌所取代。结节内结节的现象较常见。

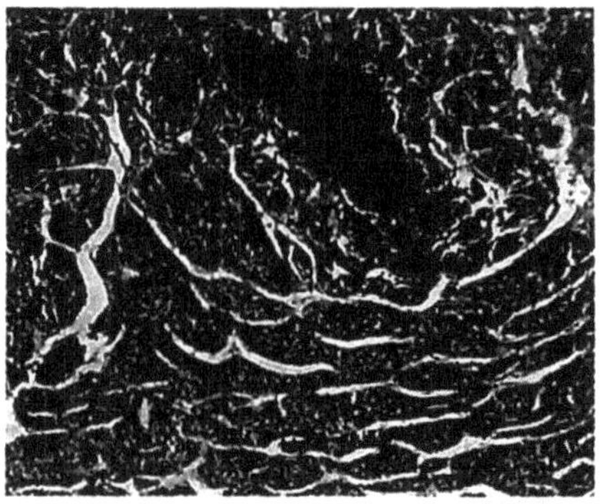

图 9-5　肝细胞性肝癌恶性转化

肿瘤内既有高分化癌的成分，又有分化较差肉瘤样的成分

六、癌前病变

1. 不典型腺瘤性增生（atypical adenomatous hyperplasia）　不典型腺瘤性增生亦称为交界性结节（borderline nodules），指网织染色减少的小细胞异型增生病灶。病灶内可见 Mallory 透明小体、孤立散在的腺样结构“假腺体”，肝板达 3 个肝细胞厚，边缘不规则。有时交界性结节呈多发性。有时这些结节内可含有高分化癌灶。

2. 肝细胞异型增生（liver cell dysplasia）　肝细胞异型增生分为大细胞性异型增生（large cell dysplasia）和小细胞性异型增生（small cell dysplasia）。

（1）大细胞性异型增生的特点为细胞增大、核多形或多核，核仁明显，但核浆比与正常肝细胞相似。这些增生的细胞可成团出现或占据整个结节，此种改变的发生率在正常的肝中仅为 1%，在肝硬化患者中为 7%，在肝硬化同时伴有肝细胞癌的患者的肝中为 65%。大细胞性异型增生与血清乙肝表面抗原阳性关系密切，有大细胞性异型增生的患者具有发生肝细胞性肝癌的高度危险，故应密切监测其 αFP 的水平。

（2）小细胞性异型增生，与大细胞性异型增生不同，其核浆比例增高，其程度介于正常肝和肝癌之间，小细胞性异型增生倾向于形成圆形病灶。通过形态学和形态计量学研究，Watanabe 认为，小细胞性异型增生在人类是真正的癌前病变。

3. 大再生结节（large regenerative nodule）　大再生结节亦称普通型腺瘤性增生（ordinary adenomatous hyperplasia），指结节≤ 0.8cm，通常网状结构尚存，肝板不超过 2 个肝细胞厚，无浸润性边缘。结节内可见大细胞异型增生、铁沉积、脂肪变、透明细胞癌、Mallory 透明小体及胆汁淤积。此种大再生结节的恶变率并不比肝硬化的小结节高。

七、肝内胆管癌

肝内胆管癌（intrahepatic cholangiocarcinoma）可发生于肝内任何一级胆管，约占原发性肝癌的 20%。一般发生在 60 岁以上的老年人，两性无明显差别。泰国、日本、中国香港等地区因肝寄生虫感染率高而发病率较高。相关的发病因素有：肝寄生虫尤其是华支睾吸虫、肝胆管结石、炎症性肠病、原发性硬化性胆管炎、EB 病毒感染、丙肝病毒感染、二氧化钍和胆管畸形等。临床上主要表现为全身无力、腹痛、消瘦，如肿瘤侵及肝门部胆管，则出现梗阻性黄疸，甚至胆汁性肝硬化。CT、B 型超声等影像学检查在临床发现肿瘤及明确胆管累及情况具有重要价值。

1. 大体　肝内胆管癌可累及任何部位的肝内胆管，发生于较小胆管者称为外周型胆管细胞癌。肿瘤通常灰白、实性、硬韧，有时可以向腔内生长为主或突向腔内形成息肉样肿物，但大多数表现为肝内灰白色结节或融合的结节，结节切面常见坏死和瘢痕。累及肝门者（肝门型），主要表现为肝脏明显的淤胆、胆汁性肝硬化和继发性胆管感染，有时胆管内可见结石或寄生虫。

2. 光镜 肝内胆管癌大多数为分化不同程度的腺癌，像其他部位的腺癌一样，可分为高分化、中分化和低分化。发生于较大胆管者，可为乳头状。肿瘤常有丰富的间质反应，甚至出现局部钙化。大多数肿瘤均可见多少不等的黏液，黏卡、淀粉酶消化后的PAS和奥辛蓝染色均可阳性，黏液核心蛋白（MUC）1、2、3亦可阳性。免疫组化肝内胆管癌不仅CAM5.2阳性，CK7、CK19亦阳性。CEA、上皮膜抗原、血型抗原阳性。肝内胆管癌常为$CK7^+/CK20^+$，而肝外胆管癌多为$CK7^+/CK20^-$。Claudin-4在几乎所有胆管癌为阳性，它在正常肝细胞和肝细胞性肝癌中为阴性。癌细胞常侵及汇管区、汇管区血管内或神经周围，可循淋巴引流途径形成肝内转移或转移至局部淋巴结。晚期可循血行转移至肺、骨、肾上腺、肾、脾和胰腺等。胆管癌的治疗以手术为主，预后不良，平均存活率不足2年。

胆管细胞癌中可见高频率的KRAS突变。其他常见的分子改变为cyclin D1和P21过表达。常见DPC4的失活突变（肝门和肝内的胆管癌为13% ~ 15%，肝外胆管癌可达55%）。约1/3的病例有TP53突变。

除腺癌外，肝内胆管癌亦可有其他组织学类型，如腺鳞癌、鳞癌、黏液癌、印戒细胞癌、梭形细胞癌或称肉瘤样癌、淋巴上皮瘤样癌、透明细胞癌、黏液表皮样癌、伴有破骨细胞样巨细胞癌等。胆管细胞性肝癌与肝细胞性肝癌的鉴别如表9-2所示。

表9-2 肝细胞性肝癌和胆管细胞性肝癌的鉴别

特征	肝细胞性肝癌	胆管细胞性肝癌
细胞起源	肝细胞	胆管细胞
地理分布	东方多	无差别
年龄	比较年轻	老年人多见
性别	男性多	无差别
肝硬化	常有	偶尔有
肝细胞不典型	可有	无
增生		
αFP	阳性	阴性
产生胆汁	有	无
黏液	无	有
大体形态	质软、出血	灰白硬韧
转移途径	静脉	淋巴系统

八、混合型原发性肝癌

混合型原发性肝癌（mixed primary carcinoma of liver）是指具有肝细胞性肝癌和胆管细胞性肝癌两种成分的肝癌，此型仅占肝癌的不足1%。与同时有肝细胞性肝癌和胆管癌的碰撞瘤不同，实际上是肝细胞性肝癌伴有局灶性管状分化。肝细胞性肝癌表达CK8、CK18和Hep-par-1，而胆管癌可用多克隆CEA或CK19染色证实，黏液染色在胆管癌区域为阳性。管状分化区与肝Herring管相似，亦称所谓的小胆管细胞癌。

九、肝母细胞瘤

肝母细胞瘤（hepatoblastoma）主要发生于3岁以下的婴幼儿，较大儿童和成人中偶有报道。此病与很多先天性异常，例如，心肾先天畸形、偏身肥大、巨舌症等关系密切。可与肾脏的Wilms瘤及糖原沉积病同时发生。肝母细胞瘤 αFP常常阳性。某些肿瘤可产生异位激素而出现多毛。肝血管造影和CT可较准确地定位肿瘤。

1. 大体　肿瘤为实性，边界清楚。常为单发，直径可达25cm。

2. 光镜　大部分肿瘤均由不成熟的肝细胞构成者称为上皮型肝母细胞瘤。依据分化程度分为胎儿型和胚胎型。胎儿型与胎肝相似，由排列不规则的两个肝细胞厚度的肝细胞板构成。胚胎型分化更低，主要为实性细胞巢，亦可有条带状、菊形团和（或）乳头形成。某些肿瘤可主要由分化不良的小细胞构成。胚胎型中可见有较多核分裂。胎儿型中常有髓外造血灶。产生异位激素的肿瘤中有时可见到多核巨细胞。胎儿型和胚胎型之间常有某些过渡——某些以类似小胆管的管状结构为主，称为胆管母细胞性肝母细胞瘤。偶尔瘤细胞可排成宽条带状，与肝细胞性肝癌相似，两者的鉴别如表9-3所示。某些原发性恶性肝细胞肿瘤发生在较大的儿童和青年人，形态上介于肝母细胞瘤和肝细胞性肝癌之间，有人将此称为过渡型肝细胞肿瘤（transitional liver cell tumor）。

约1/4肝母细胞瘤由上皮细胞成分和间叶成分混合构成（混合型肝母细胞瘤）。间叶成分可为未分化间叶成分或有骨和软骨形成。这些提示肝母细胞瘤起源于多能分化的胚芽。

表9-3　上皮型肝母细胞瘤和肝细胞性肝癌的形态比较

组织学所见	肝母细胞瘤	肝细胞性肝癌
肿瘤	单个	单个或多个
假包膜	有	通常无
小梁	通常两层细胞厚	通常多层细胞厚
胆小管	有	有
明暗相间	有	无
瘤细胞与正常肝细胞比	小	大
多形性	无或轻微	有
病理细胞与多核瘤细胞	无	有
胆汁产生	有	有
糖原	有	有或无
脂肪	有	有或无
胞质透明或其他包涵体	无	有或无
髓外造血	有	无
肝硬化	无	多数有

小细胞未分化型肝母细胞瘤此型完全由类似神经母细胞瘤、尤因瘤或淋巴瘤的小细胞构成。约占肝母细胞瘤的3%。瘤细胞多呈实性排列。细胞坏死常见，核分裂多见。

（一）伴有畸胎样特征的混合型肝母细胞瘤

此型除以上间叶成分外，还出现横纹肌、黏液上皮、鳞状上皮和黑色素等畸胎瘤的成分。此时应注意同真正的畸胎瘤鉴别。畸胎瘤不具有胎儿型或胚胎型上皮型肝母细胞瘤的区域。

1. 电镜　上皮性瘤细胞具有不成熟肝细胞的特征。

2. 免疫组织化学 瘤细胞中细胞角蛋白、EMA，vimentin、多克隆CEA、Hep-par-1、αFP、α_1-抗胰蛋白酶、CD99、CD56及Delta样蛋白、HCG及转铁蛋白受体阳性。β-catenin为核阳性，Glypican-3在几乎所有病例中均为阳性。TP53常过表达，可见局灶性神经内分泌分化。某些病例可见黑色素细胞或HMB45+细胞。

3. 细胞遗传学 多数改变为2、8、20染色体三体和1q的重排。约80%的病例可见CTNNB1（β-catenin）基因的体细胞突变。这是免疫组化核异位表达的原因。

4. 流式细胞术 胎儿型多为二倍体，而50%的胚胎型和小细胞未分化型多为异倍体。CGH分析是高频率的X染色体获得。

肝母细胞瘤恶性程度较高，可局部浸润或转移至局部淋巴结、肺、脑等器官。有些患者肾球囊可出现腺瘤样病变，原因尚不清楚。此瘤的治疗以手术切除为主，辅以化疗。预后明显好于肝细胞性肝癌，胎儿型比胚胎型要好，分化不良者预后较差。

（二）肝钙化性巢状间质上皮性肿瘤

肝钙化性巢状间质上皮性肿瘤罕见，主要发生在儿童和年轻人。特征为梭形或上皮样细胞形成巢状结构，有时有明显的间质反应。上皮样细胞巢中的细胞像不成熟的、$CK8^-$和上皮膜抗原阳性的嗜酸性胞质的肝样细胞。这些细胞巢外围以波形蛋白和$5MA^+$的梭形细胞。可见钙化或骨化。此肿瘤与混合型肝母细胞瘤可能有一定关系，但现在尚无定论。像肝母细胞瘤一样，肿瘤巢中的上皮样细胞核呈β-catenin阳性，提示β-catenin基因突变可能在发病中起重要作用。

十、胆管错构瘤

胆管错构瘤（bile duct hamartoma）亦称von Meyenberg或Moschcowitz complex或胆管板畸形，可发生在正常肝脏或并发先天性肝纤维化、Caroli病或成人型多囊肝。

1. 大体 表现为多发性白色结节，散布于整个肝脏。由针尖大至1cm大小，常为1～2mm大小，临床常误诊为转移癌。此病为更小的外周小叶间胆管的胆管索畸形，胆管在汇管区呈秃柳状分支。

2. 光镜 结节由局灶性紊乱排列的胆管或小胆管构成，周围有丰富的纤维间质包绕（图9-6），细胞无异型性。原因不清，有人推测是肝脏缺血、炎症或基因异常的结果。在一组报道中，97%的多囊肾患者伴有此病，偶尔有继发胆管细胞癌的报道。

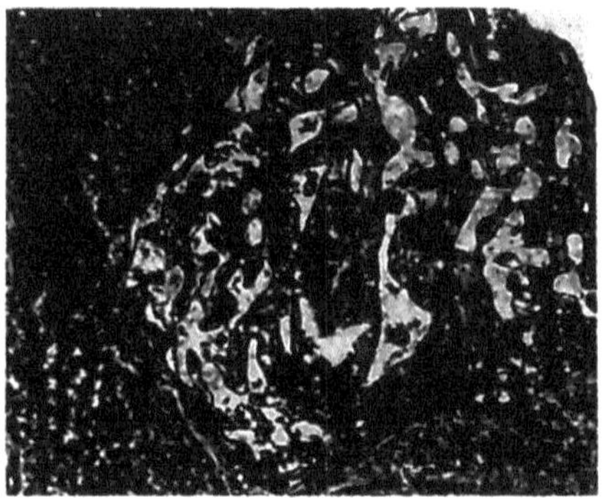

图9-6 胆管错构瘤

肝汇管区可见局灶性紊乱排列的胆管或小胆管，周围有丰富的纤维间质包绕，细胞无异型性

十一、胆管腺瘤

胆管腺瘤（bile duct adenoma）为发生在肝内胆管的良性肿瘤，80%以上为单发。有人将它归为良性胆管增生。

1. 大体 呈分界清楚的楔状白色肿块，有时中心有凹陷，多位于包膜下，直径一般在1cm以下。

2. 光镜　肿瘤呈小管状结构，管腔很小或无管腔，常伴有炎症和（或）纤维化。类似转移性肾细胞癌的透明细胞型胆管腺瘤亦有报道。有的有明显的纤维间质称为胆管腺纤维瘤，CEA、EMA 和角蛋白免疫组化阳性，偶尔可见到类似于肺微小瘤的神经内分泌成分，约 7% 有 KRAS 突变。

十二、胆管囊腺瘤和囊腺癌

胆管囊腺瘤和囊腺癌（biliary cystadenoma and cystadenocarcinoma）常见于肝，其次为肝外胆管系统。多数发生在成人，女性多见。其发生可能与胆管的先天性畸形有关，治疗以外科切除为主。

1. 大体　呈多中心性囊性肿物，内含黏液或透明液体。

2. 光镜　良性者衬覆单层立方或高柱状黏液上皮，恶性者多衬覆肠型上皮，包括杯状细胞和潘氏细胞，有程度不等的异型性和多少不等的核分裂，可出现间质浸润。无论良性还是恶性均可见散在内分泌细胞。偶见嗜酸性细胞分化。良恶性区域可同时存在，应多切片仔细检查，偶可见囊腺癌的瘤细胞呈梭形假肉瘤样结构。在有些女性病例中，上皮下的间质可很致密，与卵巢的间质相似。

3. 免疫组化　角蛋白、CEA 和 CA19-9 阳性。卵巢样间质为 vimentin、SMA、激素受体和抑制素阳性。

十三、胆管的导管内乳头状黏液肿瘤

胆管的导管内乳头状黏液肿瘤（biliary intraductal papillary mucinous neoplasms）与胰腺的导管内乳头状黏液肿瘤相似，可以为明显的乳头状、分支状，或以黏液为主，或以嗜酸性颗粒状胞质为主。偶尔伴有胆石。罕见的情况下可见肝硬化。瘤细胞常 CDX2 和 MUC2 阳性，提示常有肠化生。胆管乳头状瘤病可能为此类肿瘤的较好分化的类型。

十四、鳞状细胞癌

鳞状细胞癌（squamous carcinoma）原发于肝脏者非常少见。临床上易与硬化性胆管炎混淆。大多数发生在先天性胆管肿瘤的基础上，或作为畸胎瘤的成分。

十五、神经内分泌肿瘤

肝脏的神经内分泌肿瘤（neuroendocrine tumor）原称肝脏类癌（carcinoid），多半由胃肠道类癌转移而来。可单发或多发。在排除了胃肠道类癌后才可诊断为原发肝类癌。真正的肝原发性神经内分泌肿瘤少见，可能来源于胆管的内分泌细胞。

光镜：形态与其他部位的神经内分泌肿瘤相似。电镜及免疫组化均可见有 NSE、Seroconin 及其他肠道激素的分泌，如胃泌素或血管活性肠肽，偶尔可伴有 Zollinger-Ellison 综合征。预后明显较其他肝脏恶性肿瘤要好。

十六、副神经节瘤

副神经节瘤（paraganglioma）偶见于肝脏，易与肝癌混淆。

十七、间叶肿瘤及瘤样病变

1. 血管性肿瘤（vascular tumors）

（1）血管瘤（hemangioma）：为肝脏最常见的良性肿瘤，小者可无症状，大者可出现明显的肝大，偶尔可破裂出血或导致血小板减少而出现紫癜。

1）大体：肿瘤为分界清楚的肿块，略高于肝表面，偶尔有蒂。切面多为海绵状，暗褐色。

2）光镜：肿瘤由扩张的血管构成，内衬扁平内皮细胞。管腔内可见机化的血栓。淋巴管瘤通常见于婴儿或儿童，肝脏累及常常作为多发性淋巴管瘤或淋巴管瘤病的一部分。

（2）良性血管内皮细胞瘤（benign hemangioendothelioma）：主要发生在儿童，约 90% 病例年龄在

6个月以下。肿瘤单发或多发。多发者常同时伴有其他脏器如皮肤的血管瘤，或为 Beckwith-Wiedemann 综合征的一部分。

1）光镜和电镜：肿瘤的管腔由一层至数层肥大的内皮细胞衬附，外面有明显的周细胞围绕。管腔一般很小，有时可有海绵状区域，局部可有分叶状结构。

2）免疫组化：瘤细胞 GLUT-1 阳性。患者血清 αFP 可升高。常因肝功能衰竭或充血性心力衰竭或高消耗性凝血（Kasabach-Merritt 综合征）而导致很高的死亡率。

（3）血管网状细胞瘤（hemangioblastoma）：肝的血管网状细胞瘤可见于 von Hippel-Lindau 综合征，形态同小脑的血管网状细胞瘤相似。

（4）上皮样血管内皮瘤（epithelioid hemangioendothelioma）：上皮样血管内皮瘤亦称组织细胞样血管内皮瘤。主要见于成年妇女，可能与口服避孕药有关。临床上，表现可与 Budd-Chiari 综合征相似。

1）大体：肿瘤常为多发，并常累及左右两肝。

2）光镜：肿瘤性血管内皮细胞浸润肝窦和静脉呈丛状血管内生长或呈纤维血栓性闭塞。瘤细胞大，胞质嗜酸，常呈空泡状。间质丰富，可为黏液样、硬化性甚至可有钙化。

3）免疫组化：血管内皮标记阳性，如 D2-40。

4）电镜：可见到 Veibel-palade 小体。

此瘤预后较血管肉瘤好得多，文献报道中不足 30% 发生肝外转移。转移至肺时其形态与原发于肺的上皮样血管内皮瘤相似，以前称为血管内细支气管肺泡瘤，应注意鉴别。

（5）血管肉瘤（恶性血管内皮瘤）（angiosarcoma）：血管肉瘤主要见于成人，婴幼儿中偶见。一般认为与肝硬化，尤其是粗结节性，特别是血色病性肝硬化有关。与某些致癌物如氯化乙烯、二氧化钍、砷等有密切接触的人群发病率高。长期接触的患者中有 1/3 伴有肝硬化。据统计在生产氯化乙烯的工人中发生血管肉瘤者的平均接触时间为 16.9 年。用二氧化钍造影剂者，从出现包膜下和汇管区纤维化、肝窦扩张和内皮增生发展至血管肉瘤的潜伏期为 20 ~ 40 年。某些患者可同时伴有肝细胞性肝癌和（或）胆管细胞性肝癌。

光镜：特点为散乱而又相互吻合的血管腔，衬覆管腔的内皮细胞通常有明显的异型性。但肿瘤分化程度变异很大。分化好者可似肝紫癜症，分化差者则容易同转移至肝的上皮性肿瘤混淆。有些则具有上皮样的特点，瘤细胞有明显的异型性，核分裂常见并可见坏死。免疫组化除分化极差者外，第Ⅷ因子相关抗原和其他内皮的标记通常阳性。此病预后差。可发生广泛转移。

（6）Kaposi 肉瘤（Kaposi sarcoma）：胎儿 HIV 感染的病例中发生的 Kaposi 肉瘤有时可累及肝脏。通常累及汇管区并可侵入肝实质。

1）大体：为散布于整个肝脏不同大小的不规则的红褐色病灶。

2）光镜：与发生在其他部位的 Kaposi 肉瘤相同。肿瘤细胞为梭形，核长形或卵圆、泡状，核仁不明显，胞质内可见嗜酸性、PAS 阳性小球。瘤细胞间为裂隙状的血管腔隙，其中可见成堆含铁血黄素颗粒。梭形细胞 CD31、CD34 阳性。

2. 淋巴造血系统疾病

（1）恶性淋巴瘤（malignant lymphoma）：恶性淋巴瘤原发于肝脏者极少见，应除外其他脏器的恶性淋巴瘤转移至肝的可能。原发于肝脏者多为弥漫性大 B 细胞淋巴瘤、霍奇金淋巴瘤、外周 T 细胞淋巴瘤、滤泡中心性淋巴瘤、MALT 型边缘区 B 细胞淋巴瘤。大 B 细胞淋巴瘤的一种亚型——富于 T 细胞的大 B 细胞淋巴瘤，因其中有丰富的非瘤性 T 细胞和组织细胞，容易同肝炎症性疾病混淆，应注意鉴别。某些肝原发性恶性淋巴瘤与丙肝病毒感染有关。

肝脾 γ－δ T 细胞淋巴瘤为一种特殊类型的淋巴瘤。临床特点为年轻男性、肝大、发热、体重减轻、外周血淋巴细胞减少、外周淋巴结不肿大、临床疾病发展迅速。病理特点为脾红髓、肝窦和骨髓窦内有大量淋巴样细胞浸润。α－β 型则女性多见，肝脏的淋巴瘤细胞则主要在汇管区周围。

（2）移植后淋巴增殖性疾病：移植后淋巴增殖性疾病通常为 B 细胞型并常伴有 EB 病毒感染，一般在移植后 6 ~ 17 个月出现，霍奇金淋巴瘤累及肝脏常在第Ⅳ期。

（3）滤泡树突状细胞肿瘤：滤泡树突状细胞肿瘤偶可发生于肝脏，易同肝炎性假瘤混淆。此瘤亦以梭形细胞为主，但滤泡树突状细胞的标记，如 CD21 和 CD35 阳性可帮助诊断。

（4）Langerhans 细胞组织细胞增生症：细胞组织细胞增生症偶尔可累及肝脏，但多为全身性疾病的一部分。

（5）白血病：白血病常累及肝脏。其中以慢性粒细胞性白血病和慢性淋巴细胞性白血病尤为常见。慢性粒细胞性白血病的瘤细胞主要浸润肝窦。慢性淋巴细胞性白血病主要在汇管区。

（6）淀粉样变性和轻链沉积病：虽然全身淀粉样变性常常累及肝脏，但肝脏症状很少。淀粉样物为均质嗜酸性细胞外物质，在刚果红染色后偏光显微镜下呈苹果绿色双折光。原发性骨髓瘤相关性淀粉样变性（AL）和反应性淀粉样变性（AA）单从形态分布上无法区别。高锰酸钾处理后的刚果红染色仅能排除从。用轻链抗体做免疫组化 AL 阳性。

淀粉样物通常沉积于肝动脉分支周围或在肝窦的 Diss 腔内，导致肝细胞素萎缩、肝窦变窄。偶尔可引起肝内淤胆和门静脉高压。轻链在窦周及汇管区的沉积与淀粉样变性一样，免疫组化以 K 轻链多见，但刚果红染色阴性，偏光显微镜下亦无苹果绿色的双折光。少数病例中，轻链沉积和淀粉样变性可见于同一患者。轻链沉积常有肾脏症状。

3. 其他间叶性肿瘤

（1）间叶错构瘤（mesenchymal hamartoma）：推测为来源于汇管区结缔组织的少见的良性肿瘤，主要见于2岁以内的婴幼儿，成人偶有报道。多数病例无症状，偶尔可出现腹胀或表现为明显的腹部肿块。

1）大体：多为单发，圆形，红色，可有囊性区域。

2）光镜：主要为血管丰富的成熟结缔组织之中掺杂着分支状的胆管。结构很像乳腺的纤维腺瘤。电镜下为成纤维细胞样的形态推测起源于汇管区的结缔组织，可能与缺血有关。但偶可见 19 号染色体的移位，提示其为肿瘤性，偶可见恶变为未分化肉瘤。

（2）血管肌脂肪瘤（angiomyolipoma）：血管肌脂肪瘤可发生于肝脏，与发生在肾脏者相似：发病年龄 30 ~ 72 岁，平均 50 岁。肿瘤通常单个，60% 在肝右叶，30% 在肝左叶，2% 累及两叶，8% 在尾叶。

1）大体：分界清楚，但无包膜，均质，淡黄或黄褐色。

2）光镜：肿瘤由排列紊乱的厚壁血管、平滑肌和脂肪组织构成。目前认为此瘤属于血管周上皮样细胞增生性病变。其中平滑肌或为梭形或为上皮样，排列成束，部分较大平滑肌细胞核可增大、深染、出现清楚的核仁，易于同平滑肌肉瘤、恶性纤维组织细胞瘤和肝细胞癌混淆。但血管肌脂肪瘤可含有明显的造血成分，并表达 HMB45 和 Melan A、S-100、MSA 及 SMA。肿瘤可有坏死和多形的上皮样平滑肌细胞成分。平滑肌成分可含一定量的黑色素。此瘤一般为良性，偶有恶性肝血管肌脂肪瘤的报道。

（3）平滑肌瘤（leiomyoma）：平滑肌瘤可在肝脏表现为孤立的结节。需与转移性高分化平滑肌肉瘤鉴别。有些可为多发性，瘤内常有淋巴细胞浸润。某些肝平滑肌瘤发生在 HIV 感染后或器官移植后。

（4）肝血管平滑肌肉瘤：肝血管平滑肌肉瘤多伴有 Budd-Chiari 综合征。推测起源于肝血管平滑肌组织。

（5）脂肪瘤（lipoma）：脂肪瘤表现为圆形黄色肝实质内肿块。应与假性脂肪瘤鉴别。假性脂肪瘤为附着于肝纤维囊的脂肪结节。

（6）孤立性纤维性肿瘤（solitary fibrous tumour）：孤立性纤维性肿瘤过去亦称纤维性间皮瘤。病因不清，发病年龄 32 ~ 83 岁，平均 57 岁。

1）大体：单发结节，大小 2 ~ 20cm 不等，切面浅褐色或灰白色、质实，与周围分界清楚，但通常无包膜。

2）光镜：可见细胞丰富区和无细胞区交替存在，细胞丰富区由散乱排列或呈车辐状排列的梭形细胞构成，有时可有血管外皮瘤样排列。细胞核较一致，无异型性。相对无细胞区则以大量胶原为主。此瘤通常 CD34、Bcl-2 和 Vimentin 阳性。孤立性纤维性肿瘤恶变时则出现坏死、明显的细胞异型性，核分裂数达 2 ~ 4/10HPF。

（7）炎性假瘤（inflammatory pseudotumor）：炎性假瘤亦称炎性肌成纤维细胞瘤。少见，有些可能为肝脓肿愈合的结果，有些可能与EB病毒感染有关。发病年龄很宽，3 ~ 77岁，平均57岁。约70%为男性。81%为单发。通常位于肝内，偶尔可累及肝门部。

1）大体：质实，浅褐、黄白或灰白色，肿瘤大小可为1cm的小结节，也可占据整个肝叶。

2）光镜：与发生于其他部位的炎性假瘤相同，主要为肌成纤维细胞、成纤维细胞和胶原束。其中有大量炎细胞浸润，以成熟浆细胞为主，杂有数量不等的淋巴细胞、嗜酸性粒细胞和中性粒细胞、巨噬细胞。偶见淋巴滤泡形成、肉芽肿和门静脉及肝静脉分支的静脉炎。

（8）畸胎瘤：肝脏的畸胎瘤极少见。主要见于儿童。应注意同混合型肝母细胞瘤鉴别。

肝内胚窦瘤和原发性滋养细胞肿瘤也偶有报道。

（9）恶性间叶瘤（malignant mesenchymoma）：恶性间叶瘤亦称未分化肉瘤或胚胎性肉瘤，主要见于儿童，发病年龄一般在5 ~ 20岁，偶见于中年甚至老年人。病因不清，临床上以腹部膨胀、发热、消瘦和非特异性胃肠道表现为主，偶可见肿瘤侵入右心房而貌似心脏肿瘤。

1）大体：肿瘤通常位于肝右叶，大小为10 ~ 20cm。分界清楚，但无包膜，切面颜色混杂、囊实性，常有出血坏死。

2）光镜：主要由巢片状或散乱排列的恶性星状或梭形细胞和黏液样基质构成。瘤细胞常呈明显的核大小不等和深染，可见瘤巨细胞或多核瘤巨细胞。瘤细胞胞质内见不同大小的嗜酸性小体为其特征之一，此小体可为多个，淀粉酶消化后PAS阳性，α_1-抗胰蛋白酶阳性。肿瘤的外周常可见残存的胆管和肝细胞。超微结构和免疫组织化学研究表明，大多数瘤细胞具有未分化间叶细胞、成纤维细胞和肌成纤维细胞的特征。其他可有向平滑肌、横纹肌或上皮细胞分化的迹象，故可为vimentin、α_1-抗胰蛋白酶、α_1-抗糜蛋白酶、溶菌酶、SMA、肌结蛋白和清蛋白阳性：此瘤预后不良，平均存活期不足一年。

（10）促纤维增生性巢状梭形细胞肿瘤（desmoplastic nested spindle cell tumor）：促纤维增生性巢状梭形细胞肿瘤亦称钙化性巢状间质－上皮性肿瘤（calcifying nested stromal-epithelial tumor）。为新近描述的主要发生在儿童和青年的原发肝脏肿瘤。

1）大体：肿瘤分界清楚，白色分叶状，直径可达30cm。

2）镜下：特点为梭形或上皮样细胞排成巢状或条索状，周围由丰富的纤维性间质包绕。常见钙化（砂粒体）或骨化。

3）免疫组化：CK、vimentin、CD57和WT1阳性。一般不表达神经内分泌标志。个别病例有异位ACTH分泌而出现Cushing综合征。大多数病例手术切除效果好，偶见术后复发者。

其他间叶性良、恶性肿瘤如良性多囊性间皮瘤、神经鞘瘤、恶性外周神经鞘瘤、恶性纤维组织细胞瘤、横纹肌肉瘤、纤维肉瘤、破骨细胞样巨细胞瘤、骨肉瘤等也有个别报道。在儿童，胚胎性横纹肌肉瘤和横纹肌样瘤也有报道。

十八、转移性肿瘤

肝脏的转移瘤比原发瘤常见得多。胃肠道癌、乳腺癌、肺癌、胰腺癌和恶性黑色素瘤为最易形成肝转移的肿瘤。肝转移癌可为单个结节，但多为多发，甚至整个肝脏广泛被转移癌所占据。在一组8 455例尸检的报道中，39%有肝转移，其中仅6%为单个结节。据报道，肝硬化的肝脏中很少有转移癌。转移瘤形态一般与原发瘤相同，亦可出现某种程度的分化或去分化。临床上常见肝大、体重下降、门静脉高压及消化道出血的表现。胆管的梗阻和肝细胞的严重破坏可出现黄疸。

第三节　胆石症

胆石症（cholelithiasis）是指因胆管系统结石所形成的一系列临床病理改变。常见于多产、肥胖的中年妇女，但任何人群均可发生。结石以胆固醇石和色素石最常见。色素石以胆红素钙为主要成分。结石中 80% 以多种成分混合构成（混合石），如蛋白质、黏多糖、胆酸、脂肪酸和无机盐等。纯粹的胆固醇石仅占约 10%。胆石的形成过程一般分为三个阶段：①胆汁饱和或过饱和；②起始核心的形成；③逐渐形成结石。起始核心的形成最为关键。胆固醇石的形成从胆固醇结晶析出开始，并与胆囊的功能状态关系密切。色素石以无形的色素颗粒沉淀开始，逐渐形成结石。结石可为细沙状，也可很大，充填整个胆囊。胆固醇石通常为圆形、桑葚状、黄白色半透明状。促进其形成的因素有回肠疾病、回肠切除、雌激素治疗、肠短路吻合术、Ⅳ型高脂血症、肥胖、妊娠和糖尿病等。色素石多呈多面体、深绿或黑色。促进其形成的因素为镰状细胞贫血、溶血性贫血、胆管感染和酒精性肝硬化等。

部分胆石症可长期无症状。大多数胆石均伴有慢性胆囊炎，有的胆囊结石可进入胆囊管或胆总管，造成胆管梗阻，引起梗阻性黄疸和陶土色便。有时胆囊管内嵌顿的结石导致水肿和肝总管的压迫，此时称为 Mirizzi 综合征。胆总管末端结石嵌顿使括约肌舒缩功能障碍，可导致黄疸和急性胰腺炎。有时壶腹乳头的嵌顿可误诊为壶腹癌。结石的局部压迫使局部血液循环发生障碍可出现坏死、溃疡，甚至穿孔。胆囊结石堵塞胆囊管可引起胆囊积水或形成黏液性胆囊。胆石与胆囊癌及胆管癌的关系尚未定论。大多数胆囊癌伴有结石，可能说明结石在胆囊癌发生中具有一定的促进作用。

第十章
妇产科疾病

第一节　外阴病变

一、炎症

（一）梅毒

外阴可发生Ⅰ期、Ⅱ期或Ⅲ期梅毒（primary syphilis）。

Ⅰ期梅毒病变称为软性下疳（chancre），病变常位于小阴唇或阴道入口为无痛性、单发性、硬性丘疹或结节，表面有溃疡。直径约 1cm，常伴腹股沟淋巴结肿大。一般 3 ~ 6 周自愈。炎性渗出物中可找到梅毒螺旋体。皮肤病变在组织学上显示局部溃疡形成，溃疡底或其周有少量中性粒细胞浸润，较深层病变主要是以浆细胞、淋巴细胞及单核组织细胞浸润为主的非特异性慢性炎。有两点相对突出的病变：①浆细胞较一般慢性炎突出；②小血管内皮细胞增生肿胀，呈闭塞性脉管炎改变。

Ⅰ期梅毒除外阴外，也可发生于阴道、宫颈、乳头、舌及口唇等部位。

Ⅱ期梅毒为扁平湿疣（flat condyloma），常在Ⅰ期之后 3 ~ 6 周出现，为多发性结节或丘疹性病变，可累及邻近的会阴、肛周及大腿内侧。镜下血管内膜炎及血管周浆细胞及淋巴细胞浸润外，还有假上皮瘤样增生和上皮内中性粒细胞浸润。

Ⅲ期外阴梅毒的特征性病变为树胶肿（gumma），除了有大量浆细胞浸润及增生闭塞性动脉内膜炎，主要特点为形成中央有坏死的结核样肉芽肿，并有不同数量的巨细胞和明显纤维化，

（二）腹股沟肉芽肿

腹股沟肉芽肿（granuloma inguinale）是由一种革兰氏阴性肉芽肿性荚膜杆菌引起的慢性疾病。病变为单发或多发的无痛性丘疹，表面有糜烂或呈边缘匍行的溃疡。在组织学上与梅毒性病变有如下不同：①溃疡周上皮常有较明显的假上皮瘤样增生，可误诊为癌；②有散在小脓肿形成，小脓肿常在增生的上皮脚间；③在组织细胞内可见 Donovan 小体，此小体呈短棒状或椭圆形，是 Ciemsa 染色阳性的荚膜杆菌。Donovan 小体也可见于细胞外，含有这些小体的组织细胞常呈空泡状。文献上有上皮增生发生癌变的报道。

（三）性病性淋巴肉芽肿

性病性淋巴肉芽肿（lymphogranuloma venereum）是由一种称为 Chlamydia trachomatis 的衣原体引起的性传播疾病。最初是外阴皮肤或黏膜的小丘疹或溃疡，病变轻微。数周后出现腹股沟淋巴结肿大，镜下有特征性但并非特异性的病变是星芒状坏死，周围是栅栏状排列的上皮样细胞。肉芽肿周为非特异性慢性炎，常见较明显纤维化及淋巴管扩张。由于广泛纤维化瘢痕形成，常导致尿道、阴道及肛门的瘘管形成和狭窄。应用电镜、免疫组化和 PCR 技术可检测组织中的病原体。

（四）湿疣

外阴湿疣（condyloma）是人类乳头瘤病毒（human papillomavirus，HPV）的 6 型、11 型引起的一种

性传播疾病，也可以通过非性接触的间接感染而致病（如通过产道传给婴儿）。病变常累及下生殖道和肛周的皮肤及黏膜，呈多部位发生，以外生性多见。

（1）大体：变可分三型：①细颗粒型：常为早期病变，表面粗糙呈细颗粒状；②斑块型：为稍隆起的扁平斑块或丘疹；③乳头或菜花型：常为较晚期病变。有时呈现较大的结节菜花状，称为巨大尖锐湿疣（Buschke-Loewenstein 瘤），伴有浸润时又被称为疣状癌（verrucous carcinoma）。晚期病例三型常混合存在。外阴等多部位损害及三型病变混合存在是尖锐湿疣的大体特点。

（2）光镜：①表皮呈外生或内翻性乳头状增生；②被覆的鳞状上皮棘层和旁基底细胞增生明显，表层有过度角化、不全角化及上皮内不良角化；③挖空细胞（koilocytosis），此细胞具有诊断意义，形态有以下特点：位于表皮中层或表层，散在或成簇分布；核增大，不规则，可双核；核周有空晕。

（3）鉴别诊断。

1）假性湿疣：这是一种可能由真菌感染引起的伴有颗粒状或小疣状表皮增生的慢性炎症疾病。它的特点为：①病变主要局限于小阴唇；②大体上呈均匀一致的细颗粒状或珍珠样；③表皮呈单纯疣状增生而无挖空细胞，但常有空泡变性细胞。它与挖空细胞不同，常为单个散在，核不增大，无异型性。

2）寻常疣：常有疣状突起及假上皮瘤样增生，易与尖锐湿疣混淆。此疣特点：①表皮脚常呈环抱状增生；②角化过度，角质层明显肥厚，可有点状角化不全，但细胞核无异型性；③颗粒层明显肥厚且有明显空泡变，颗粒层内可见核内或胞质内包涵体形成；④无挖空细胞；⑤基底层无明显增生。

3）乳头状瘤：此肿瘤特点，①常为单发，有蒂；②上皮明显分支；乳头状增生；③表皮角化过度，无角化不全；④基底层及棘细胞层无明显增生肥厚；⑤无典型的挖空细胞。

4）表皮内肿瘤（VIN）：常呈扁平斑片状生长，细胞异型性更明显。湿疣可合并有 VIN 病变（warty VIN）。

（五）肉芽肿性外阴炎

除性病外，结核、真菌感染及 Crohn 病等均可引起肉芽肿性外阴炎（granulomatous vulvitis）。结核病变特点是有干酪样坏死的肉芽肿。真菌性肉芽肿是化脓性肉芽肿，即上皮样细胞肉芽肿中心有小脓肿形成。病因不明的肉芽肿性外阴炎主要包括与肉芽肿性唇炎（cheilitis granulomatosa）相关的外阴肉芽肿（Miescher-Melkersson - Rosenthal syndrome）和 Crohn 病，镜下有明显淋巴组织增生，可有非干酪样坏死性肉芽肿，常伴有肠道及肛管病变。

（六）白塞综合征

白塞综合征是一种血管炎性疾病。经典的临床表现是出现外阴和口腔溃疡、眼的虹膜炎和葡萄膜炎三联症。还可有关节、胃肠、皮肤及神经系统等损害。外阴表现为多发性溃疡或结节。组织学较特异性病变是非特异炎症灶中有以损害小动脉血管为主的坏死性血管炎。白塞综合征（Behcet syndrome）与结节性多动脉炎等血管炎常有重叠。血管炎病变可呈多样性（坏死性或增生闭塞性）、多系统性多器官损害或局限性。故外阴组织学显示为典型的血管炎而无系统性损害时，可称为孤立性外阴血管炎（isolated vasculitis of the vulva）。

二、囊肿及其他良性病变

外阴囊肿有多种类型。一般体积较小，可单发或多发。主要根据它们的部位、内容和被覆上皮类型来诊断。与圆韧带一起下行附着于大阴唇上侧，内含清亮液，衬以单层扁平或矮立方间皮的是腹股沟管残件源性浆膜囊肿，又称 Nuck 管囊肿（cyst of the canal of Nuck）。位于前庭部或小阴唇内侧，由于前庭小黏液腺导管阻塞所致的黏液性囊肿（mucinous cyst）内壁为柱状或立方含黏液的腺上皮，核位于基底部，可有灶性鳞化。子宫内膜异位囊肿不常见，常有局部手术创伤史。表皮样囊肿（keratinous cysts）可以是多发性，位于大阴唇前部，内含干酪样角化物，有的也有外伤或手术史。位于小阴唇外侧或阴蒂旁，被覆矮立方上皮呈鞋钉状排列的中肾管囊肿（mesonephric-like cyst），囊壁有少量平滑肌。位尿道周，被覆移行或鳞状上皮的尿道旁腺囊肿（skene gland cyst），体积较小，囊壁内有残余的尿道旁腺腺体。外阴囊肿中最多见是前庭部的 Bartholin 腺囊肿，又称前庭大腺囊肿（cyst of greater vestibulargland）。此种囊肿可以是炎症性或潴留性。前者被覆上皮可部分或大部被破坏，但囊壁能找到残存的 Bartholin 腺泡或小导管；潴留性者含稀薄的黏液，被覆矮立方、移行或鳞状上皮，也可见黏液柱状上皮。二者囊壁的上皮均可有不同程度的增生或形成囊内乳头状瘤，偶有癌变的病例报道。Bartholin 腺囊肿破裂，黏液进入间质，也可引起与口腔部所见相似的黏液囊肿（mucocele）。

各种皮肤病变，包括表皮、毛囊、汗腺、皮脂腺以及乳腺的病变均可累及外阴。外阴的皮脂腺增生常在大、小阴唇形成光滑柔软的皮肤小结节，一般直径不超过 1.5cm。小前庭腺结节状增生则质地软而韧，直径在 2cm 内。外阴的良性色素性病变包括雀斑样痣（lentigo）和色素细胞痣（melanocytic nevus），前者少见，常为多发性。发生在年轻妇女的外阴的非典型交界痣或复合痣可以很像黑色素瘤，区别是前者的痣细胞分化好，在表皮基底层呈明显巢状而不是散在分布于表皮各层，并显示出从表皮到真皮的逐渐成熟分化。外阴色素沉着又称黑变病（melanosis），临床也很像黑色素瘤，镜下是基底细胞色素沉着和真皮乳头层有较多嗜色素细胞，而无痣细胞增生。

三、非肿瘤性表皮病变及表皮内肿瘤

国际外阴疾病研究协会（ISSVD）1985 年对外阴营养不良分类进行了修改，1989 年将其更名为非肿瘤性表皮病变，其中包括：硬化性苔藓、鳞状上皮增生及其他皮肤病变。1994 年至今，关于外阴非肿瘤性疾病的 WHO 分类仍保留了此方案。由于外阴癌的癌前病变远不及宫颈癌明了，这组病变的本质一直受到关注，此分类方案的沿用实为无奈之举。

（一）硬化性苔藓

硬化性苔藓（lichen sclerosus，LS）见于各种年龄组，以生育年龄和老年妇女多见。

（1）大体：病变可发生在外阴的任何部位，也可累及肛周及大腿内侧。常呈多发、双侧对称性分布。早期为粉白或淡红色小斑片，随着病变发展逐渐变硬发白而光亮，因搔抓常发生皲裂或溃疡。晚期外阴结构发生改变，大小阴唇及阴蒂萎缩、融合、变僵硬。

（2）光镜：随病程不同，有多种动态的组织学改变。特征性的病变是表皮下的硬化带。表皮的变化主要是角化过度、萎缩变薄、上皮脚消失和（或）上皮层不规则增生肥厚，基底细胞水肿、液化、色素脱失。早期病变真皮浅层水肿，下方有炎细胞浸润；晚期真皮萎缩，形成玻璃样变的硬化带，带下以淋巴单核细胞为主慢性炎细胞浸润。伴有上皮增生的硬化性苔藓（即所谓混合性营养不良）发生或合并上皮内肿瘤或癌变的概率增高。

（二）鳞状上皮增生

鳞状上皮增生（squamous cell hyperplasia）是指不能归属于某种明确皮肤疾病的原发性表皮增生，以往曾被称作增生性营养不良，近年又被称作慢性单纯性苔藓（lichen simplex chronicus），病因尚不清楚。此病变常见于外阴鳞癌，尤其是角化型鳞癌的周围，发生率达 70%。临床以瘙痒为主要症状。

（1）大体：表现为散在红色或白色斑片，常伴有隆起或结痂。

（2）光镜：主要是棘层增生，上皮脚延长、增粗，可有融合，表层有不同程度的角化过度，真皮无明显纤维化或炎细胞浸润。增生的细胞虽然有明显的核仁，但仍保留有各层的分化极向，细胞无异型性。诊断需首先除外其他因素如各种感染继发的上皮增生，并注意与表皮内肿瘤鉴别。

（三）表皮内肿瘤

外阴表皮内肿瘤（vulvar intraepithelial neoplasia，VIN）是指外阴鳞状上皮不典型增生－原位癌病变的系列连续过程，包括了以往的“鲍温病”“Queyrat 红斑”及“单纯型原位鳞癌”病变。组织形态特点是表皮的极向消失，细胞核有异型性，发生于表皮的不同层面。按病变层面不同，从下向上分为 VIN Ⅰ、Ⅱ、Ⅲ，病变可以累及皮肤附属器。发展为浸润癌的概率为 10%。

外阴表皮内肿瘤有 4 种组织学类型：鲍温样型（Bowenoid type），基底样型（basaloid type）（图 10-1）、湿疣样型（warty type）（图 10-2）、单纯或分化型（simplex or differentiated type），前 3 型组

织形态有重叠，又被合并为“未分化型”，与 HPV 感染有关。鲍温样型瘤细胞核大，胞质少，细胞界限不清楚，核分裂多见，表层有少数挖空细胞。基底样型是异型的基底或基底旁细胞向上扩展，可达全层；常与外阴基底细胞样鳞癌移行。湿疣样型是异型的基底或基底旁细胞向上扩展的同时，表面伴有湿疣病变。可发展为外阴湿疣样鳞癌。与以上“未分化型”相对应的是分化型 VIN，最少见，细胞分化好，有细胞间桥。特点是基底或基底旁细胞胞浆丰富，有不良角化，常在上皮脚内出现角化珠（图 10-3）；虽然核的大小较均匀，但染色质较粗或有明显核仁。P53 表达可达上皮浅层。此型 VIN 可见于角化型鳞癌的癌周上皮。

大约 20% ~ 30% 的外阴癌周围有 VIN 病变。关于 VIN 的恶性潜能，研究结果证实与其组织类型有关。“未分化型”，尤其是鲍温样型，患者年龄较轻，病变范围较小，常呈多发性丘疹样损害，棕红或紫色，有色素沉着；可反复发生或自愈，癌变率仅为 3% ~ 4%。所谓“鲍温样丘疹病”（Bowenoid papulosis）和“Queyrat 红斑”都是临床诊断名词，病理诊断应避免使用。“分化型”的恶性变概率高。

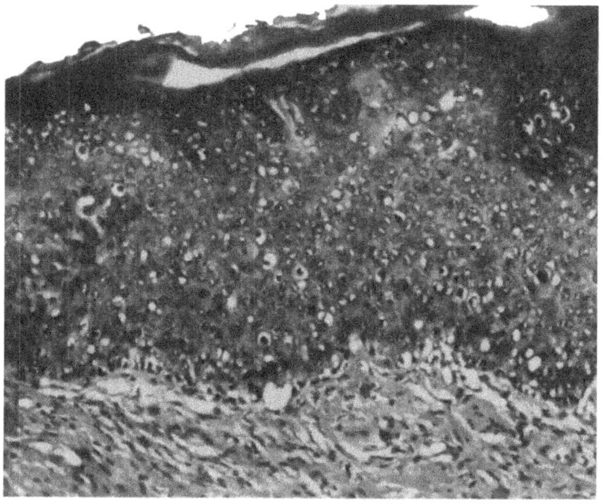

图 10-1　基底细胞样型 VIN

由异型的基底或旁基底细胞向上扩展形成（HE）

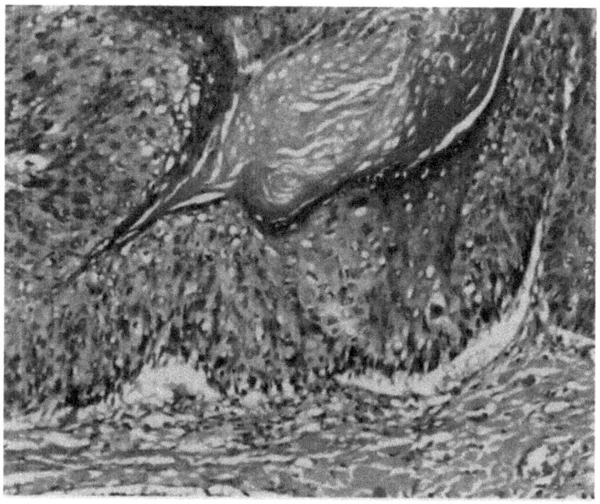

图 10-2　湿疣样型 VIN

异型的基底或旁基底细胞向上扩展的同时，表皮有挖空细胞（HE）

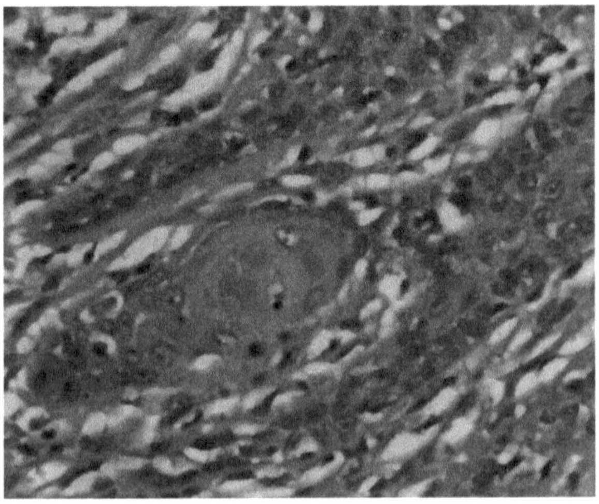

图 10-3 分化型 VIN

特点是细胞分化好，有不良角化，可在上皮脚内出现角化珠（HE）

四、恶性肿瘤

（一）鳞状细胞癌

鳞状细胞癌占外阴恶性肿瘤的 80% ~ 90%。可由上皮内肿瘤发展而来，但多数是直接发生。最常见的症状是局部瘙痒，多位于大阴唇，也可在小阴唇、会阴、阴阜，约 10% 发生在阴蒂。大多数外阴鳞癌病因不明，多见于老年妇女（平均 63.3 岁），组织学为典型鳞癌。少数外阴鳞癌（35%）与 HPV 感染有关，又被称作 HPV 相关外阴鳞癌。后者见于较年轻妇女（平均 47.8 岁），癌旁常伴有 VIN 病变，有的可同时或先后伴有下生殖道其他部位的鳞状上皮肿瘤；手术治疗后复发率较高（4/13 例），但淋巴结转移率低（0/13 例），再次手术后效果较好；组织学类型为基底细胞样癌、湿疣样癌。

1. 典型鳞癌（squamous cell carcinoma，NOS） 又称作角化鳞癌（keratinizing squamous cell carcinoma），分为高、中、低分化。高分化者以大小不等的鳞状细胞巢为特点，表面常覆以大致正常的鳞状上皮。细胞巢略呈圆形，常可见桥粒结构；巢中心有角化珠，有时呈洋葱皮样，几乎取代整个细胞巢。中分化者的细胞巢内角化物较少，细胞分化略不成熟。低分化肿瘤的细胞呈实性片状、梁索状、小簇状分布，异型性明显，角化很少。

2. 基底细胞样癌（basaloid carcinoma） 以带状、片状成巢的不成熟鳞状上皮为特征。细胞形态似基底或旁基细胞，呈卵圆形，大小较一致，胞质少；核卵圆，染色质较粗，核仁不明显。细胞巢中心可有明显角化。

3. 湿疣样癌（warty carcinoma） 肿瘤表面为钝圆或毛刺样突起的乳头结构，乳头由角化过度的鳞状上皮和纤维血管轴心构成。瘤细胞巢内常见单细胞角化、角化珠或大的轮状角化物；细胞异型性明显，有挖空细胞、双核或多核细胞。肿瘤基底部不规则插入周围组织。

（二）疣状癌

疣状癌（verrucous carcinoma），此型外阴鳞癌多见于绝经后妇女，阴道、宫颈及子宫也可发生，多数病例与 HPV 感染有关。大体上肿瘤体积较大，呈菜花样，不同于尖锐湿疣之处在于基底较固定，表面常有溃疡。镜下：鳞状上皮呈宽带状延伸并形成乳头状生长，乳头的表面有角化过度和角化不全，纤维血管轴心纤细。鳞状上皮分化成熟，棘层明显增厚，仅基底部有轻微异型性。上皮脚粗大，呈球状或棍棒样挤压、推入上皮下间质（图 10-4），小活检取材浅表，诊断需结合临床大体所见。

鉴别诊断：主要与尖锐湿疣或湿疣样鳞癌鉴别：①体积较大，为孤立结节，表面有坏死及溃疡；湿疣体积小，常多发；②乳头较细长，血管结缔组织轴心较纤细；③上皮分化成熟，仅基底部有轻微异型性；湿疣的异型性较明显，挖空细胞易见；④上皮脚向下呈推移性生长，而湿疣样鳞癌是插入性浸润。

临床上的所谓的“巨大湿疣”这一名词，目前仍有争议；病理形态则可能为不典型尖锐湿疣、疣状癌或湿疣样鳞癌。

慢性非特异性炎或其他原因引起的假上皮瘤样增生，表面无明显疣状及乳头状突起，上皮内炎症水肿明显；高分化鳞癌，上皮脚不呈球状，而呈小团状、舌状或条索状浸润，异型性更明显。

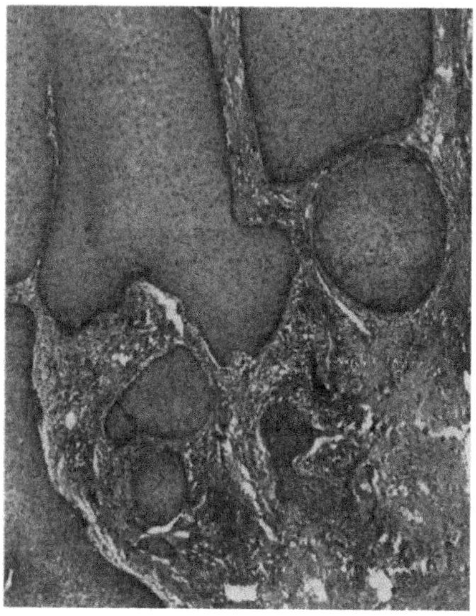

图 10-4　疣状癌

细胞分化成熟，上皮脚粗大，呈球状或棍棒样挤压或推入间质（HE）

（三）基底细胞癌

基底细胞癌（basal cell carcinoma）见于中老年妇女，生长缓慢，切除不彻底可复发，但极少转移。镜下特征是瘤细胞巢边缘细胞呈栅栏状排列，形态同其他部位皮肤基底细胞癌。若出现鳞状分化，则称“鳞状基底细胞癌”；若出现腺样结构，就称“腺样基底细胞癌”，这些都是其亚型；若为明确的鳞癌或腺癌则称作混合性癌。

（四）外阴腺癌

外阴的原发性腺癌（adenocarcinoma of the vulva）罕见，可以来源于皮肤附件、乳腺样组织、小前庭腺、尿道旁腺，巴氏腺或其他异位组织如子宫内膜异位或泄殖腔残余等。诊断时要结合肿瘤的部位，并注意除外转移性。

1. 前庭大腺癌　又称巴氏腺癌（Bartholin gland carcinoma）。临床表现为大阴唇后部的深在肿块，但有局部手术或外伤史的患者肿瘤部位可以不典型。组织学类型可以是腺癌、鳞癌、腺样囊性癌、移行细胞癌、混合型癌、未分化癌等，其中主要是腺癌和鳞癌。肿瘤内常有残留的巴氏腺导管或腺泡。

2. 其他类型腺癌　包括乳腺、汗腺、小前庭腺等来源的腺癌。

（五）Paget 病

外阴 Paget 病又称乳腺外 Paget 病，与乳腺 Paget 病不同的是其下方不常伴有浸润性腺癌。可以分为 3 种类型。Ⅰ型：最常见，是原发于皮肤的一型特殊外阴表皮内肿瘤或称表皮内腺癌，肿瘤细胞（Paget 细胞）来自皮肤附属腺，沿导管到达表皮；由于肉眼不易识别病变的边缘可导致手术切除不完整而复发，通常需要术中冷冻证实，临床完整切除病变（包括边缘和皮下组织）预后好。Ⅱ型：外阴表皮内腺癌（即Ⅰ型）伴有浸润。Ⅲ型：同时伴有原发性外阴皮肤或非皮肤腺癌如原位 / 浸润性直肠 – 肛门腺癌、宫颈腺癌或泌尿上皮肿瘤。各型 Paget 病的皮肤的镜下形态与乳腺 Paget 病相似，伴有浸润的病变，尤其是深度超过 1 ~ 3mm 者，可转移至淋巴结。Paget 细胞吞噬黑色素时应注意与 Paget 样黑色素瘤鉴别，来源于泌尿上皮癌的 Paget 样细胞胞浆不含黏液，免疫组化有助于鉴别（表 10-1）。外阴 Paget 病还可与

VIN 伴随发生，可能来源于多潜能的表皮基底细胞。对病变的进一步组织学分型是提供临床选择合理治疗方案和预后估价的重要依据。

（六）黑色素瘤

外阴黑色素瘤（melanoma of the vulva）是继鳞癌之后的第二常见恶性肿瘤。多见于阴蒂、小阴唇、大阴唇。可以继发于色素痣恶变，也可直接发生。病理特点及分型同皮肤黑色素瘤。

表 10-1　各型 Paget 病和黑色素瘤的免疫组化鉴别

Melan-A	CK7	CK20	GCDEP-15	CDA	S-100 HMB45
原发皮肤型 Paget 病	+	−	+	+	−
直肠癌相关型 Paget 病	+	+	−	+	−
泌尿相关型 Paget 病	+	−/+	−	−	−
黑色素瘤	−	−	−	−	+

五、平滑肌肉瘤

目前采取的标准是具有以下指标 3 项以上者诊断为肌肉瘤，2 项为非典型肌瘤，1 项以下为良性：①直径≤ 5cm；②核分裂数 5^{+}/10HPF；③边缘浸润性生长；④细胞异型性中至重度。

六、转移性肿瘤

发生率约占外阴肿瘤的 8%。主要来源于泌尿生殖道如宫颈、子宫、卵巢、膀胱、尿道以及消化道、乳腺等。腹膜后或盆腔的恶性肿瘤也可转移至外阴。

七、其他肿瘤

（一）纤维上皮性息肉

纤维上皮性息肉（fibroepithelial polyp）发生在外阴皮肤，也可见于小阴唇或阴道。形态同皮赘，纤维间质内有时可见核大、不规则，核染色深的异型成纤维细胞，不要误认为恶性。

（二）乳头状瘤

乳头状瘤（papilloma）多见于育龄妇女。位于外阴前庭黏膜，直径 1 ~ 2mm，不超过 5mm，单发或多发。镜下是由被覆鳞状上皮的纤维血管轴所构成的良性乳头状病变。

（三）血管肌纤维母细胞瘤

血管肌纤维母细胞瘤肿瘤边界清楚，质地柔软或稍韧，切面棕粉黄色。

光镜：由细胞稀少的水肿间质和富细胞区域混合存在。丰富但不规则分布的毛细血管样薄壁小血管，周围有疏松的间质细胞包绕；间质细胞核短梭形，胞质嗜酸，似上皮或浆细胞样，有的呈双核或多核细胞。异型性轻微，核分裂罕见。肿瘤切除后无复发，文献报道有 1 例伴肉瘤变。

（四）侵袭性血管黏液瘤

侵袭性血管黏液瘤（aggressive angiomyxoma）多见于年轻妇女，也有发生在儿童的报道，主要位于外阴、阴道、会阴、腹股沟和盆腔软组织。

（1）大体：肿瘤通常体积较大，直径常在 10cm 以上，切面呈胶胨状质软或灰白色质韧。

（2）光镜：成片的疏松黏液样间质内有散在星芒状或小梭形细胞和少量胶原纤维；其中有少量散在及成群分布、直径大小不等、管壁厚薄不一的血管。

（3）免疫组化：显示黏液中的小间质细胞 SMA、MSA、vimentin 阳性，CD34、ER、PR 也常阳性。肿瘤无坏死、异型性、核分裂。

由于生长缓慢并呈局部侵袭性，切除不彻底，容易复发，复发率可高达72%；术后有必要长期随诊，有转移或致死个例报道。

（4）鉴别诊断：①血管肌纤维母细胞瘤边界清楚，细胞丰富，肿瘤内血管为薄壁的毛细血管样小血管，血管周围较多上皮样的间质细胞。免疫组化（包括 ER、PR）没有意义。②黏液样神经纤维瘤有黏液样成分，但缺乏相应的血管成分，S-100 阳性。③各型黏液性软组织肿瘤如肌肉内黏液瘤多位于大腿或股部，缺乏血管特征；黏液性纤维组织细胞瘤的异型性更明显，等等。

第二节　阴道病变

一、炎症

虽然外阴的病变以炎症为主，但由于临床诊断并不依赖组织病理，故在日常外检中并不常见。阴道炎包括感染性和非感染性，大多数同时伴随有外阴炎存在，常被称作外阴 – 阴道炎。

气囊肿性阴道炎（emphysematous vaginitis）是一种较为特殊的，原因尚不清楚的疾病，多见于妊娠期或生育年龄：

（1）大体：阴道或宫颈外口表面有稍隆起，从针头大到直径约 2cm 大的泡或囊，其内充以气体。

（2）光镜：黏膜上皮和上皮下间质有多发性、大小不等的囊腔和少量淋巴单核细胞、浆细胞浸润及多核巨细胞反应。

二、瘤样病变及良性肿瘤

（一）囊肿

阴道囊肿相对少见，可以是炎症性或腺体潴留性的，也可以是鳞状上皮包含性的。最常见是鳞状上皮包涵囊肿（squamous inclusion cyst），常位于阴道前或后壁，一般临床无症状。它们发生可能与外伤有关，也可能是发育畸形。此囊肿也可称为表皮样囊肿，囊内充满角化物质，被覆分化很好的鳞状上皮。其次是 Wolffian 管残件囊肿（mesonephric cyst），也称 Gartner 囊肿，位于阴道前侧壁或侧壁。常为单发、较小，最大直径约 2cm。囊壁被覆矮立方或柱状无黏液分泌上皮，有时部分上皮可发生鳞状上皮化生。此外，阴道尚可见 Bartholin 腺囊肿和 Mullerian 囊肿等。

（二）创伤或手术后病变

1. 手术后梭形细胞结节（postoperative spindle cell nodule）　发生于子宫切除术后 1 ~ 3 个月内，在阴道残端，呈息肉样，但界限不很清楚。镜下以束状的梭形肌纤维母细胞和网状小血管为特征，常伴新旧出血、黏膜溃疡和炎症反应。由于结节中的梭形细胞较肥大、核分裂多见（有时可多达 25/10HPF），而且病变的边缘并不很清楚，常需要与肉瘤相鉴别，了解近期有无手术史很重要。结节切除后没有局部复发的报道。

2. 阴道残端肉芽组织（vaginal vault granulation tissue）　常在子宫切除后 6 个月左右发生。肉眼呈单个或多个小红色结节或息肉状病变，临床上易误诊为肿瘤再发或转移。镜下为肉芽组织。

3. 放射性坏死（radionecrosis）　经术后放疗的阴道残端可以形成结节或息肉样病变，临床很像肿瘤复发。镜下的纤维肉芽组织可有异型性，表层黏膜上皮可因手术切除卵巢而萎缩。肉芽组织中增生的小血管闭塞，血管内皮细胞肿胀，核呈空泡状，很像浸润性癌，常需结合免疫组化鉴别。此外，萎缩的黏膜上皮仅保留基底和旁基底层细胞，需注意不要误认为上皮内肿瘤。

4. 阴道脱垂（vaginal prolapse）　多次经阴道分娩后，可以形成阴道壁的膀胱、直肠膨出和阴道脱垂。局部黏膜上皮出现程度不等的棘上皮增生、角化及不全角化。

5. 输卵管脱垂（fallopian tube prolapse）　手术切除子宫，特别是经阴道切除子宫手术后，有时见输卵管组织自阴道残端脱出。临床触诊时异常疼痛。镜下除水肿、肉芽和炎症外，可见输卵管结构。注意勿将输卵管伞和皱襞的乳头结构诊断为腺癌。

（三）阴道腺病

阴道腺病（adenosis）发生于中青年妇女，临床上常无症状或有阴道黏液分泌物增多症状。虽然阴道壁各处均可发生，但较多见于前壁上 1/3 段，阴道镜下黏膜呈红色颗粒或斑块状。组织学上以阴道固有膜腺体为特征（图 10-5），有时累及被覆上皮；腺体为各种 Mullerian 上皮分化分别或混合存在，可伴有鳞化。所谓不典型腺病是指腺体结构更加复杂（图 10-6），细胞有异型性；常见于阴道透明细胞癌周围。

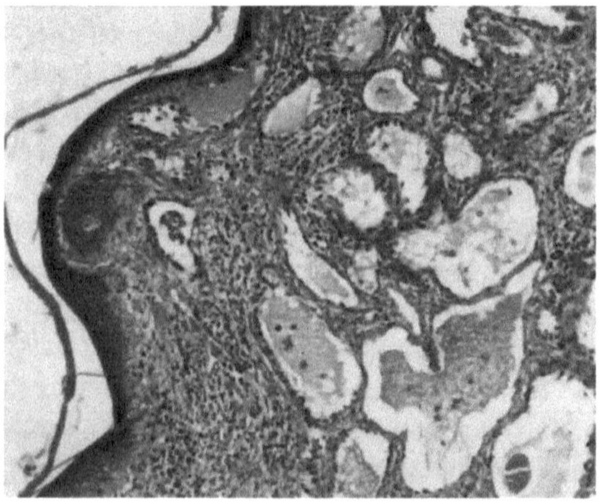

图 10-5 阴道腺病，上皮下的腺体结构（HE）

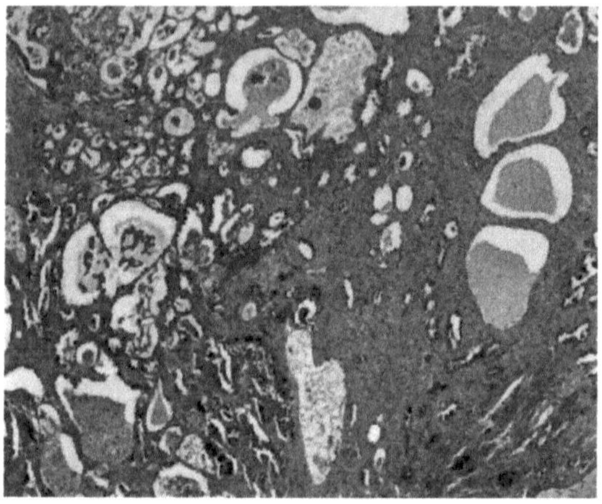

图 10-6 阴道不典型腺病的腺体结构复杂，细胞有异型性（HE）

（四）阴道纤维上皮性息肉

阴道纤维上皮性息肉（vaginal fibroepithelial polyp）主要见于成年人，儿童也可发病。可能是激素诱导的局部疏松结缔组织增生，也可能是病毒性阴道炎的一种间质慢性炎症性继发病变，简称为阴道息肉。常位于阴道下段侧壁，呈多发息肉状、指状和脑回状，直径 0.5 ~ 4.0cm。镜下为水肿的纤维血管间质，表面被覆鳞状上皮。有时，特别是妊娠时息肉间质成纤维细胞有异型性，可见核较大、深染、不规则的巨成纤维细胞，有时可见多核巨细胞，需注意与葡萄状肉瘤区别。鉴别点是：无生发层（cambium layer），异型性主要表现为个别成纤维细胞样细胞，无明显幼稚的间叶组织及横纹肌分化；临床发病年龄较大，妊娠终止后或单纯切除后病变消失。形态上还需注意与近年报道的一种亚型称作富细胞性假肉瘤样纤维上皮间质息肉（cellular pseudosarcomatous fibroepithelial stromal polyps）鉴别。

（五）子宫内膜异位症

阴道子宫内膜异位症（endometriosis of vagina）并不少见。在表浅黏膜或深部间质如阴道直肠隔均可发生，组织形态与其他部位的内膜异位相同。

（六）乳头状瘤

阴道乳头状瘤有两型：鳞状上皮乳头状瘤（squamous papilloma）和苗勒乳头状瘤（Mullerian papilloma）。前者多位于下段近处女膜，与湿疣的主要区别是缺乏典型的挖空细胞（koilocytosis）；后者常位于阴道上段，镜下为分支的纤维血管轴心被覆矮柱状。

（七）其他良性肿瘤

阴道尚有其他少见的良性肿瘤，如：绒毛状管状腺瘤（相似于结肠直肠病变）、平滑肌瘤、横纹肌瘤、血管瘤、良性混合瘤（似涎腺混合瘤，由分化成熟的鳞状上皮、黏液腺体及小型间质细胞组成）等。阴道是良性横纹肌瘤较常见的部位，发病年龄较大，平均45岁。肉眼呈孤立的结节或息肉样，通常被覆完整的黏膜上皮。镜下的横纹肌细胞可以是成人型，也可以是胚胎型。诊断此类肿瘤时要注意与横纹肌肉瘤鉴别，前者分化良好，无明显异型性、核分裂少见，无病理核分裂。

三、恶性肿瘤

阴道原发性恶性肿瘤较少见，大多为其他器官转移或直接浸润的继发性恶性肿瘤。例如阴道鳞癌，大多为宫颈鳞状细胞癌直接扩散或转移的。阴道常见的原发性恶性肿瘤主要为鳞癌、腺癌、内胚窦瘤、恶性黑色素瘤、葡萄状肉瘤、平滑肌肉瘤及血管肉瘤等。

（一）阴道鳞癌

发生在阴道的鳞癌比发生在宫颈的少见，大约占妇女恶性肿瘤的2%。大体及光镜形态与宫颈或其他部位发生的鳞癌相似。镜下显示为不同分化的典型鳞状细胞癌。5年存活率大约为40% ~ 50%。它的预后主要与临床分期有关（表10–2），而与癌的分化程度关系不大。早期鳞癌常无自觉症状，主要依靠中老年妇女的定期体检做细胞学及活检诊断。阴道鳞癌经典的发展模式为：鳞状上皮内肿瘤→早期浸润癌→浸润性鳞癌（Ⅰ、Ⅱ、Ⅲ及Ⅳ期鳞癌）。

（二）疣状癌

疣状癌（verrucous carcinoma of the vagina）是鳞癌的一个亚型，也是发生在阴道的一种高分化的癌，可能与HPV感染有关。大体呈明显外生性结节状、乳头状或蕈伞样。镜下特点为分化好的鳞状细胞，基底部压向并侵入间质。疣状癌手术切除后可局部复发，但很少发生淋巴结转移。形态上合并有经典鳞癌时则侵袭性强，应归类为阴道鳞癌。

（三）小细胞癌

阴道小细胞癌（small cell carcinoma of the vagina）很少见。它可以呈现为单一的神经内分泌性小细胞癌，形态似肺的小细胞癌。以前单凭光镜形态特点可诊断为小细胞未分化癌。免疫组化及电镜观察这类肿瘤的最大特点是细胞内有神经分泌颗粒及神经内分泌的标记，故将它归属于阴道神经内分泌肿瘤。有的病例除小细胞癌结构外，尚可见腺癌或鳞状细胞癌的分化，具有此种组织学结构的肿瘤，也可称为复合性小细胞癌。阴道的神经内分泌肿瘤，除小细胞癌及复合性小细胞癌外，也可表现为各型经典的类癌及不典型的类癌结构。

（四）腺癌

阴道腺癌（adenocarcinoma of the vagina）较少见。根据它的临床病理特点可以分为以下四型。

1. 黏液腺癌　镜下与宫颈腺癌相似，有的病例在组织学上表现为肠型上皮，即肠型黏液上皮癌。多见于中老年人。

2. 透明细胞癌　光镜形态与子宫或卵巢的同类型癌相似。较老的文献称为中肾样癌（carcinomas of kindey）。现在已公认它是起源于Mullerian上皮。免疫组化及电镜显示与发生子宫及卵巢的透明细胞癌相似。患者以青年人居多，平均年龄为17岁，12岁前及30岁后很少。肿瘤位于阴道的任何部位和（或）宫颈，60%位于阴道，多在上段前及侧壁；临床预后通常较好，小的病变可以手术治愈，浸润深度3mm以上者复发转移率增高。患者常有接触雌激素（DES）的历史，故提示这类型腺癌可能与DES

或有关药物有关。

诊断时要注意与阴道腺病的微小腺体增生(microglandular hyperplasia)和Arias-Stella(A-S)反应鉴别。二者均可发生在宫颈，也可见于阴道腺病。微小腺体增生时的腺体大小较一致，无明显癌性间质反应，细胞无明显异型性，透明细胞黏液染色强阳性等特点可与之鉴别；A-S反应则以细胞核的退变为特征。

3. 中肾管源性腺癌　这型癌常位于阴道侧壁，来源于中肾管残件。组织学呈现为分化较好的腺癌，腺体较规则，大小较一致，腺上皮为矮立方或矮柱状，胞质较透明或空泡状。

4. 子宫内膜样腺癌　常位于阴道直肠间隔，早期常无阴道或直肠黏膜侵及。它可以起源于异位子宫内膜，部分病例可见异位子宫内膜并存。

以上各型阴道癌与预后有关的诸因素中，最重要的是肿瘤的浸润转移状况。显示癌浸润转移状况最重要的标志是癌的分期，表10-2是阴道癌的FIGO分期。

表10-2　阴道癌的分期（FIGO，1978）

0	上皮内肿瘤
Ⅰ	肿瘤限于阴道壁
Ⅱ	肿瘤侵及阴道旁组织，但未侵及盆壁
Ⅲ	侵及盆壁
Ⅳ	侵及盆腔以外或膀胱/直肠黏膜
Ⅳa	盆腔器官浸润
Ⅳb	远处器官浸润

（五）葡萄状肉瘤

葡萄状肉瘤（sarcoma botryoides）或称胚胎型横纹肌肉瘤是阴道较少见的恶性度较高的肿瘤。其主要特点：①绝大多数为5岁以下幼儿，平均年龄2岁以下；②主要位于阴道前壁，大体呈多结节或息肉状互相融合的突起，紫红色，形似葡萄（图10-7），因此而得名；③临床上主要症状为阴道出血，检查时葡萄状肿物充满阴道，有时可突出阴道外口；④光镜下特点为胚胎型横纹肌肉瘤的结构和上皮下的“生发层”（cambium layer）（图10-8）。结节或息肉状突起表面衬覆鳞状上皮，可有糜烂或溃疡形成。间质为疏松水肿样富于黏液的幼稚的间叶组织。上皮下主要细胞为淋巴细胞样或成纤维细胞样的幼稚的间叶细胞和少量不成熟的横纹肌母细胞，形态上或为圆形胞质较宽、透明富于糖原的无明显肌性分化的幼稚肌母细胞，或似单核细胞样，或短带状突起的胞质强嗜酸性，或红颗粒状示有肌性分化的肌母细胞。在这些幼稚的间叶细胞及肌母细胞之间常可见分化较好的横纹肌母细胞，它们具有明显的长短不一的带状胞质，有纵纹或横纹分化。在肿瘤细胞间可见呈蝌蚪样或网球拍样的多核细胞，这些多核巨细胞胞质较红，也可见纵纹或横纹分化。带状或网球拍样细胞是较典型的横纹肌分化细胞。有时肿瘤分化较低，无明显肌性分化细胞，则需借助于免疫组化或电镜检查诊断。有的肿瘤有灶性软骨岛，通常患者的年龄相对较大，预后相对较好。

阴道葡萄状肉瘤最主要的特点是：婴幼儿阴道葡萄状肿物，肿物主要由富于黏液的幼稚的间叶组织构成，有横纹肌分化即可诊断。

鉴别诊断：①良性横纹肌瘤：此瘤大体可呈结节或息肉，但无明显葡萄状外观，婴幼儿少见；组织学上分化好，主要特点为似胚胎性分化的排列较规则的正常胚性横纹肌，或似正常成人成熟的横纹肌，无多量幼稚的间叶细胞或不成熟的肌母细胞及黏液性间质；②阴道息肉：常为单发，无葡萄状外观，间质只有少数核大深染的异常细胞，无多量幼稚间叶细胞及横纹肌分化的细胞；③阴道内胚窦瘤：发生在婴幼儿，可呈结节或息肉，富于黏液性间质，可与葡萄状肉瘤部分相似。但组织学内胚窦瘤除黏液性间质外，都可找见各种上皮性分化，组织学上鉴别并不困难。

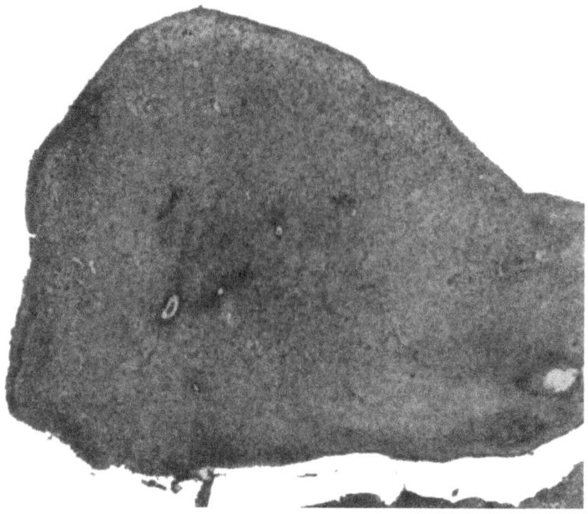

图 10-7　阴道葡萄状肉瘤

低倍镜下形似葡萄（HE）

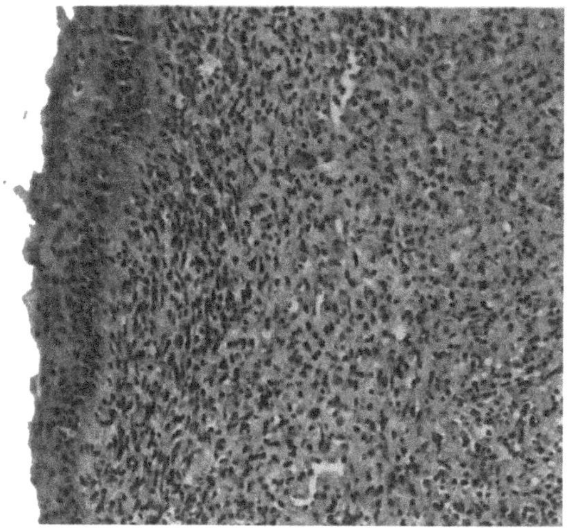

图 10-8　阴道葡萄状肉瘤

上皮下的生发层为淋巴细胞样或成纤维细胞样的幼稚的间叶细胞和少量不成熟的横纹肌母细胞（HE）

（六）其他

阴道原发性恶性肿瘤除上述各型外，尚可见平滑肌肉瘤、基底细胞癌、恶性黑色素瘤、恶性苗勒混合瘤、腺泡状软组织肉瘤、滑膜肉瘤、恶性神经纤维瘤及恶性纤维组织细胞瘤等。

阴道的转移性肿瘤多来自女性生殖道、卵巢、下消化道及泌尿道等。

第十一章
皮肤病

第一节　遗传性疾病

一、鱼鳞病

鱼鳞病（ichthyosis）的主要特点是遗传性潴留性角化亢进，临床上以皮肤干燥及鱼鳞状鳞屑为主要特点，病理上主要特点是轻重不等的角化亢进。鱼鳞病可根据遗传类型、临床特点以及病理特点等将其分为如下若干亚型。

（一）寻常性鱼鳞病（ichthyosis vulgaris）

这是最常见的一型鱼鳞病，常在 1 ~ 4 岁幼儿发病。经常伴有掌跖角化病或手足部皮肤干裂或有痛的皲裂，但常随年龄增大而趋于好转，临床治疗反应较好。病理组织主要特点是表皮角质层增厚，可有毛囊及汗孔角化及角质栓形成，颗粒层变薄或消失（图 11-1）。这是特异性具有诊断意义的病变。

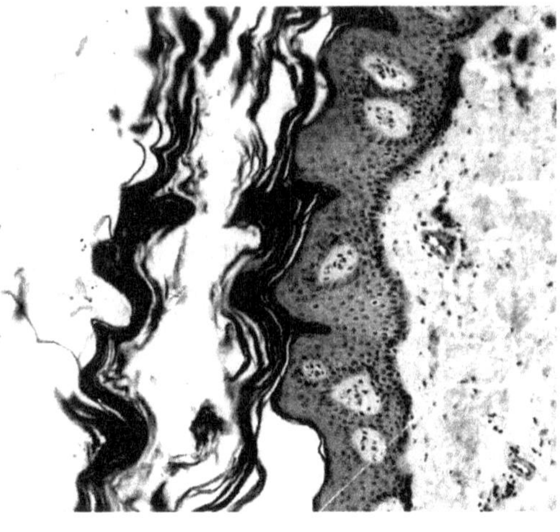

图 11-1　寻常性鱼鳞病

图示表皮明显角化亢进，颗粒层萎缩或消失

（二）大疱性先天性鱼鳞病样红皮病（bullous congenital ichthyosiform erythroderma）

常在出生后一周内发病，起病较急，呈突发性泛发性皮损，主要分布于四肢屈侧面，形成红斑、小的黄色或棕色鳞屑，显示不规则角化过渡性线状或疣状条纹；并有明显大疱形成，根据大疱分布，可分为局限性大疱型及泛发性大疱型。红皮病的损害经几周或几个月可减少或消退。常随年龄增大症状趋于好转，治疗反应较好。大部分病例在婴幼儿时即可治愈，少数病例则持续时间较长。

病理组织学主要特点是大疱性表皮松解性角化亢进。表皮的变化是特异性的，主要为棘层上部及颗粒层细胞空泡变性，或细胞内水肿，细胞变性严重破裂溶解及松解，形成裂隙或水疱，这种水疱既有表皮松解，也有水肿变性，或相似于网状变性式的变性松解及溶解形成的水疱，疱内无炎细胞。表皮增厚，角质层明显增厚，表皮特别是底层细胞增生较活跃。

此型鱼鳞病诊断要点是：①常在新生儿一周内发病的大疱性及红皮病样皮损；②角质层增厚及特异性棘层上部表皮及颗粒层细胞内水肿及空泡变性，细胞变性或溶解，水疱形成。要注意与如下疾病鉴别：

（1）线状表皮松解性表皮痣（linear epidermolytic epidermal naevus）：此病也有角质层增厚及表皮空泡变性及松解，但此病有如下特点与表皮松解性角化亢进不同：①起病较晚，主要表现为线状皮损，无大疱；②表皮角质层增厚较明显且不规则；③表皮有明显乳头状及疣状增生，表皮有不规则增生肥厚；④真皮有明显乳头状瘤病及轻度慢性炎。

（2）局灶性表皮松解角化亢进：并不是特异性变化，这种病变可见于鲍温病、日光性或光化性角化病、鳞状细胞癌、脂溢性角化病、掌跖表皮松解性角化亢进症以及孤立性或弥漫性表皮松解性棘上皮瘤等，甚至正常皮肤也可灶状表皮松解性角化亢进。但这些疾病临床及病理上都有许多与表皮松解性角化亢进症不同，全面分析不难鉴别。

二、掌跖角化病

手掌及足跖部角质层过度形成而产生局限性或弥漫性掌跖部角质层增厚，即可称为掌跖角化病（palmar andplantahyperkeratosis or keratosis palmaris et plantaris）。根据病因及发病可将其分为如下三型：①先天性或遗传性掌跖角化病；②症状性掌跖角化亢进症，如银屑病、掌跖角化病可以作为这些皮肤病的症状；③获得性掌跖角化病，如绝经期掌跖部皮肤过度角化发生的掌跖角化。

三、汗孔角化病

汗孔角化病（porokeratosis）又称 Mibelli 汗孔角化症，是以汗孔或汗孔样（突出角化栓不一定是汗孔）角化为特点的罕见皮肤疾病。弥漫型者偶可经慢性过程恶变。

病理组织学：汗孔角化病最特征性的变化并不是汗孔角化，而是表皮角化亢进，灶状角化不全，具有诊断意义的变化是角化不全灶呈柱状或栓状嵌入表皮浅层，形成圆锥形或柱状板层状结构，即表皮中央凹陷部位内形成角化不全柱，两侧是角化物质及表皮的颗粒层消失。角化不全柱两侧及底部表皮颗粒层消失。角化不全柱可突出表皮表面呈柱状或嵴状。表皮可变薄或正常。表皮内可见个别角化不良细胞，也可见胶样小体或 Civatte 小体形成。真皮有灶状毛细血管扩张及轻度或中等量血管周炎细胞浸润或带状浸润。角化不全柱表皮凹陷处不一定与汗孔有关，可能是皮脂腺或汗腺的开口，也可能不是任何附属器的开口。

四、毛囊角化病

毛囊角化病（keratosis follicularis）又称 Darier 病。是一种较少见的遗传性疾病，由 ATP2A2 基因突变引起。称为毛囊角化病并不确切，因为它的基本病变不是毛囊角化，而是表皮松解。

1. 临床特点　大多为成年发病，少数幼儿期发病。皮损主要为毛囊性丘疹，丘疹融合为较小、较硬的小结节，似脂溢性角化病，病变多呈对称性分布，背部最常受累，一般对全身健康无大影响。罕见情况下可以累及口腔和食管。

2. 病理组织学　①局灶性角化亢进及角化不全，形成毛囊样结节或凹陷。②不规则表皮细胞松解，松解从基底层一直到角质层，形成不规则松解性裂隙状疱而不形成大泡（图 11-2）。③疱腔内有松解细胞，但无炎细胞。松解细胞中有两型较为特异的细胞，即所谓的谷粒（grains）及圆体（corps rounds）。前者可能为松解脱落的角化不全细胞，后者可能为松解脱落的角化不良细胞。较圆整，核位于中央呈固缩状，又称为良性角化不良细胞。④虽然松解贯穿基底层以上全层，但主要是棘层松解。⑤肥厚型者局灶棘上皮增生较明显，并可有假上皮瘤样增生。真皮层有轻度到中度血管周单核淋巴细胞浸润。

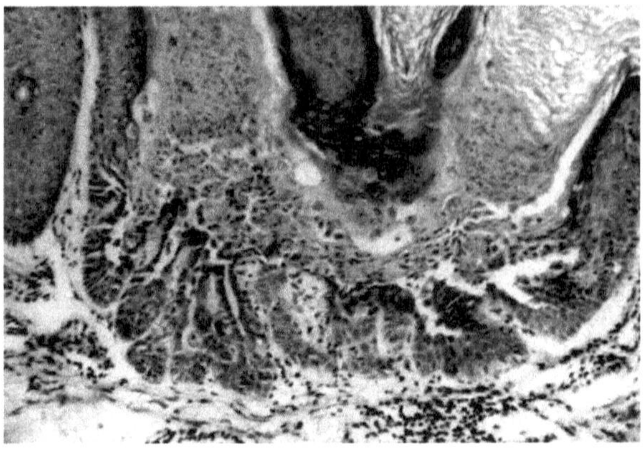

图 11-2 毛囊角化病

图示贯穿全层的棘层松解及裂隙形成

第二节 感染性疾病

皮肤感染性疾病绝大多数都是以炎症性病变为特点的疾病，但皮肤炎症性疾病中非感染性炎症性疾病更多见。皮肤感染性疾病有些有较为特殊的形态变化，根据形态特点可做病理诊断，譬如结核及麻风等，但许多感染性炎症形态上无特殊性。病理组织学诊断时要根据临床表现、免疫学检测以及临床和组织切片上的病原学检测结果做综合分析诊断。

一、细菌性皮肤病

（一）皮肤结核病（tuberculosis cutis）

皮肤结核是肺外结核中较常见的结核病之一。皮肤结核因感染途径、病原毒力、类型、全身及局部免疫状况等不同，临床表现和病理形态均可以多种多样。

1. 病理组织学　皮肤结核的组织学变化与肺以及淋巴结等的变化基本相似。基本病变与疾病的早晚、机体的反应状况以及病原的数量和毒力有关。病变可分为两大类，一类为特异性病变，另一类为非特异性病变。前者形成上皮样细胞组成的肉芽肿，或典型的结核样肉芽肿，中心为干酪样坏死，坏死周为多少不一的上皮样细胞，其中可见 Langerhans 多核巨细胞及少量淋巴单核细胞，外围为淋巴单核细胞浸润或非特异性慢性炎；后一类非特异性炎性病变较早期为淋巴单核细胞浸润，并混合有少量中性粒细胞，有时也可见少量嗜酸性粒细胞。较晚期有较明显浆细胞及间质成纤维细胞增生和纤维化。表皮组织常有轻重不同的增生或破坏，也可有溃疡形成。溃疡底常为非特异性炎。

2. 病理诊断及鉴别诊断　皮肤结核的病理诊断要点：①临床皮损表现符合结核特点；②临床各种检查支持结核的诊断；③典型的结核性肉芽肿性炎。符合这三条者即可诊断为皮肤结核。另外，或者是第 1 及第 2 条加非干酪样肉芽肿性炎，又能除外其他肉芽肿性炎者；或者是第 3 条加病灶病原学检测阳性或者非干酪样肉芽肿性病变，而结核菌检测阳性者也可诊断为皮肤结核。除组织病理形态学外，建议综合运用细菌培养和 PCR 等多种手段。

3. 皮肤结核常见临床类型　①接种性原发结核（primary inoculation tuberculosis）：这是指未感染过结核杆菌的个体，对结核杆菌无过敏反应。组织学上初期为以中性粒细胞为主的炎细胞浸润，逐渐形成典型的结核性肉芽肿，有肉芽肿形成时，炎细胞则以淋巴单核细胞为主。局部淋巴结有相似病变。②泛发性粟粒型皮肤结核（generalized miliary tuberculosis）：此型皮肤结核大多见于儿童或青年人，全身状况常较差，免疫功能低，甚至是无反应状态（anergic patients）。并常有发热等明显全身感染中毒症状，称为暴发性结核病（fulminant tuberculosis）全身皮肤粟粒样泛发性小丘疹，也可形成斑或小结节。组织学上丘疹或结节主要为淋巴单核细胞及中性粒细胞浸润，可有典型及不典型肉芽肿形成，严重者可有干酪样坏死，甚至无明显上皮样细胞反应，形成无反应性结核性坏死结节。皮损可检见结核杆菌。③皮肤瘰疬型结核或称液化性皮肤结核（scrofuloderma or tuberculosis cutis colliquativa）：此型皮肤结核病常为牛型结核菌引起，主要由皮肤下明显结核灶（如骨关节结核及淋巴结结核等）的干酪样坏死液化溶解扩散累及皮肤。④寻常性狼疮（lupus vulgaris）：这是成人皮肤结核中较常见的一型，常见于头面部。⑤疣状皮肤结核（tuberculosis verrucosa cutis）：皮损常见于成人手部及儿童下肢，为孤立结节疣状皮损。⑥开口部位皮肤结核（tuberculosis cutis orificialis）：这是发生于皮肤黏膜交界处特定部位的结核。⑦瘰疬性苔藓（lichen scrofulosorum）：常见于患有结核病儿童躯干部的无症状丘疹或丘疹小结节状皮损。

（二）麻风（leprosy）

1. 病理组织学变化及分型　病理组织学上有如下特点：①单核淋巴细胞浸润为主的非特异性炎。②有上皮样细胞及 Langerhans 多核巨细胞形成，可构成肉芽肿结构，这些细胞可查见麻风杆菌。③泡沫样麻风细胞，单核组织细胞吞噬大量麻风杆菌，由于麻风杆菌胞膜含有脂类物质，故这些细胞胞浆宽，呈圆形或类圆形，胞质浅呈泡沫状，抗酸染色胞质内可见较多量成团成丛状麻风杆菌。大团状麻风杆菌退变呈球状称为麻风球。④侵犯真皮及皮下组织末梢神经，麻风病变有亲神经性，常沿神经分布，神经鞘有增生及破坏，神经有炎细胞浸润，结构破坏，神经轴索常有变性及破坏。神经内或神经周可有肉芽肿形成，也可发生干酪样坏死，形成结核样肉芽肿。⑤无细胞带形成，有些类型的麻风，主要是瘤型麻风，炎细胞浸润灶与表皮之间有无细胞浸润的境界带（grenz zone）。这些特殊病变有无以及病变程度均与机体的免疫状况密切相关。

2. 病理组织学上分类要点　分类主要根据免疫状况及病理组织学特点。病理组织学上具体的分类指标有如下几点：①肉芽肿中即麻风病变中细胞类型，如几乎完全为淋巴单核细胞浸润，即可考虑为未定型麻风；主要或大部为麻风细胞，则为瘤型；主要为上皮样细胞者，则为类结核型；②淋巴细胞多少及分布，如结核样型，淋巴细胞较多，常围绕在上皮样肉芽肿周围；而瘤型者则淋巴细胞较少，呈小灶状，或缺如；③末梢神经受损状况，如真皮及皮下神经组织明显肿胀，有同层性上皮样细胞及少量淋巴细胞浸润是结核型麻风的指标；以淋巴细胞浸润为主者则可能为界线偏结核或界线偏瘤型；④细菌数量，也就是细菌在肉芽肿中的密度，如在结核样型中最少，而瘤型中最多；⑤表皮下无细胞带：如境界带有浸润者可能为结核样型或界线偏结核型；而瘤型等其他各型则有明显境界带，带内无细胞浸润，特别是瘤型具有典型的表皮下无细胞浸润带。这 5 条是分类诊断的主要根据，有人称为 Ridley-Jopling 系统。

3. 诊断　麻风的诊断要点是：①临床上有局部感觉障碍或末梢神经有粗大等可疑皮肤病变；②病理组织学显示为以淋巴单核细胞为主的非特异性炎，有沿血管神经轴一侧分布的特点（图 11-3）；或者显示为具有上皮样肉芽肿的肉芽肿性炎，特别是具有侵犯末梢神经的特点，神经有炎症性变化；或者形成结节状泡沫细胞浸润的肉芽肿性炎，或者这几型病变的一些混合性或过渡性病变。

4. 鉴别诊断　典型的瘤型麻风等诊断并不困难，并不需要鉴别。需要鉴别者是：

（1）未定型麻风与非特异性皮炎，前者如下几点可与后者鉴别：①有围血管神经轴一侧浸润特点；②淋巴单核细胞有神经的浸润；③有围绕汗腺及浸润立毛肌特点；④切片抗酸染色可找到抗酸杆菌，此型麻风杆菌较少，故怀疑病例要仔细观察查找，在油镜下一个视野一个视野地查找。

（2）结核型麻风与其他肉芽肿性炎：皮肤结节病、增殖性结核、真菌以及其他分枝杆菌感染等许多疾病都可形成肉芽肿性炎。结核型麻风诊断时要注意与其他肉芽肿性疾病鉴别，有时鉴别较困难，特别是切片上抗酸染色阴性者，但前者如下几个特点可与其他肉芽肿性炎鉴别：①有明显侵犯神经的倾向，并有神经的坏死；②抗酸染色可查到具有麻风菌特点的抗酸杆菌，如抗酸染色阴性，但有明显神经破坏者也可确诊为麻风；③肉芽肿内在偏振光下无异物；④浆细胞较少。

（3）纤维组织细胞性良性或恶性肿瘤：皮肤真皮及皮下组织细胞增生性病变，难以归类时要考虑麻风可能，根据麻风流行病、病变的亲神经性及病原学检测等不难鉴别。

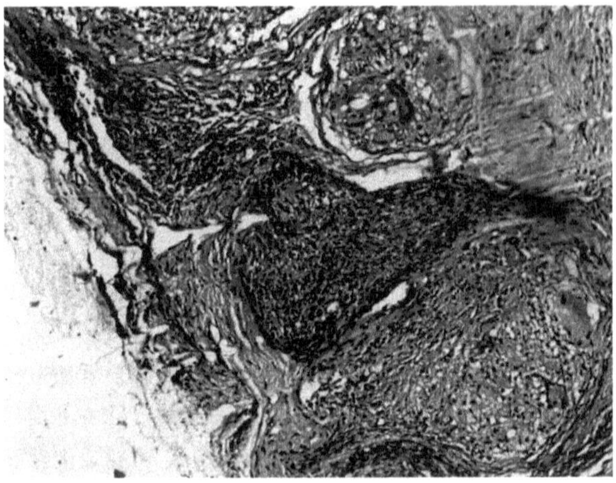

图 11-3 结核型麻风

图示炎细胞沿神经一侧分布，并有肉芽肿形成

（三）皮肤非典型性分枝杆菌感染（atypical mycobacterial infections of the skin）

这是皮肤除结核及麻风而外的抗酸染色阳性的分枝杆菌感染性疾病。这是一大组细菌，尚可以分为许多亚型。它们可以引起中性粒细胞及单核淋巴细胞混合浸润的非特异性慢性炎、非干酪样坏死性肉芽肿性炎、化脓性肉芽肿性炎、坏死性肉芽肿性炎以及非特异性化脓性炎，可形成结节、弥漫性浸润以及坏死溃疡性病变。

二、螺旋体性疾病

（一）雅司（yaws）

雅司是由雅司螺旋体引起的热带地方性传染病，我国苏北地区曾有过流行，一些地区的高发病可能与耐药有关。主要见于儿童及青年人，是非性传播疾病。雅司螺旋体形态上与梅毒螺旋体不能区别，是人与人之间接触传染，感染后有 2 ~ 3 周潜伏期。雅司从经过上也可分为与梅毒相似的三期。但主要为皮肤黏膜损害，无心血管及中枢神经等内脏损害；然而少数病例有骨的损害。

病理组织学与梅毒基本相似，组织切片上根据螺旋体形状也难与梅毒鉴别。如下几点与梅毒不同，可资鉴别：①主要见于儿童或青少年，后者主要见于中青年；②与性接触无关，原发病变常不见于性器官或性接触部位，而是人之间易接触的四肢；③第一及二期病变中表皮角化较明显，常有较厚的痂皮形成；炎细胞中中性粒细胞较明显，常有表皮内小脓肿形成，后者表皮内小脓肿较少。

（二）真菌病

病理组织学皮肤浅表真菌病病变很轻或无组织学变化，故不依靠组织学变化做诊断，临床上一般也不取材做活检。故皮肤真菌病的病理组织学变化介绍的是深部真菌病的变化。所谓深部真菌病是指表浅真菌病以外累及真皮以下的所有真菌病。真菌病的组织学变化与真菌的种类、感染时相、机体或宿主的反应以及病程有关。真菌病变有如下几类：①急性或慢性化脓性炎，如念珠菌病、诺卡菌病、芽生菌病及孢子丝菌病等；②化脓性肉芽肿性炎，常伴有多核巨细胞反应，有时只是伴多核巨细胞反应的化脓性炎，而无明显肉芽肿形成；③化脓性炎伴多核巨细胞反应；④肉芽肿性炎；⑤坏死性化脓性或肉芽肿性炎（图 11-4）。免疫抑制者如 HIV 感染者可同时发生多种真菌的混合感染，病变常较弥散，而机体反应常不典型。

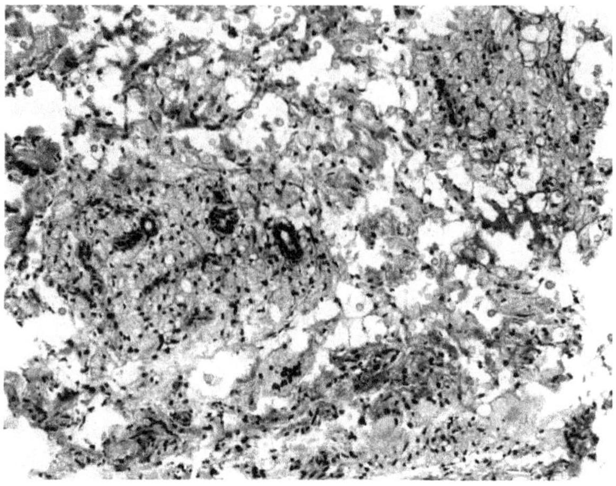

图 11-4　皮肤隐球菌病

非特异性炎，大量组织细胞反应，可见隐球菌

三、病毒感染性疾病

病毒性皮肤病（viral skin disease）是指由病毒感染引起的皮肤黏膜疾病。常见病毒性皮肤病分类见表 11-1。

表 11-1　常见病毒性皮肤病分类

病毒名称	所致疾病
DNA 病毒	
疱疹病毒	
单纯疱疹病毒	单纯疱疹
水痘 - 带状疱疹病毒	水痘、带状疱疹
巨细胞病毒	巨细胞病毒感染
疱疹病毒（EBV）	传染性单核细胞增多症、慢性 EBV 感染
痘病毒	
天花病毒	天花、牛痘疹、牛痘样湿疹
副牛痘	挤奶者结节、羊痘
传染性软疣病毒	传染性软疣
乳头瘤空泡病毒	扁平疣、寻常疣、足底疣、尖锐湿疣、疣状表皮结
乙型肝炎病毒	小儿丘疹性肢端皮炎、乙型肝炎抗原血症相关皮肤
RNA 病毒	
小 RNA 病毒	埃可病毒疹
柯萨奇病毒	柯萨奇病毒疹、手足口病
副黏病毒	
麻疹病毒	麻疹
呼吸道融合病毒	呼吸道融合病毒感染
风疹病毒	风疹、先天性风疹综合征
未分类病毒	传染性红斑、婴儿玫瑰疹

病毒性皮肤黏膜病的病理变化有相对特异性，有一些可根据组织学即可诊断，如寻常疣；有些无明显特异性，如传染性单核细胞增多症。引起的病理变化可分为两大类：一类是以表皮变性坏死为主的炎

症性病变，常有水疱形成，如疱疹病毒及痘病毒感染引起的皮肤病；另外一类是以表皮增生为主要特点，炎症较轻，甚至无明显炎症的疾病，如人乳头瘤病毒（human papillomavirus，HPV）引起的皮肤黏膜病。HPV、HHV-8、HTLV-1等病毒与多种肿瘤的发生有关，特别是HPV与多种皮肤黏膜表皮肿瘤有密切关系，人乳头瘤病毒引起的常见皮肤黏膜疾病及其恶性潜能见表11-2。

表11-2 HPV相关疾病与其分型的关系

所致疾病	HPV类型
寻常疣	1，2，4，7，26，27，29，41，57
掌跖疣	1，2，4，63
扁平疣	3，8，10，27，28，41，49
外生殖器疣	6，11，30，40，45，51，54
肛周病变	6，16，18，31，53，58
生殖道肿瘤（主要是宫颈癌）	常见高危型：16，18，31，45 其他高危型：33，35，39，51，52，56，58，59 未定高危型：26，53，66，68，73，82
疣状表皮发育不良	多见于15型
口腔局灶上皮增生	13，32
口腔乳头状瘤	6，7，11，16，32
口咽部肿瘤	16
咽部乳头状瘤病	6，11，30

（一）疱疹病毒感染（herpes virus infections）

疱疹病毒感染是一组可引起水疱病变的病毒。它们在电子显微镜下特点基本相似，难以区别它们，都在核内复制，可形成典型的核内包涵体，都是DNA病毒，有嗜表皮和神经细胞的特点，但有时在血管内皮细胞及成纤维细胞内也可见包涵体。可在人体致病的疱疹病毒有：单纯疱疹病毒（herpes simplex virus）、带状疱疹病毒（herpes varicella-zoster virus）以及巨细胞病毒（cytomegalovirus）等。

（二）乳头瘤病毒感染（papillomavirus infections）

现已知乳头瘤病毒有100多型，至少30多型可以经性传播。HPV感染常引起皮肤黏膜的疣类病变，部分可进展为恶性肿瘤。如部分疣状表皮发育不良及宫颈与外阴的HPV相关病变可进展为癌。不同类型HPV危险程度不同，如HPV16型和HPV18型属高危型，70%的宫颈癌由这两型引起。

1. 寻常疣（verruca vulgaris） 初始为扁平的角质性小丘疹，逐渐增大为圆形或椭圆形乳头状隆起性疣状病损。

病理组织学：初始为棘层增生肥厚，颗粒层增厚，高度角化亢进、角质层增厚，逐渐有疣状或乳头状突起，形成表皮乳头状瘤病，表皮脚延长增宽，病变两侧上皮脚延长、增宽，并呈环抱趋势，使病变整体轮廓呈杯状。较为特异性病变是明显增厚的颗粒层有空泡变性（图11-5），在核内或胞质内有均一性嗜酸性蛋白性小体形成，小体不甚圆整，其周常有空晕。

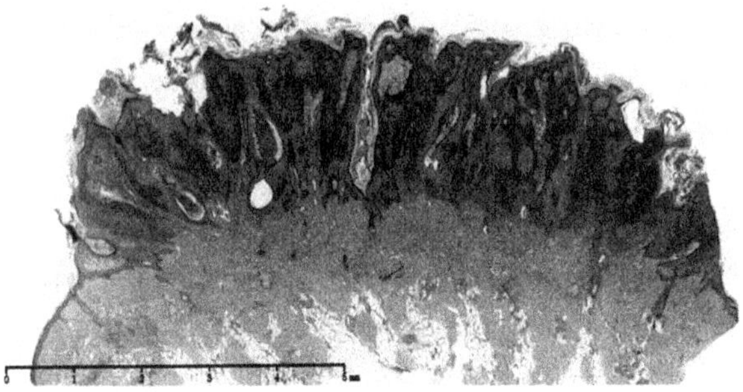

图11-5 寻常疣

图示棘层及颗粒层增生肥厚伴角化亢进，两侧上皮脚延长、增宽，呈环抱状

2. 尖锐湿疣（condyloma acuminata） 是由人乳头瘤病毒（HPV）感染引起的皮损，在我国占性传播疾病的第二位。初起为细小、淡红丘疹，逐渐增大呈乳头状、蕈样或菜花样突起，红色或淡灰色，根部常有蒂，自觉有痒感，好发于女性外阴、阴道口、阴道、宫颈、会阴及肛周。

3. 病理组织学 主要特点是：①表皮疣状乳头状增生；②表皮角化不全呈角质层增厚，并有核大深染；③棘层明显肥厚；④基底层增生；⑤上皮脚延长增宽，假上皮瘤样增生；⑥颗粒层可见挖空细胞形成（图 11-6）；⑦真皮乳头血管扩张、上移；⑧轻重不一的慢性炎细胞浸润。

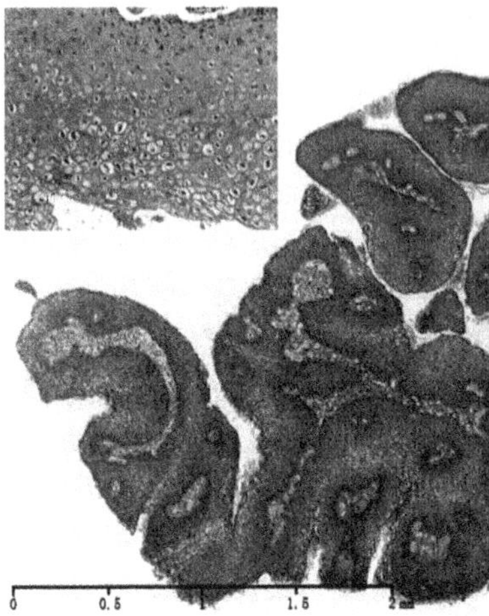

图 11-6 尖锐湿疣

图示表皮疣状乳头状增生，上皮脚延长增宽，左上角小插图显示颗粒层内典型形态的挖空细胞

四、传染性软疣（molluscum contagiosum）

传染性软疣是由痘病毒（poxvirus）感染引起的较常见的皮肤病，为接触性传染。常见于青少年，常为粟粒大的多发性丘疹。丘疹中心常有脐样小凹，常可挤出白色角质样物。病理组织学有其独特特征，为表皮向真皮内呈分叶状或梨状或颈瓶样或杯状增生。增生下陷表皮的基底层及棘层无明显变化，棘层上层及颗粒层有明显细胞内包涵体形成，包涵体呈均一性红染，致使细胞体积增大、胞核移位，称为软疣小体（molluscum body），此小体边缘尚可见棘细胞或颗粒层细胞的残存胞质（图 11-7），较初期包涵体较红染，较成熟的包涵体成为无定形嗜碱性颗粒物质。电镜下包涵体内有病毒颗粒，病变周围真皮内的炎症反应常较重，有时形成小脓肿，甚至有时大量多形性 T 细胞浸润时可类似于淋巴瘤 / 白血病病变。

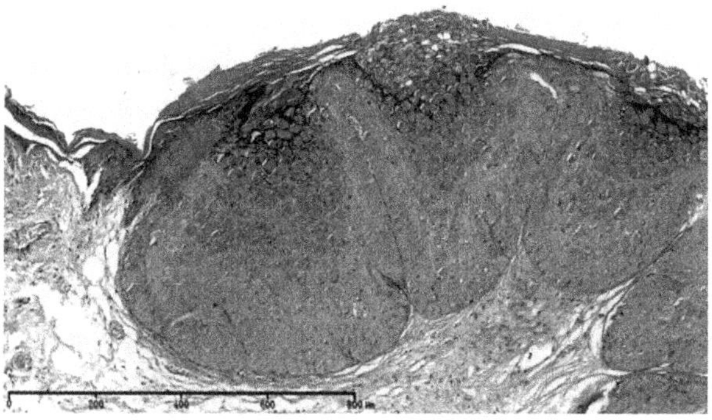

图 11-7 传染性软疣

图示表皮增生肥厚并向下凹陷形成多个漏斗状结节，其内充满均匀红染的软疣小体

五、寄生虫疾病

（一）皮肤猪囊尾蚴病（cysticercosis cellulosae cutis）

临床病理特点表现为皮下结节，常见于头及躯干部，四肢较少见。为圆形或椭圆形，直径为0.5 ~ 2cm或稍大。界清，常与周边无明显粘连。囊壁为纤维结缔组织，囊内为清亮液体，囊内可见猪囊尾蚴及头部的吸盘及小钩，后者呈轮状排列。较陈旧死亡的尾蚴可发生钙化，囊壁无明显炎症。

（二）皮肤黑热病（cutaneous leishmaniasis）

皮肤黑热病也称为皮肤利什曼病。人体黑热病由利什曼原虫（leishmania）引起，可分三个主要类型：①皮肤型（cutaneous leishmaniasis），主要由热带利什曼原虫引起，主要见于中东及中亚地区；②皮肤黏膜型（mucocutaneous leishmaniasis），由巴西利什曼原虫（L.braziliensis）引起，主要见于巴西及秘鲁等美洲地区；③内脏黑热病（visceral leishmanasis or kalaazar），是由杜诺凡利什曼原虫引起，主要见于南美、非洲及亚洲（中国等）。各型利什曼原虫在形态上无区别，只有生化特征及抗原上不同。

内脏型者也可有皮肤损害。

皮肤黑热病的病理组织学变化多种多样，较为复杂。可分为如下几型：

1. 急性皮肤黑热病（acute cutaneous leishmaniasis） 非特异性炎，可有中性粒细胞及嗜酸性粒细胞或肉芽肿形成。在部分表皮细胞内及组织细胞内或外均可见大量利什曼原虫或利什曼小体或称利－杜小体（Leishman or Leishman-Do-novan bodies），这是组织学诊断依据。

2. 慢性皮肤黑热病（chronic cutaneous L） 这型黑热病最主要的特征是形成结核样肉芽肿结节。肉芽肿中心无干酪样坏死，结节主要由上皮样细胞、单核组织细胞、淋巴细胞及少数浆细胞组成，也可见少数Langerhans型多核巨细胞，结节周有较多量淋巴细胞。

3. 诊断及鉴别诊断 皮肤黑热病的诊断主要依据组织切片或涂片或分离培养出利什曼原虫。直接涂片做Giemsa染色较易观察；组织切片上可做Giemsa及PAS染色，但HE染色也能检测。在急性或弥漫性者较易见到病原体，在慢性及再发性可阴性。利什曼小体呈圆形或卵圆形，大小约2 ~ 4μm。除常规切片特殊染色外，也可做免疫组化、PCR及电镜等检测病原。血清免疫学检查也是重要的辅助诊断指标。

第三节 非感染性疱性疾病

本部分介绍疾病均是以皮肤出现水疱为特征的非感染性疾病。这是病因、临床表现以及病理组织学都各有很大不同的一组疾病，这组疾病种类繁多，本节只介绍病理组织学有一定特异性的又较常见的几种疾病。

一、湿疹

湿疹（eczema）又称为湿疹性皮炎（eczematous dermatitis）、海绵性皮炎（spongiotic dermatitis）、急性海绵性皮炎（acute spongiotic dermatitis）、水疱性皮炎（vesicular dermatitis）以及钱币形或盘状皮炎（nummular or discoid dermatitis）等。这是对一组病因不甚清楚的、具有相似临床病理特点、主要累及表皮的皮肤炎性病变的描述性名词。目前尚不足以分为更具特异性的组织学疾病类型。

根据临床及病理组织学特点可以分为急性及慢性型。

（一）急性湿疹（acute eczema）

1. 临床表现 为瘙痒、丘疹、丘疹水疱、红肿糜烂、渗液以及结痂等。病变可局限，也可累及较大范围。

2. 病理组织学 表皮增生肥厚不明显，可有轻度角化亢进，角质层有网篮状结构，最主要变化是细胞间桥粒连接破坏，细胞间隙加大，表皮内水肿，有海绵形成（spongiosis），故称为海绵性皮炎，又呈急性经过，故又称为急性海绵性皮炎。真皮改变通常较轻微。

（二）慢性湿疹（chronic eczema）

大多数由急性湿疹转化而来；也有少数一开始即表现为亚急性或慢性湿疹特点。

1. 临床上表现　瘙痒、渗液、结痂、肥厚，成为浸润肥厚性苔藓样病变。

2. 病理组织学　这一型皮炎最基本的病变就是慢性肥厚性非特异性皮炎。表现为不同程度的角化亢进及棘层肥厚，通常颗粒层增厚。真皮血管周或散在以淋巴单核细胞为主的炎细胞浸润，伴真皮乳头的纤维化。表皮内也可有少量炎细胞浸润。炎细胞也可混有中性粒细胞及嗜酸性粒细胞。

二、天疱疮

天疱疮（pemphigus）是一组自身免疫性疾病，是由于血液循环中存在针对角质细胞表面分子的自身抗体，导致表皮细胞松解，表皮内疱形成。故这是以形成表皮内松解性大疱为特点的自身免疫性皮肤黏膜炎症性疾病。

天疱疮根据临床及病理组织学特点可以分为如下四型：

1. 寻常型天疱疮（pemphigus vulgaris）　主要发生于中年人及老年人，临床上表现为裂隙或大疱性皮损，不但损害皮肤，而且可损害口腔、肛管直肠、外生殖器以及结膜等黏膜。疱周皮肤尼氏征（Nikolsky sign）常为阳性。

病理组织学：最主要的变化是形成基底层以上棘层松解，松解程度不同，可以形成不规则裂隙或大疱。松解局限在基底层以上棘细胞底层，棘细胞表层、颗粒层及角质层无明显松解。松解性疱内有松解细胞，疱周上皮也可见松解或细胞间水肿。疱内除松解细胞外，还可见渗出液及炎细胞（图 11-8），炎细胞主要为淋巴单核细胞及少量中性粒细胞及嗜酸性粒细胞。疱周海绵形成及嗜酸性粒细胞浸润，可有嗜酸性海绵形成（eosinophilic spongiosis）。疱底基底细胞之间常无明显松解且与真皮不分离，真皮层有多少不一的炎细胞浸润。表皮内大疱累及皮肤附属器具有一定特征性。免疫荧光显示有 IgG[主要是 IgG1 和 IgG4，特别是针对桥粒核心糖蛋白 3（130kD）的自身抗体] 及 C3 在表皮细胞间呈花边状沉积。

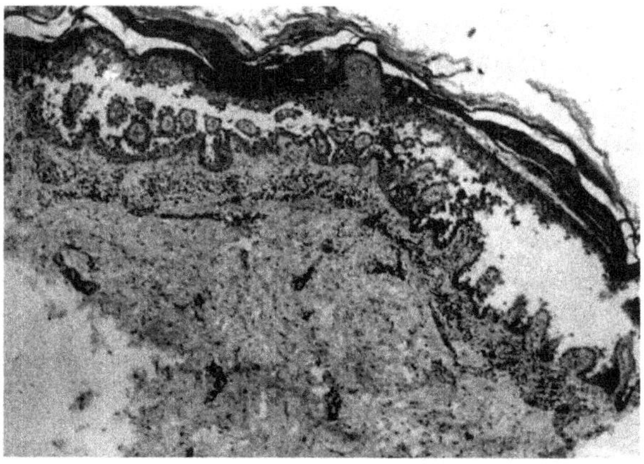

图 11-8　寻常性天疱疮

图示表皮深层、基底层上松解性大疱形成，疱内可见松解细胞

2. 落叶型天疱疮（pemphigus foliaceous）　此型少见，发生于成人，通常不累及黏膜，预后远较寻常型好。组织学特点是表皮浅层或角质层下形成松解性裂隙或大疱，疱腔内有多少不一的炎细胞。免疫荧光可以检测到针对桥粒核心糖蛋白 1（160kD）的 IgG 型自身抗体主要沉积于表皮颗粒层。

3. 巴西天疱疮（Fogo selvagem）　又称地方性落叶型天疱疮（endemic pemphigus foliaceous），流行于巴西河流域，可能以某种节肢动物为媒介传播，其临床表现、病理生理以及组织形态学均与落叶型天疱疮相似。

4. 红斑性天疱疮（pemphigus erythematosus）　又称 Senear-Usher 综合征，以颜面中央部的红斑样

皮疹为特征，与狼疮的蝶形红斑类似，可以累及头、颈及躯干上部，极少累及黏膜。与落叶型天疱疮及巴西天疱疮相同，红斑性天疱疮可检测到针对桥粒核心糖蛋白的自身抗体。组织形态学与落叶型天疱疮相似，最主要的不同点是伴有脓疱性皮炎－细菌表浅感染伴角质层下大疱，大疱内含大量中性粒细胞和少量棘松解性角质细胞。

三、疱疹样天疱疮

疱疹样天疱疮（herpetiform pemphigus）有人称为棘层松解性疱疹样皮炎（acantholytic dermatitis herpetiformis），是1975年Jablonska等首先报道的具有疱疹样皮炎的临床特征和天疱疮的免疫学特征的一种疾病，病因不甚清楚。免疫学检测显示局部或循环血中有抗桥粒核心蛋白抗体或其他抗表皮表面分子抗体。

病理组织学棘层细胞间水肿，海绵形成以及海绵状水疱，表皮内有较明显嗜酸性粒细胞或中性粒细胞浸润，常见嗜酸性海绵形成，也可有嗜中性海绵形成，表皮内不同水平均可见裂隙及水疱形成，可见轻度棘层松解或无明显松解。疱内有明显嗜酸性及中性粒细胞及炎症渗出物为主要特点，真皮层也有多少不等有明显嗜酸细胞的混合性炎细胞浸润。该病的主要诊断依据是：①成年人有明显瘙痒性水疱性病变；②表皮内有明显嗜酸细胞浸润的海绵状水疱；③除外特殊过敏源刺激；④免疫荧光检测局部或循环血中有IgG为主的抗桥粒核心蛋白抗体或其他抗表皮表面分子抗体。要注意与药物性皮炎及虫咬性皮炎鉴别，后者有较明确的原因。它与天疱疮不同的是无明显松解及松解细胞。

四、疱疹样皮炎

疱疹样皮炎（dermatitis herpetiformis）是一种免疫介导的大疱性皮肤病，以常染色体显性方式遗传。临床特点为广泛的瘙痒性丘疱疹及糜烂，对称性分布于肢体伸侧、头皮、肩、背及臀部。可发生于任意年龄组，但常见于年轻人。由于该病瘙痒异常，患者难以克制地搔抓，因而查体时难以见到完整的大疱。90%的患者合并有腹泻病（麸质过敏性肠病），其针对的自身抗原是转谷氨酰胺酶（TGase3），有学者指出其发病可能是由于临床表现轻微的腹泻病患者仍持续进食谷物而诱发。免疫荧光检查显示皮损处有包括IgA和TGase3的循环免疫复合物的沉积。

病理组织学病变早晚及轻重病例之间有所不同，但基本病变是表皮下真皮乳头以中性粒细胞渗出为主的炎症性损害。呈现为真皮乳头水肿，以中性粒细胞为主的炎细胞浸润，真皮乳头炎症性破坏，小脓肿形成，脓肿中有核尘形成，真皮乳头部单个或多个裂隙形成，相邻乳头裂隙互相融合形成大的表皮下裂隙或大疱。免疫荧光显示真皮乳头病变区有IgA呈颗粒状沉积，有时伴有C3沉积。

五、类天疱疮

类天疱疮（pemphigoid）是最常见的大疱性自身免疫性疾病，老年人多见。其皮肤表现多种多样，但皮下疱常为大疱，故又称为大疱性类天疱疮（bullous pemphigoid）。类天疱疮针对的自身抗原是构成半桥粒的两种成分——BP180和BP230。

1. 病理组织学　病变早期及不典型时组织病理学不具特异性。表皮下裂隙或大疱形成，疱内及疱周有伴较明显嗜酸性粒细胞的混合性炎细胞浸润，疱内有纤维素及浆液渗出（图11–9）。真皮乳头水肿，但一般无明显破坏，有的病例疱周真皮乳头部也可见嗜酸性小脓肿。利用直接和间接免疫荧光法可见基底膜带有线状IgG及C3沉积，也可有IgM、IgD及IgE等。利用ELISA法通常可以检测到抗BP180和抗BP230自身抗体。

2. 诊断及鉴别诊断　诊断类天疱疮要结合临床特点、组织病理形态以及免疫学特征综合考虑，其诊断要点是：①老年人，广泛分布的表皮无明显病变的皮下裂隙及大疱，黏膜以及头面部皮肤通常不受累；②疱内及疱周以嗜酸性粒细胞为主的混合性炎细胞浸润，疱内有明显纤维素及浆液渗出；③真皮乳头无明显破坏性病变。要注意与下列疾病鉴别：

（1）天疱疮：类天疱疮与天疱疮较易鉴别，前者无棘层松解，疱位于表皮下，直接免疫荧光显示基底膜带线状 IgG 荧光，ELISA 可以检测到抗 BP180 和抗 BP230 自身抗体。

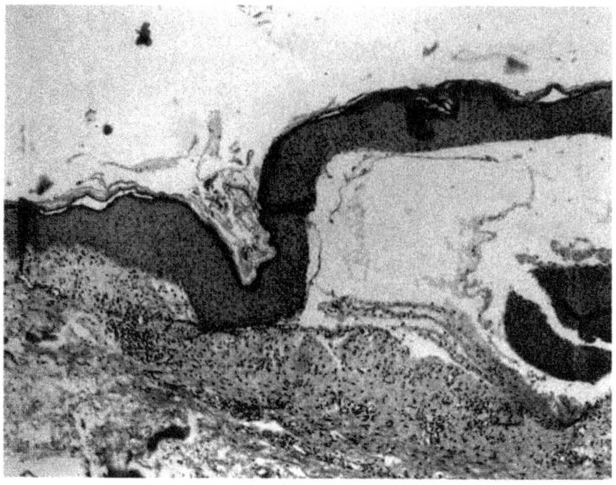

图 11-9　类天疱疮

图示真皮浅层较多量淋巴单核细胞及嗜酸性粒细胞浸润，并有表皮下大疱形成

（2）疱疹样皮炎：类天疱疮较早期病变有时与疱疹样皮炎（dermatitis herpetiformis）鉴别起来较为困难，特别是当前者也有乳头水肿及真皮乳头小脓肿形成时。但后者如下特点可与之鉴别：①常为多乳头不同程度损害，形成多乳头小脓肿或多房性小疱；②疱常为多乳头性小疱融合形成的大疱；③炎细胞以中性粒细胞为主，有明显真皮乳头破坏；④免疫荧光显示皮损处有包括 IgA 和 TGase3 的循环免疫复合物的沉积。

（3）大疱性固定性药疹（bullous fixed drug eruption）：此病虽然也有皮下疱形成，炎细胞中也有少量嗜酸性粒细胞，但它的如下几个特点可与类天疱疮鉴别：①发病与用药有关，而且部位固定；②疱顶部及疱周表皮细胞有明显变性坏死；③炎细胞以中性粒细胞为主，只有少数嗜酸性粒细胞，可有微脓肿形成。

（4）多形性日光疹（polymorphous light eruption，PMLE）：多形性日光疹如下几点可与大疱性类天疱疮鉴别：①发病与日光照射有关，皮损为群集性瘙痒性丘疹或丘疱疹或红斑水肿；②表皮有水肿及海绵形成；③混合性炎细胞中嗜酸性粒细胞较少；④真皮水肿，水疱形成，是真皮水肿性水疱；⑤真皮常有嗜碱性变及淋巴细胞增生；⑥光激发试验可诱发病变，而免疫病理上无特异性发现。

第四节　非感染性红斑及丘疹性疾病

一、荨麻疹

荨麻疹（urticaria）是最常见的皮肤病，由各种内源性或外源性因素引起的皮肤和（或）黏膜过敏性丘疹、水疱、局限性水肿或风团块为主要特点的疾患，有研究发现在约 40% 的慢性病例中可以检测到抗自身 IgE 或抗自身 IgE 受体抗体。常伴有剧痒，少数患者有不同程度发热、关节痛、恶心、呕吐、腹痛、腹泻、胸闷、呼吸困难等症状。临床上可分为不同的亚型，如寒冷性、日光性、水源性、胆碱能性以及食物性或蛋白胨性荨麻疹等。从发病上可以分为变态反应及非变态反应两种，变态反应者属于Ⅰ型及Ⅲ型，尤以Ⅰ型为主。

病理组织学诊断主要根据是：①临床上表现为有剧痒的风团或丘疱疹；②组织学上显示为真皮显著水肿、血管扩张以及多少不一的淋巴细胞及嗜酸性粒细胞浸润。

少数荨麻疹病例中中性粒细胞浸润较明显，只有少数嗜酸性粒细胞及淋巴细胞，有人称此种病例为中性粒细胞性荨麻疹（neutrophilic urticaria）。此型荨麻疹要注意与荨麻疹性血管炎（urticarial vasculitis）鉴别。前者无中性粒细胞核尘、纤维素沉着、血管壁纤维素样坏死及红细胞外渗等。

二、结节性痒疹

诊断结节性痒疹（prurigo nodularis）的要点是：临床上表皮增生性结节性瘙痒性病变；病理组织学上表皮局限性增生及角化亢进，伴有轻重不一的慢性炎；要注意除外合并有其他疾病。

三、远心性环形红斑

远心性环形红斑（erythema annulare centrifugum，EAC）是原因不清的具有向周围或远心性扩大的多发性环形红斑性皮肤病。又名持续性旋转状或环状红斑（erythema gyratum perstans）及持久性图状红斑（erythema figuratum perstans）等。初始为单发或多发水肿性红丘疹，逐渐向周围呈环状、弧形或融合性多环状扩展，扩展周边新皮损稍隆起。偶有水疱形成及结痂，常有轻度瘙痒，可持续数周、数月、数年，甚至数十年。一般预后良好。

诊断及鉴别诊断病理诊断要点：①临床表现为典型远心性环形红斑损害；②组织学上显示为非特异性真皮浅层或深层血管周淋巴单核细胞为主的炎细胞浸润。在诊断中注意与下列疾病鉴别：多形性红斑、药物性丘疹及蕈样肉芽肿。

四、银屑病

银屑病（psoriasis）又名牛皮癣。是较常见红斑、丘疹以及在其上有明显银屑形成为特点的原因不明的慢性皮肤病。少数银屑病患者除皮肤黏膜病变外，还有关节、肝、胃肠道、眼、心脏以及肾脏等不同程度损害。临床上有如下四种主要类型：寻常型、脓疱型、关节病型及红皮病型。寻常型又可分为脂溢性、疣状、湿疹样、尿布银屑病以及光敏性等亚型。不同的类型或亚型病因有所不同，组织学上也有些不同，但各型基本病变相似。病理工作者根据基本病变诊断，临床上根据基本特点结合组织学所见进行分类。

病理组织学：①表皮角化亢进及灶状角化不全或角化不全，颗粒层变薄或消失；②角质层或角质层下中性粒细胞聚集，形成芒罗微脓肿（Munro microabscess），这种脓肿常在角化不全处（图 11-10）；③表皮内散在多少不一的中性粒细胞浸润；④表皮呈银屑病型增生（psoriasiform hyperplasia），其特点是棘层肥厚与萎缩相间，上皮脚规则延长增宽，呈锯齿状，锯齿尖端肥大，延长增宽的上皮脚呈杵状，乳头上方表皮变薄；⑤表皮灶状细胞间水肿，可有海绵形成，也可见海绵状脓疱（spongiform pustules）；⑥真皮乳头水肿，血管扩张、扭曲、充盈；⑦真皮浅层中等量炎细胞浸润，其中也可有少量中性粒细胞，个别病例有红细胞外渗。这 7 条病变不一定每一病例活检标本都齐备，红皮病型（erythrodermic psoriasis）者许多病例无典型银屑病病变。

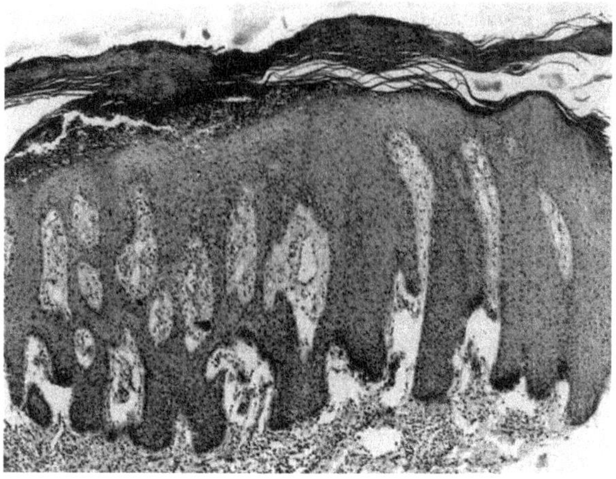

图 11-10 银屑病

图示表皮角化不全及芒罗微脓肿形成，表皮银屑病样增生

五、扁平苔藓

扁平苔藓（lichen planus）为原因不甚清楚的较常见的皮肤及黏膜疾病。少数病例有家族史，称为家族性扁平苔藓，此型苔藓发病较早，皮损常呈广泛分布，经常累及黏膜及甲组织。

病理组织学：①表皮角化亢进，可有灶状角化不全，表皮可有增生肥厚，也可萎缩。②个别棘细胞良性角化不良或有胶样或细胞样小体（cytoid bodies）或称 Civatte 小体形成，这可能是一种细胞凋亡。这些小体主要存在于棘细胞底层，也可见于基底细胞之间及真皮浅层。③基底细胞空泡变性及液化坏死，基底细胞消失（图 11-11）。基底细胞变性坏死广泛严重者则形成皮下裂隙或大疱，有大疱者则称为大疱性扁平苔藓。④真皮层致密，沿表皮真皮交界呈带状分布，以淋巴单核细胞为主的炎细胞浸润。

真皮较深部位也可见少数血管周炎细胞浸润，炎细胞之间可见黑色素沉着及噬色素细胞，病变可累及毛囊或局限于毛囊形成毛囊性扁平苔藓。

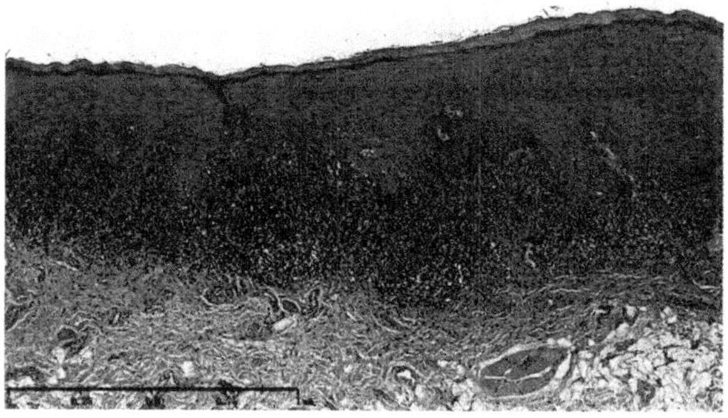

图 11-11 扁平苔藓

图示表皮基底细胞液化消失，表皮下真皮内带状淋巴单核细胞浸润

六、玫瑰糠疹

玫瑰糠疹（pityriasis rosea）为急性自限性皮肤病，目前多种证据表明和感染有关。皮损表现为大小不等的圆形或椭圆形玫瑰色斑，表面有糠状鳞屑，少数病例可累及口腔黏膜。病理组织学：①表皮轻度角化亢进及开口部角化不全；②表皮内灶状轻度细胞间水肿，偶见海绵形成，形成急性或亚急性海绵性皮炎特点；③真皮浅层灶状或散在轻度到中度以淋巴单核细胞为主的炎细胞浸润，偶见嗜酸性粒细胞；④真皮乳头水肿，毛细血管周有红细胞外渗，但无小血管炎，这是较为特异性的病变。

七、毛发红糠疹

毛发红糠疹（pityriasis rubra pilaris）又名尖锐红苔藓或尖锐苔藓（lichen ruber acuminatus or lichen acuminatus）。从病因上可分为遗传型（又称幼年型）及非遗传型（又称成人型），后者常与维生素A缺乏及肝功能不全有一定关系。

病理组织学：①表皮轻到中度角化亢进及灶状角化不全，伴有毛囊口角质栓形成，角质栓内也有角化不全，显示毛囊及毛囊旁角化不全，这是较为特殊的变化，具有诊断意义；②上皮轻度到中度银屑病样增生，要与银屑病鉴别，前者无真皮乳头上方表皮变薄。少数病例有少量中性粒细胞及嗜酸性粒细胞，真皮层血管扩张但不扭曲。

第十二章
肿瘤标志物的诊断

第一节　肿瘤标志物概论

一、肿瘤标志物的基本概念

肿瘤标志物是 1978 年 Herberman 在美国国立癌症研究院（NCI）召开的人类免疫及肿瘤免疫诊断会上提出的，次年在英国第七届肿瘤发生生物学和医学会议上被确认。随着生物技术的发展和肿瘤发病机制研究的深入，特别是近年来用蛋白质组学技术筛选和检测肿瘤标志物，发现了许多新的标志物。人们对于肿瘤标志物概念的认识也越趋向完整和深入。

（一）肿瘤标志物

肿瘤标志物（Tumor Markers）是指伴随肿瘤出现，在量上通常是增加的抗原、酶、受体、激素或代谢产物形式的蛋白质、癌基因和抑癌基因及其相关产物等成分。这些成分是由肿瘤细胞产生和分泌，或是被释放的肿瘤细胞结构的一部分，它不仅仅存在于肿瘤细胞内，而且还经常释放至血清或其他体液中，能在一定程度上反映体内肿瘤的存在。

从细胞水平分析，肿瘤标志物存在于细胞的细胞膜表面、胞浆或胞核中，所以细胞内、外各种成分均能作为肿瘤标志物，尤其是细胞膜上各种成分：包括膜上抗原、受体、酶与同工酶、糖蛋白、黏附因子、胞浆内所分泌的癌胚抗原（carcinoembryonic antigen，CEA）、肿瘤相关抗原（tumor-associated antigen，TAA）、酶及转运蛋白和细胞核内有关的基因等。这些物质可分泌到循环血液和其他体液或组织中，通过免疫学、分子生物学及蛋白质组学等技术和方法测定其表达的水平或含量，从而应用于临床，作为肿瘤的辅助诊断、监测肿瘤治疗的疗效以及判断预后的检测指标。另外，随着分子生物学和癌基因组的进展，染色体水平上的变化，包括转录组学和 mRNA 等物质是否能作为肿瘤标志物，目前正在进行深入的研究，相信 DNA 水平和 RNA 水平的研究会更加丰富肿瘤标志物的理论和应用。

（二）理想的肿瘤标志物

理想的肿瘤标志物应符合以下几个条件：①敏感性高；②特异性强；③肿瘤标志物和肿瘤转移、恶性程度有关，能协助肿瘤分期和预后判断；④肿瘤标志物浓度和肿瘤大小有关，标志物半衰期短，有效治疗后很快下降，较快反映治疗后的疗效及体内肿瘤发展和变化的实际情况；⑤存在于体液中的肿瘤标志物特别是血液中，易于检测。遗憾的是，至今发现的一百余种肿瘤标志物，很少能满足上述要求。

当前临床所应用的肿瘤标志物在肿瘤鉴别的特异性（specificity，即健康人及良性疾病患者表达应为阴性）及灵敏度（sensitivity，即肿瘤患者表达均应为阳性）方面，还没有任何一个能达到很理想的程度。目前除甲胎蛋白（AFP）和前列腺特异性抗原（PSA）外，在临床上还没有发现有器官特异性较强的肿瘤标志物。研究分子标志物时通常采用的方法包括：横断面研究、病例对照研究、前瞻性研究和干预研究。对于肿瘤标志物的临床试验评估涉及：①设立健康人群组：做肿瘤患者组，不同分期的患者组，每组病例应 > 200 例；②试验应为结合临床治疗观察的前瞻性研究；③结论要用 Meta 分析，如做回顾性研究须用多因素分析；最后用受试者工作特征曲线（ROC 曲线）确定肿瘤标志物的判断值（Cut-Off）。

对于存在于组织和细胞中的肿瘤标志物，一般需要取得细胞和组织的标本，然后用基因分析法和组织化学法测定其含量变化；而临床生化法测定的大多是血液中的肿瘤标志物。美国临床肿瘤学会（ASCO）发表的肿瘤标志物应用指南，特别强调测定血液中的肿瘤标志物。绝大部分体液中的肿瘤标志物既存在于肿瘤患者中，也存在于正常人和非肿瘤患者中，只是在肿瘤患者中的浓度高于非肿瘤患者。大多数肿瘤标志物在某一组织类型的多个肿瘤中呈阳性，但阳性率不一。学术界往往把阳性率较高的一种肿瘤或一类肿瘤看成这一标志的主要应用对象。（表 12-1）列举了一些肿瘤标志物的相对特异性表达的器官及其主要应用范围。

表 12-1　一些肿瘤标志物及其主要应用范围

肿瘤标志物	相关器官与主要应用范围
甲胎蛋白（AFP）	肝癌和精原细胞瘤
癌抗原 125（CA125）	卵巢癌
癌抗原 19-9（CA19-9）	胰腺癌
癌抗原 15-3（CA15-3）	乳腺癌
癌抗原 724（CA724）	胃癌
降钙素（Calcitonin）	甲状腺髓样癌
人癌胚抗原（CEA）	直、结肠癌
绒毛膜促性腺激素（hCG）	非糖原细胞瘤（胚胎癌、畸胎瘤、绒毛膜细胞癌和卵黄囊肿瘤等）、精原细胞瘤
雌激素受体（ER）	乳腺癌内分泌治疗的疗效评估和预后判断
孕激素受体（PR）	乳腺癌内分泌治疗的疗效评估和预后判断
前列腺特异性抗原（PSA）	前列腺癌
鳞状细胞癌抗原（SCCA）	鳞状细胞癌（食管癌、肺癌；膀胱癌子宫颈癌等）
组织多肽性抗原（TPA）	多种肿瘤

二、肿瘤标志物的分类

国内学者根据肿瘤标志物的来源、分布、生物学特性及其与肿瘤关系的基本原则，一般将肿瘤标志物分为 5 类。

（一）原位性肿瘤相关物质

此类物质在同类的正常细胞中含量甚微，但当细胞癌变时迅速增加，如 Bence-Jones 蛋白。随着测定方法灵敏度的提高，此类物质对肿瘤诊断的意义和作用更加明显。

（二）异位性肿瘤相关物质

此类物质，如异位性激素，是由恶变的肿瘤细胞产生，不是同类正常细胞的组分。例如，在肺癌时，血液中促肾上腺皮质激素（adrenocorticotropic hormone，ACTH）可以明显升高，这是由于肺癌细胞分泌 ACTH 所致。这类物质表达的特异性一般较强。

（三）胎盘和胎儿性肿瘤相关物质

当胎儿成长后，一些物质消失，而在成人组织细胞癌变时，这类胚胎性物质又再次产生或表达。此类物质可分为 3 类：①癌胚性物质，如癌胚抗原（CEA）、甲胎蛋白（AFP）、碱性胎儿蛋白（basic fetoprotein，BFP）和组织多肽抗原（tissue polypeptide antigen，TPA）；②癌胎盘性物质，如妊娠蛋白（pregnancy protein，SP）；③激素（如人绒毛膜促性腺激素 hCG）和酶及同工酶。

（四）病毒性肿瘤相关物质

凡能引起人或动物肿瘤生成或细胞恶性转化的病毒，统称为肿瘤病毒。与肿瘤有关的病毒有HTL-Ⅰ病毒（成人T细胞白血病）、EB病毒（Burkitt淋巴瘤）、HPV病毒（宫颈癌与皮肤癌）、乙型和丙型肝炎病毒（肝癌）和人巨细胞病毒等。

（五）癌基因、抑癌基因及其产物

癌是基因性疾病，相关基因的突变和调控异常可促使细胞癌变。在癌变中首先是各种致癌因素诱发癌基因激活和抑癌基因失活及其产物表达异常，而这些变化是肿瘤发生和发展的重要标志。前四类是肿瘤基因表型标志物，而癌基因、抑癌基因以及肿瘤相关基因的改变是肿瘤的基因型标志物，这里仍归到肿瘤标志物。

三、肿瘤标志物的生物学意义

细胞遗传特征分析表明，所有体细胞均由基因相同的亲本细胞继代衍生而来。细胞癌变，癌的特征也可由亲代癌细胞传给子代癌细胞，一个癌细胞就可繁衍为一个恶性肿瘤组织块，而这些变化的生物学基础就是肿瘤相关基因的异常改变。这些基因的改变是决定细胞增殖、生长、分化的关键因素。无论是致癌剂引起的体细胞基因突变和（或）遗传因素导致生殖细胞突变，或是正常基因丢失以及正常细胞分化过程中基因调控异常，均可使基因发生突变或表达调控紊乱，出现异常表型，影响细胞形态和生物活性，导致癌变发生。

在细胞癌变过程中，癌细胞主要表现为无限制地增殖，分化不良，浸润周围组织和向邻近组织转移、扩散，这些均是致癌因素引起靶细胞基因表达和生长调控异常的结果，结果导致蛋白质合成紊乱，产生异常的酶和同工酶、胚胎性抗原的产生等。这些物质均可作为临床辅助诊断、判断疗效、观察复发、鉴别诊断的基础。但目前由于缺少非常特异性的肿瘤标志物，以此进行肿瘤的早期诊断尚有困难，很难反映出癌前病变。上述两类标志物在肿瘤诊断和预后判断中的特异性、灵敏度和可行性是不同的（表12-2），如联合应用则可较全面地评价肿瘤发生、发展情况和提高诊断效率。

表12-2　肿瘤基因和表型标志物在临床用中的评价

肿瘤标志物	特异性	灵敏度	可行性
肿瘤基因标志物	+++	++++	
与细胞转化有关的标志物	+	++	+++
肿瘤基因表型标志物	+	+	+++

四、肿瘤标志物研究内容及相关技术

肿瘤标志物的研究内容包括生物化学、免疫组织学和肿瘤免疫显像等几个方面。分子生物学、蛋白质组学等相关技术的发展，为肿瘤标志物的研究大大拓展了研究内容和思路。

（一）生物化学和组织学鉴定技术

用生化分析法无损伤性地分析肿瘤细胞或与之相关的机体反应所产生并分泌到体液中的物质，同时进行定量测定，它对于肿瘤患者的检测是很有意义的。而组织化学技术则可从形态学上详细阐明细胞分化、增殖和功能变化的情况，有助于确定肿瘤组织类型分布，进行肿瘤定位、分期、预后和临床特征的分析。

（二）分子生物学技术

随着人类基因组计划研究的完成，应用新的生物学技术，通过分析基因结构和功能的改变，进行肿瘤发病机制，特别是癌基因、抑癌基因、转移抑制基因、耐药基因与肿瘤相关基因及其产物的研究也是肿瘤标志物的重要研究内容。基因诊断技术具有其特有的高灵敏度和高特异性，可以直接查明基因水平的变化。该部分目前包括很多新的技术，如基因芯片、组织芯片、蛋白质芯片等。

1. 基因芯片技术 基因芯片或DNA微阵列（DNA Chip Microarray）是指将大量靶基因或寡核苷酸片段有序地高密度固定（包被）在固相载体（玻璃、硅等）上，与探针杂交，经激光共聚焦显微镜扫描，通过计算机系统对荧光信号做出比较和检测。可以高通量分析数千种基因表达情况，从而可以观察肿瘤发生过程中不同基因的变化，为肿瘤病理基因分类、肿瘤早期发现，尤其是肿瘤相关基因发现，提供了非常大的可能。

2. 组织芯片技术 组织芯片或组织微阵列技术（tissue microarray）是在DNA微阵列基础上发明的，该技术先根据染色结果确定肿瘤类型、分期，再确定取样组织的位置，以研究基因或其表达产物在不同肿瘤组织中异常表达的情况。因此，组织芯片应用范围很广，可用于检测基因表达、寻找未知基因表达突变体与多态性、筛选药物以及发现不同肿瘤基因表达谱，从而观察不同肿瘤不同的基因异常表达。

3. 蛋白质芯片技术 蛋白质芯片技术是高通量、微型化与自动化的蛋白质分析技术。蛋白质芯片主要有两种：一种类似DNA芯片，即在固相支撑物表面高密度排列的探针点阵，可特异地捕获产品中的靶蛋白，然后通过检测器对靶蛋白进行分析；另一种是微型化的凝胶电泳板，在电场作用下，样品中蛋白质通过芯片上的泳道分离开来，经喷雾直接进入质谱仪中进行检测，以确定样品中蛋白质的量及种类。

（三）组学技术

由于基因组学和蛋白质组学及其技术的发展，而形成新的“组学技术”。它包括：基因组学——研究人类基因变异所需测定的基因组组成及其序列；转录组学（基因表达的策略）——从基因的转录水平即RNA水平研究所有基因表达；蛋白质组学——用质谱法研究人体蛋白质的表达；代谢组学——用磁共振（nuclear magnetic resonance，NMR）和图像识别技术研究体液代谢物。组学技术是新的标志物的“发现工具”，目前已用于寻找和筛选新的肿瘤标志物。目前，在蛋白质组学中常用的是飞行时间质谱技术（SELDI-TOF-MS），也称蛋白质指纹图谱技术。该技术的原理是将蛋白样品点在特殊的基质上，在激光照射后，蛋白发生解离作用，带电的分子在通过电场时加速，记录仪记录飞行时间的长短，质量越轻，相对所带的电荷越多（质荷比M/Z越小），飞行时间越短。信号由高速的模拟－数字转化器转化并记录，被测定的蛋白质以一系列峰的形式呈现，这些特异的峰可看成此类蛋白的指纹图谱。利用该技术可从样本中分离出大量感兴趣的蛋白或标志物。

此外，肿瘤免疫显像技术与分子影像学也是肿瘤标志物研究的重要工具。该技术有助于肿瘤定位。具体来说就是主要利用放射性标记的肿瘤标志物的特异性抗体，进一步确定肿瘤细胞在组织和器官的定位，不仅利于对肿瘤的定位和诊断，同时帮助进一步施行外科手术等相应治疗。

五、肿瘤标志物的发展史及展望

（一）肿瘤标志物的发展史

肿瘤标志物的发展大致经历了五个不同阶段，第一阶段是Bence Jones蛋白的发现开创了肿瘤标志物研究阶段；第二阶段是酶与同工酶在肿瘤检测中的应用；具有跨时代意义的是特异性单克隆抗体阶段即第三阶段，使得糖链抗原成为肿瘤标志物重要研究内容；第四个阶段则是随后的肿瘤基因标志物成为当今研究的热点；目前已经发展至第五个阶段，即系统肿瘤标志物研究阶段。

早在1848年Henry Bence Jones在多发性骨髓瘤患者的尿中发现了一种特殊蛋白，后来称为本周蛋白（Bence Jones蛋白），与骨髓瘤发生有关，该蛋白可作为诊断多发性骨髓瘤的指标。这是第一个肿瘤标志物，也是肿瘤标志物发展的开创阶段，即第一阶段。随后到1927年Ascheim S和Zondek B在妇女尿中发现绒毛膜促性腺激素（hCG）与妇女妊娠有关，也与妇科肿瘤有关。1928年Brown WH和Cushing H在具有库欣（Cushing）综合征和小细胞肺癌患者中观察到促肾上腺皮质激素（ACTH）。此后，Gutaan AB等发现酸性磷酸酶可作为前列腺癌的标志物。1954年发现乳酸脱氢酶（LactateDehydrogenase，LDH）与肿瘤有关，几乎在许多恶性肿瘤中均能检测到其活性。1959年，Markert等认为同工酶可以作为肿瘤标志物。1968年Fishman WH等在人类肿瘤细胞中发现碱性磷酸酶。由此，Markert C等认为在恶性肿瘤情况细胞受到损伤，这些酶与同工酶会释放到外周血中，因此，酶与同工酶也可作为肿瘤标志物，但其特异性不强。这是肿瘤标志物发展的第二阶段。

20 世纪 60 年代以后，苏联 Abelev 发现 AFP 与肝癌有关，Gold P 等从结肠癌组织中发现了癌胚抗原（CEA），为寻找肿瘤相关抗原奠定了基础。Rosen 等发现胚胎蛋白可作为肿瘤标志物，同时建立了免疫学测定法检测血中的肿瘤标志物，从而开始在临床上较普遍地应用血清中肿瘤标志物。1975 年 KohlerH 和 Milstein G 创建了单克隆抗体技术，并因此获得了 1984 年诺贝尔生理学和医学奖。由于酶联免疫技术和单克隆抗体技术的发展，以及蛋白质纯化技术的应用，使得寻找肿瘤相关抗原的研究进一步发展，从而发现一大批糖脂、糖蛋白和黏蛋白（Mucins）等肿瘤相关抗原，这一类抗原的化学组成是以碳水化合物为主，而且与肿瘤相关，因此又统称为肿瘤抗原（Cancer Antigen，CA）。1978 年美国 KoprowskiH 在其实验室用黑色素瘤制备单克隆抗体，接着用结肠癌细胞制备出单克隆抗体，能识别糖类抗原（CA19-9），从此应用各种癌细胞和与癌有关的可溶性抗原制备单克隆抗体，从而发现了一系列特异性较强的肿瘤标志物，为肿瘤标志物的应用开辟了广阔的前景。这是肿瘤标志物发展的第三阶段。

1976 年 Rose 发现鸡正常细胞中有 V- src 同源基因，称之为细胞基因或原癌基因，而这些癌基因与肿瘤发生有关，即肿瘤的基因标志物。由于 Bishop M 等在癌基因研究中的卓越贡献，获得了 1989 年度诺贝尔生理学和医学奖。Bishop M 等的研究将肿瘤标志物的研究从分子水平提高到基因水平，为将肿瘤基因（包括肿瘤标志物）应用于肿瘤的诊断和治疗奠定了基础。由于分子生物学技术的发展与应用，特别是随着人类基因组计划（HGP）的顺利实施以及人类基因组序列草图的完成，生命科学的研究进入了后基因组时代，又使肿瘤标志物的研究与应用进入一个崭新的阶段——肿瘤基因标志物阶段，即肿瘤标志物发展的第四阶段。

目前，基因组学研究的重点也从结构基因组学转向功能基因组学，进入蛋白质组学（proteomics）时代，而蛋白质组学是功能基因组学研究的核心内容。目前，蛋白质组学及其技术已广泛应用于生命科学领域，特别是飞行质谱技术，不仅成为寻找肿瘤标志物，也成为寻找其他疾病分子标志物和药物靶标最有效的方法之一，并使肿瘤标志物的概念延伸到生物标志物（Bio-Markers），促进了肿瘤标志物发展成为一个系统的学科——肿瘤标志物学，即肿瘤标志物发展的第五阶段。

（二）我国肿瘤标志物研究发展的概况

我国肿瘤标志物的发展起步较晚，20 世纪 80 年代末，国内由北京的李春海、田竞生、袁振铎，上海的沈霞，广州的葛日萍和汪慧民等积极开展组建和筹备中国肿瘤标志专业委员会的工作。于 1992 年 1 月 14 日，经中国抗癌协会二届四次常务理事会议决定批准成立“中国抗癌协会肿瘤标志专业委员会”。

肿瘤标志专业委员会在筹建和成立以后，为了进一步推动国内外肿瘤标志物的学术交流，至 1998 年共召开了 4 次全国肿瘤标志学术会议。2004 年于陕西省西安市召开第二届亚太地区国际肿瘤生物学和医学学术会议（APCTBM）暨第六届全国肿瘤标志学术会和第二十一届国际肿瘤标志学大会。此次会议邀请到诺贝尔奖获得者美国著名肿瘤学家 Leland H.Hartwell 教授，重点讨论了基础研究与肿瘤标志物临床应用结合的问题。随后 2006 年于广东省广州市召开第三届亚太地区国际肿瘤生物学和医学学术会议暨第七届全国肿瘤标志学术会和首届中国中青年肿瘤专家论坛。2008 年于江苏省南京市召开了亚太地区肿瘤生物学和医学学术会议暨第三届中国中青年肿瘤专家论坛。2009 年于陕西省西安市召开了亚太地区肿瘤生物学和医学学术会议暨第四届中国中青年肿瘤专家论坛。通过几次全国性和国际肿瘤标志学术会议，并举办全国性肿瘤标志学习班，不仅促进了此领域的学术交流，而且对推动国内肿瘤标志物的研究和应用的发展也具有重要意义。目前，我国已经有一大批中青年科学家正在该领域做着不懈的努力，以期为肿瘤标志物的发现和发展做出一定的贡献。

（三）展望

目前人们应用生物化学、免疫学、分子生物学、基因组学和蛋白质组学等理论和技术研究肿瘤标志物与癌变的关系，以期寻找和发现新的肿瘤标志物和癌前病变的标志物。但是现有的方法中，较实用的还是单克隆抗体技术，目前应用此技术发现了许多肿瘤标志物（如 CA 系列肿瘤标志物），也是今后筛选肿瘤标志物主要应用的方法之一。应用单抗可以确定各种糖链抗原（包括糖蛋白和糖脂类抗原），它能特异性识别一定的表位，所以特异性高，对肿瘤标志物临床应用和癌前病变研究具有重要意义。此外，糖链抗原与细胞识别信号系统及细胞信息传导系统有关，在癌变发生和发展过程中起着重要作用，有些糖链抗原中糖链是一些黏附分子的配基，与肿瘤转移密切相关，可作为肿瘤转移的标志物。

由于肿瘤一般被学术界认为是基因性疾病，癌基因与抑癌基因的突变及调控失常均可促使细胞癌变。癌基因激活和抑癌基因失活及其产物表达异常参与癌变的全过程，因此癌基因和抑癌基因与癌变的关系已成为肿瘤标志物研究的热点之一。目前国内对癌基因、抑癌基因及其产物，如 ras 基因及其产物，p53 基因与 p53 蛋白在结直肠癌、肺癌、乳腺癌中的表达进行了研究，显示它们在临床诊断和癌变研究中有一定的意义。

近几年来芯片技术、质谱技术，单核苷酸多态性（single nucleotide polymorphism，SNP）高通量筛选技术等正在兴起，而生物信息学将上述这些技术进行有机地整合和归类。基因组学、转录组学、蛋白质组学和代谢组学相关的技术也正在从不同水平发现和筛选肿瘤标志物，为寻找和开发新的肿瘤标志物奠定基础。由于生物技术的高速发展，筛选肿瘤标志物的时间已经从原来的 7 ~ 8 年缩短到目前的 3 ~ 5 年。

第二节　癌抗原检验

一、癌胚抗原（carcinoembryonic antigen，CEA）

1. 测定方法　RIA、EIA、MEIA、CLEIA、CLIA。

2. 标本准备　用血清红帽真空管静脉采血 5mL；或胸腹水、穿刺液 5mL。分离血清室温可放置数小时，如不能立即测定应 -20℃以下冷冻。

3. 参考范围　血清：成人不吸烟 RIA 法小于 2.5ng/mL，EIA 法小于 5ng/mL；吸烟小于 10ng/mL。40 岁以上有升高倾向，大于 5ng/mL 约占 20%，大于 10ng/mL 约占 0.1%；无性别差异，尿液小于 2.5ng/mL。

4. 临床意义　CEA 为 1965 年由 Gold 等发现存在于结肠癌组织和胎儿肠管的一种蛋白质。后证明为酸性糖蛋白，电泳在 B 区域；含糖部分不定，为 50% ~ 60%，蛋白部分一定，有 668 个氨基酸残基，1 分子可结合 24 ~ 26 个糖分子，分子量 180 ~ 200kD。见于胚胎和胎儿消化管组织，局限存在于细胞膜表面。与消化系肿瘤相关，也见于非消化系肿瘤和非肿瘤性疾病。为低器官特异性肿瘤标志物，起源于内胚层的肿瘤尤以腺癌阳性率较高。由于敏感性和特异性较低，不同方法差别较大，恶性肿瘤阳性率 24%，良性疾病 3.6%，正常人也可见有阳性，原发性肿瘤早期多为测不出水平，因此用于肿瘤诊断和筛查受到限制。

（1）血清 CEA 小于 5ng/mL 不能排除肿瘤：5 ~ 10ng/mL 有可能为肿瘤，但须除外大量吸烟者；10 ~ 20ng/mL 肿瘤的可能性较大。血清超过 10ng/mL 的恶性肿瘤（阳性率）：结肠癌（62% ~ 78%）、胃癌（30% ~ 75%）、胆系癌（40% ~ 60%）、胰腺癌（39% ~ 79%）、肺癌（33% ~ 58%）、乳腺癌（23% ~ 47%）、卵巢癌（32% ~ 42%）、甲状腺髓样癌（90% 以上）、肝转移癌（约 43%）、尿路上皮癌（3% ~ 7%）、神经母细胞瘤也见有阳性者。与 AFP 联合测定对原发性和转移性肝癌的鉴别诊断有价值；对乳腺癌、结肠癌肝转移，同时测定 ALP 和 GGT 有助于鉴别诊断。

（2）化疗或放疗肿瘤细胞坏死或膜损伤使 CEA 释放，可提高阳性率：血浓度与肿瘤消长相关，有效治疗血浓度下降，结肠癌根治切除成功 1 ~ 2 周后血浓度急剧下降；姑息的病例不见下降而多有升高；进行性升高提示肿瘤复发，轻度升高提示局部复发，大量升高提示肝、肺、骨转移。因此用于治疗和预后监测比用于诊断更有价值。

（3）大于 5ng/mL 也见于某些良性疾病如肝、胆、胰腺良性疾病、炎症性肠病、溃疡病等消化系疾病。肺炎、肺结核、慢性支气管炎等呼吸系疾病；肾功能不全、子宫内膜症、良性卵巢肿瘤等泌尿生殖系疾病；此外，糖尿病、甲状腺功能减退症、肝硬化、慢性肝炎、高龄、吸烟等也见增高。

（4）尿 CEA 对泌尿系肿瘤有相对特异性，升高见于（阳性率）：膀胱癌（78%）、尿路癌（71%）、前列腺癌（43%）。

乳头分泌物 CEA 检查：除妊娠、哺乳外的乳头分泌称为乳头异常分泌症，见于乳腺癌、乳腺管内乳头瘤、乳腺管内感染症、乳腺症、高泌乳素血症等，占乳腺疾病的 5% ~ 10%。用手压迫乳房采集分泌物，做潜血、细胞学检查和 CEA 测定；CEA 测定用 ELA 法参考范围 200ng/mL，切点值 400ng/mL。小于 400ng/mL 乳腺癌的可能较小，大于 1 000ng/mL 可能性很大，配合乳腺扫描、超声波检查、乳腺管造影等可确定诊断。

二、前列腺特异性抗原（prostate specific antigen，PSA）

1. 测定方法　RIA、EIA、MEIA。

2. 标本准备　应在前列腺检查之前取静脉血 3 ~ 5mL 不抗凝，或红帽真空管采血。用血清，4℃存放抗体价有缓慢降低倾向，– 20℃冷冻可稳定 1 年，避免反复融冻。抗凝剂 ED-TA 盐或枸橼酸盐可使测定值降低。前列腺按摩，血清抗原水平可增高 2 倍以上，数日后恢复；前列腺活检也可见抗原水平升高，2 ~ 3 周后恢复。

3. 参考范围

PSA 和 PSA-ACT 切点值均为 4ng/mL；F/T 比切点值 0.15 ~ 0.25。

PSA<4ng/mL 阳性预测值（PPV）为 12.5%；4 ~ 10ng/mL，23.6%；>10ng/mL，46.5%。

PSA-ACT<4ng/mL，PPV 为 6.8%；4 ~ 10ng/mL，30.3%；>10ng/mL，72.8%。

男性 20 ~ 50 岁 0.2 ~ 2.4ng/mL，50 ~ 70 岁 0.4 ~ 5.0ng/mL。

女性和 15 岁以下男性小于 0.5ng/mL 或在检出下限以下（女性有相当于前列腺的尿道旁腺）。无日内变化，日间变化在 0.2 ~ 4ng/mL。

4. 临床意义　PSA 为前列腺癌标志物，用于诊断和治疗评价。为前列腺分泌的正常成分，由前列腺上皮细胞粗面内质网生成，存在于前列腺管上皮细胞内，男性副生殖腺也含有，随前列腺液排泌。等电点 pH 6.9 单体糖蛋白，分子量 33 ~ 34kD，有 273 个氨基酸残基，含糖 7%。精液中的 PSA 70% 具有糜蛋白酶样活性，属于激肽 – 激肽释放酶系蛋白酶系。分解纤维连接素，溶解精子凝块，防止射出的精液凝固，有助于精子运动和保持受精条件。

健康男性血清 PSA 含量约是前列腺的 1/106，前列腺和精浆中的 PSA 有相同抗原性。一部分具有相同的分子，大部分（95%）与 α_1 抗糜蛋白酶（ACT）结合成 PSA-ACT 复合体，分子量 90 ~ 100kD，血浆中半衰期 2 ~ 3d，清除与肝细胞受体有关。前列腺癌血清 PSA 升高的机理，认为是巨噬细胞和嗜中性粒细胞吞噬 PSA 并经肝脏处理后在血中释放。或前列腺腺管与血管之间的圆柱状上皮膜和基底细胞膜被癌细胞浸润破坏使 PSA 逸出所致。

5. 筛查和早期诊断

（1）前列腺癌进展期，前列腺组织和血清水平升高，阳性率 95%。定期监测 PSA 配合直肠内触诊，比单纯直肠触诊检出率高 2 ~ 4 倍，而且有可能较早期诊断。PSA-ACT 复合体占总 PST 的比例增大，游离 PSA/ 总 PSA（F/T）比值减小。对 50 岁以上有下尿路通过障碍的男性患者，配合影像学和病理组织学检查可提高前列腺癌检出率。

（2）PSA、PSA-ACT 复合体增高，F/T 减低的疾病：①轻度异常见于良性前列腺肥大（BPH）、慢性前列腺炎。②中度异常见于急性前列腺炎、早期前列腺癌。③高度异常见于进展的前列腺癌。良性前列腺疾病游离型 PSA 增高，恶性前列腺疾病 PSA-ACT 复合体增高。

（3）BPH、前列腺上皮内瘤形成（PIN）、梗死、细菌性炎症、尿潴留等也可见有升高，与前列腺癌的鉴别最为重要。对 PSA 血清浓度在 4 ~ 20ng/mL 的病例应进行以下检查。

测定 PSA-ACT/ 总 PSA 比值，可提高诊断的敏感性和特异性，比值大于 0.66，癌的可能性较大。产生 PSA 的癌细胞同时产生 ACT，使血清 PSA – ACT 结合物占总 PSA 的比例增大，而 BPH 细胞不产生 ACT。

测定 PSA 密度（PSA 值 / 前列腺体积）和 PSA 速率（PSA 增高 / 年）。PSA 密度大于 0.581 或 PSA

速率大于 0.75ng/mL 年，癌的可能性较大。

6. 疗效和预后评价 根治性前列腺完全摘除，根据 PSA 半衰期推测，手术后 3 周血清浓度应降到正常下限或以下，否则有必要给予附加治疗。如 3 ~ 5 个月后仍未降到正常下限，应怀疑有远隔部位转移。放射治疗后降到正常范围或以下者，提示治疗有效。雄激素除去或对抗治疗 3 个月，PSA 降到正常范围的病例比不降低者缓解期延长。疾病恶化时较其他标志物升高为早，降而复升提示肿瘤复发的可能性很大。复发病例的阳性率约为 97%。PSA 在 10ng/mL 以下者少见发生骨转移。

相关检查：PAP、γ 精浆蛋白（γSm）、β 微精浆蛋白（microsemino protein）。PAP 新发病例阳性率为 60%，复发病例为 66%，联合测定可有助于早期诊断，为非特异性指标，良性前列腺肥大、前列腺炎也可见有增高。

近年有研究提示，γSm 与游离型 PSA 相当，γSm/PSA 比值的意义相当 PSA 的 F/T 比值，用于前列腺良、恶性疾病的鉴别。比值增大倾向于良性，比值减小倾向于恶性。

三、鳞状上皮细胞癌抗原（squamous cell carcinoma antigen，SCCA）

1. 测定方法 RIA、EIA。

2. 标本准备 静脉血 3mL 不抗凝，或红帽真空管静脉采血；肝素或 EDTA 血浆也可使用。40℃稳定 1 ~ 2 周，-20℃稳定数年，反复融冻抗原失活。

3. 参考范围 切点值 1.5ng/mL（或一般用 2.0ng/mL）。新生儿增高，出生 2 ~ 3d，6 ~ 8ng/mL，2 岁后降到 2 ~ 3ng/mL。无性别差异，月经无影响，日内不同时间测定值差别为 24%。

4. 临床意义 1977 年，加藤等用宫颈鳞状上皮癌精制物免疫制备的单克隆抗体发现的抗原。当初报告名为 TA-4，后改称为鳞状上皮细胞癌抗原（SCCA），作为鳞状上皮癌的标志物用于鳞状上皮癌的辅助诊断和治疗监测；癌早期阳性率低，不适用于筛查和早期诊断。它是一种分子量约 44.5kD 的非匀质蛋白质，等电点电泳分布在酸性和中性区段，鳞癌和良性疾病增加的是酸性等电点蛋白。与丝氨酸蛋白酶系有高度相似性，近年证明为丝氨酸蛋白酶抑制物家族成员之一。

SCCA 局限存在于某些肿瘤的鳞状上皮，尤其是流行性非角质化大细胞癌的细胞质中。特异性较高，但敏感性较低。显著增高应怀疑鳞状上皮癌（子宫颈、阴道、外阴、肺、食管、上呼吸道、皮肤、头颈部等）。SCCA 阳性的疾病有以下种类。

（1）肿瘤性疾病：鳞状上皮癌（宫颈癌、阴道上皮癌、外阴癌、皮肤癌，肺癌、食管癌、头颈部癌、肛门癌、膀胱移行上皮癌等）不同病期的敏感性如表 12-3 所示。

表 12-3 不同鳞状上皮癌不同病期 SCCA 的阳性率（%）

病期	0	Ⅰ	Ⅱ	Ⅲ	Ⅳ	复发
子宫颈癌	17.7	32.9	65.6	86.5	92.2	87.0
肺癌		31.8	43.2	63.1	56.7	75.0
食管癌		0	20.0	43.3	50.0	82.4
头颈部癌		18.4	28.1	40.2	54.5	80.0

（2）非肿瘤性疾病：①皮肤病：银屑病、特应性皮炎、天疱疮、多形性渗出性红斑。②呼吸系统疾病：支气管哮喘、支气管炎、肺炎、肺结核、结节病。③肾脏病：肾衰竭和透析患者。

抗原半衰期短，约 72h，手术完全切除后 2 ~ 3d 急剧降低，1 周内降到切点值水平以下。化疗或放疗有效病例抗原水平降低，恶化或复发再升高。银屑病、天疱疮，血清水平可达 80 ~ 90ng/mL，分析结果时应注意。日内变化较大，对可疑病例应多次测定，不能仅根据一次结果进行评价。

四、糖抗原 19-9（carbohydrate antigen19-9，CA19-9）

1. 测定方法　RIA、MEIA、EIA、PAMIA。

2. 标本准备　静脉血 3mL 不抗凝，或红帽真空管采血，用血浆结果偏低；也可用胸腹水或胰液。CA19-9 较稳定，血清可在室温存放 1d，4℃稳定 1 周，-20℃冷冻可长期保存。反复融冻可使测定值偏高。

3. 参考范围　RIA 或 EIA 法切点值 37U/mL，青年女性稍高，无年龄差别。Abbott 公司的 IMx 试剂盒切点值为 60U/mL。不同方法差别较大，无日内、季节变化；女性月经周期虽有变化，但在参考范围内，不受肾功能影响。

4. 临床意义　它是用人结肠癌培养株 SW1116 制备的单克隆抗体 NS19 -9 识别的 I 型糖链抗原，高分子糖蛋白。抗原决定基在 LewisA（Le^a）血型的糖链唾液酸化 Le^a 抗原上，为唾液酸化乳糖 -N- 岩藻戊糖Ⅱ（sialated lacto-N-fucopentaose Ⅱ）。成人存在于胰腺管、胆囊胆管、胃、支气管、唾液腺、前列腺、结肠和直肠等的上皮表面。与胰腺、胆囊胆管比较，其他部位抗原分布较为局限和稀疏，Lew-IS 血型阴性者不含有。消化系肿瘤特别是胰腺癌、胆囊癌、胆管癌有较高的检出率，但早期阳性率较低。它是胰腺癌和胆囊胆管癌的标志物，不适用于肿瘤筛查和早期诊断，主要用于治疗监测。

（1）胰腺癌阳性率 80% ~ 90%、胆囊胆管癌阳性率 70% ~ 80%，多数病例高达 1 000U/mL 或 10 000U/mL 以上；胃癌阳性率 30% ~ 40%、肝癌 20% ~ 30%，结肠和直肠癌 20% ~ 30%；消化系以外肿瘤，肺癌 20% ~ 30%、乳腺癌或子宫癌 10% 左右。当抗原量过高时，由于抗原抑制效应使测定结果降低，如遇测定值与临床像分离或测定值陡然下降等情况时，应稀释血清后再测定。

（2）肿瘤早期敏感性很低，不伴胰、胆管梗阻的 I 期胰腺癌阳性率在 5% 以下，Ⅲ、Ⅳ期多有升高。胰腺癌中约 10% 为阴性，可能与 Le^a 抗原阴性、鳞癌或伴有胰岛肿瘤等因素有关。

（3）良性疾病总体阳性率为 5% 左右，包括胰或胆管闭塞、淤胆性胆管炎、胆石症、胰腺炎、胰腺囊肿等，症状改善后抗原水平急剧下降。肝炎、肝硬化、支气管扩张等的部分病例有不同程度的升高。卵巢囊肿假阳性率可达 50%；糖尿病可见有阳性，同时伴有 FPG、HbA_1c 高值，提示与糖尿病控制不良等因素有关。

除外 Le^a 阴性者，CA19-9 与 CA50 相关性极高。CA50 对胰、胆囊胆管癌有 80% ~ 90% 的阳性率，而且有认为不受 Le^a 抗原阴性影响。对可疑病例应结合超声波、CT 等影像检查。

五、糖抗原 242（CA242）

它是一种新的黏蛋白肿瘤相关标志物，即一类唾液酸化的鞘糖脂类抗原通过单克隆抗体技术而获得的，能识别 CA242 的抗原。血清中 CA242 在非鳞状组织中比鳞癌水平高，且在小细胞肺癌中的分布与疾病状态及疗效相关。对腺癌的检出率 CA242 优于 CEA，两者联合检测会提高肿瘤检测的敏感性。

正常参考值：<12U/mL（IRMA 法）。

临床意义：

（1）胰腺癌、胆管癌时血清 CA242 升高，阳性率高达 88% ~ 100%。

（2）肺腺癌的阳性率为 76%，直肠腺癌为 79%，食管癌和乳癌为 62%，而肺小细胞癌为 50%，而肺鳞癌只有 9% 的阳性率。

（3）假阳性率较低，仅 5%。

六、糖抗原 50（carbohydrate antigen 50，CA50）

1. 测定方法　RIA、EIA、FIA。

2. 标本准备　静脉血 3mL 不抗凝，或红帽真空管静脉采血。不用血浆因抗凝剂可能有影响。血清 4℃稳定 11 天，-20℃冷冻可长期保存。

3. 参考范围　切点值 RIA 和 EIA 法 40U/mL，FIA 法 37U/mL。女性比男性高 1.5 ~ 2 倍，假阳性率约为 3%。饮食无影响，无日内变化，女性偏高，月经期与妊娠期无差异。

4. 临床意义 Lindholm 等用结肠癌细胞株 Colo-205 抗原制备的单克隆抗体识别的 CA50 糖抗原，与 CA19-9 抗原决定簇所在的 Lewis A（Le^a）血型物质糖链有关。如同 CA19-9，在消化管、胰管、胆管、唾液腺、前列腺、乳腺、支气管等正常组织含有微量。此等组织恶性化时产量增加，局部极性紊乱，由细胞质向细胞膜外周分泌并向周围间质游离，使血清水平升高。对胰腺、胆管癌诊断有较高价值，为胰腺、胆囊胆管系肿瘤的血清标志物；但肝胆良性疾病也有较高的阳性率，分析结果时须注意。与 CA19 -9 相关性良好，胰腺、胆囊胆管癌显著升高。

（1）肿瘤阳性率：胰腺癌（75% ~ 84%）、胆管癌（68% ~ 82%）。其他肿瘤阳性率：肝细胞癌（38% ~ 67%）、结肠癌（22% ~ 29%）、肺癌（13% ~ 38%）、胃癌（11% ~ 33%），泌尿及妇科生殖系癌在 10% 左右。

（2）良性疾病阳性率：胰腺炎（12% ~ 16%）、肝硬化（28% ~ 50%）、未经透析治疗的肾功能不全（37% ~ 44%）；其他消化系疾病 2% ~ 13%。正常人假阳性率 2% ~ 3%。

关于与 CA19-9 联合测定问题，胰腺、胆管癌阳性率大体接近，肝细胞癌 CA50 阳性率高于 CA19-9，而结肠癌、胃癌稍低于 CA19-9。有认为 Lewis 血型阴性者 CA19-9 阴性的胰腺癌，CA50 也多为低值，两者联合使用并无多大优点。

七、癌糖脂抗原（cancer glycolipid antigen；CGA，KMO1）

1. 测定方法 RPHA、EIA。

2. 标本准备 血清或血浆，采血后分离血清或血浆，2 ~ 8℃稳定 1 周，-20℃稳定 1 年，避免反复融冻。

3. 参考范围 EIA 法小于 530U/mL，RPHA 法 1 管以下。

4. 临床意义 KM01 为以人结肠癌细胞株 COL0201 作为免疫原，用杂交法获得单克隆抗体识别的癌相关 I 型糖链抗原。用薄层色谱分析，与唾液酸化 LewisA（Le^a）有相同的移动度，与 CA19-9 同为唾液酸化乳糖 -N- 岩藻戊糖 Ⅱ（sialated lacto-N-fucopentaose Ⅱ）。KMO1，是存在于癌细胞表面的一种糖脂质，血中一种高分子糖蛋白，Lewis 血型阴性者不含有。其抗原决定基与 CA19-9 相似，恶性疾病阳性率高于 CA19-9，胰腺癌约为 68.5%、胆囊胆管癌 70.6%，与 CA19-9 近似；肝癌 62.5%，高于 CA19-9，低于 AFP，在肝癌早期也有较高的阳性率。数种方法联合测定可提高阳性率。在肝胆胰以外的恶性肿瘤如结肠、胃、肺、卵巢等癌症阳性率较低，用于肝胆胰恶性肿瘤的辅助诊断和治疗监测。肿瘤手术切除，KMO1 水平下降或阴性化，复发时再升高。

良性疾病如慢性胰腺炎、肝管炎、急性或慢性肝炎、肝硬化轻度升高；伴有胆管闭塞的肝胆胰疾病，由于抗原向血中逸脱增多，可测得高值。

相关检查：CEA、DU-PAN-2、AFP 等肿瘤标志物，腹部超声波、CT 等影像学检查。

八、癌抗原 125（cancer antigen125，CA125）

1. 测定方法 RIA、EIA、MEIA。

2. 标本准备 静脉血 3mL 不抗凝，或红帽或黄帽真空管采血。不用血浆，因析出纤维蛋白可致假阳性反应。溶血或血清乳浊可有影响。抗原较稳定，血清室温放置 1d、4℃ 2 周、-2℃ 1 年测定结果在允许误差范围之内。

3. 参考范围 健康 284 人测定范围为 1 ~ 54U/mL，近似对数常态分布，一般以 35U/mL 为正常上限。

男性和绝经期后女性小于 25U/mL、绝经期前女性小于 40U/mL。

月经期升高，通常在正常范围，但也有高达 100U/mL 者，卵胞期和黄体期降低。

卵巢癌筛查切点值 55U/mL（用 ROC 曲线确定），卵巢良恶性肿瘤鉴别值 100U/mL。

卵巢癌与其他脏器癌鉴别值 500U/mL。

4. 临床意义 Bast 等用卵巢浆液性囊胞腺癌腹水细胞培养系制备的单克隆抗体 OC125 识别的抗原，与胎儿期存在于体腔上皮细胞的糖蛋白相关。Bast 等进一步证明 CA125 在正常人血清存在，是一种糖蛋白，分子量约 110kD。上皮性卵巢癌患者抗原存在于肿瘤腺腔上皮内，血清有较高的浓度和较高的检出率，作为卵巢癌的标志物与卵巢癌有较高的相关性，用于卵巢癌诊断、治疗评价和疾病经过监测。以 55U/mL 作为切点值，卵巢癌阳性率达 70% ~ 80%，而且多为高值。卵巢癌抗原升高与组织型有关，浆液性囊胞腺癌多升高，常超过 500U/mL，而黏液性囊胞腺癌升高多不明显，其他组织型无一定倾向。此外，肝癌、胆囊胆管癌、胰腺癌、子宫内膜癌阳性率为 30% ~ 50%，胃癌、结肠癌约为 30%，肺癌为 57%，血清值多在 500U/mL 以下。

浆膜腔炎症（癌性、结核性或细菌性）可呈假阳性反应，鉴别诊断和评价结果时须持慎重态度。良性卵巢肿瘤和子宫内膜症性囊肿，阳性率可达 50%，血清值多在 100U/mL 以下；浆液性囊胞腺瘤几乎都是阴性；子宫肌瘤虽偶见有增高，但增高幅度多较低，故可用于子宫内膜症的鉴别诊断。

九、癌抗原 15-3（cancer antigen15-3，CA15-3）

1. 测定方法　ELISA、MEIA、ECLIA（电化学发光法）。

2. 标本准备　通常用血清，肝素血浆或 EDTA 血浆也可用，结果与血清无差异。分离血清或血浆 2 ~ 8℃稳定 5d，-20℃保存 3 个月，避免室温放置。

3. 参考范围　25 ~ 28U/mL 或 30 ~ 35U/mL；切点值 28U/mL，持续增高为异常。年龄、妊娠、性周期无变化。男性因乳腺癌少见，缺乏资料。

4. 临床意义　Hilkens 等用人乳脂肪膜（human milk-fat merebrane）作为免疫原制备的单克隆抗体 115 D8 及 Kufe 等制备的单克隆抗体 DF3 测定的与乳腺癌相关抗原，它是一种糖蛋白，分子量为 300 -450kD，对乳腺癌有较高的特异性。作为乳腺癌标志物用于治疗评价、预后判断、手术后随访和复发监测，不适用于早期诊断和肿瘤筛查。

乳腺癌早期阳性率极低，0 ~ Ⅰ期为 0，Ⅱ期小于 1%，Ⅲ期为 12%；多脏器转移阳性率达 78%，癌性胸膜炎胸水阳性率为 74%。如乳腺癌血清抗原水平明显升高，测定值在 1 000U/mL 以上者预后险恶。治疗有效病例全部降低，上升则提示病情恶化。复发病例的阳性率与转移部位有关，局部或淋巴结软组织转移的阳性率约为 27%，骨转移的阳性率约为 30%，肝、胸膜和内脏转移的阳性率约为 75%；全经过的阳性率可达 86%；良性疾病约为 5%。

与 CEA 联合测定可提高阳性率。

十、乳腺糖链抗原 225（breast carbohydrate antigen 225，BCA225）

1. 测定方法　固相 ELISA。

2. 标本准备　血清，同 CA15-3。

3. 参考范围　切点值 160U/mL。性别、年龄、绝经期前后无统计学差异。

4. 临床意义　以乳腺癌细胞株 T47D 的培养上清液病毒样粒子作为免疫原获得的两种单克隆抗体 CU18 和 CU46 所识别的糖链抗原。与 CA15-3 类似，推测为黏蛋白型糖蛋白，分子量 225 ~ 250kD。主要用于乳腺癌的诊断，与 CA15-3 有较高的相关性，r=0.602。乳腺癌Ⅰ ~ Ⅱ期阳性率约为 15%，Ⅲ ~ Ⅳ期约为 25%；术后复发病例约为 47%，术后无复发例约为 14%。良性疾病假阳性率约为 4%。在 ASCO（American Society of Clinical oncology）指南未推荐本试验，近年应用有减少。

乳腺癌不同标志物的敏感性、特异性和诊断正确性如表 12-4 所示。手术再发病例，仅测一种标志物阳性率为 47% ~ 58%，两种联合测定阳性率为 63% ~ 71%，三种联合阳性率可达 74%。

表 12-4　乳腺癌标志物的敏感性和特异性

手术前后	手术前诊断			手术后复发		
标志物	BCA225	CA15-3	CEA	BCA225	CA15-3	CEA
敏感性（%）	20	14	12	47	55	58

（续 表）

手术前后	手术前诊断			手术后复发	
敏感性（%）	97	100	100	87	98	98
正确性（%）	42	39	37	66	76	78

十一、肿瘤相关糖蛋白 72

1. 测定方法　RMA、EIA、ECLIA。

2. 标本准备　通常用血清，也可用血浆，但肝素治疗血或肝素抗凝血浆长期保存测定值降低。避免溶血，溶血标本不能使用。

3. 参考范围　通用 4.0U/mL。以切点值为 4.0U/mL 时假阳性率 3.2% ~ 4.9%。ECLIA 法切点值设定为 10.0U/mL 解释结果时注意。无年龄、性别差异，月经、吸烟无影响，妊娠从中期到后期稍高，多在分娩前起或产后 7 周内趋于正常化。有报告，妊娠母体血清上限为 7 ~ 10U/mL。

4. 临床意义　细胞肿瘤化，细胞膜表面糖蛋白及糖脂质发生质和量变化，利用特异抗体识别异常成分作为肿瘤标志称为糖蛋白相关标志物。根据抗体识别的部位不同分为核心蛋白相关标志物、母核糖链相关标志物和基干糖链相关标志物，CA72-4 属于母核糖链相关标志物。

1981 年 Colcher 等用乳腺癌肝转移细胞膜成分免疫小鼠获得单克隆抗体 B72-3，其识别的黏蛋白型糖蛋白称为肿瘤相关糖蛋白 72（tumor-associated glycoprotein 72，TAG -72）。centocor 公司用精制 TAG-72 免疫鼠制成第二代抗体 CC49。CA72-4 是被这两种抗体识别的抗原，TGA-72 是母核糖链上的抗原决定基。此等抗原不见于正常组织，假阳性率较低，在胃癌、结肠癌或直肠癌、卵巢癌、胰腺癌、乳腺癌等腺癌有较高的检出率和较高的特异性。但早期检出率低，不适用于筛查，主要用于治疗评价和复发监测。不同肿瘤的阳性率：

（1）消化系肿瘤：胃癌、直肠癌、结肠癌 28% ~ 59%，与 CEA 近似；胃硬癌为 30%，高于 CEA；胰腺癌、胆囊胆管癌为 24% ~ 62%，可达 100U/mL 以上；肝癌为 3% ~ 33%、食管癌为 0。消化系良性疾病假阳性率小于 1%。

（2）妇科肿瘤：卵巢癌为 24% ~ 60%、乳腺癌为 7% ~ 39%、子宫癌约为 25%。乳腺癌 Ⅰ ~ Ⅲ 期在切点值以下，Ⅳ 期和复发病例为 30% ~ 40%；卵巢癌有组织类型差异，黏液性囊泡腺癌阳性率较高。

（3）其他假阳性的情况：胃、肠、良性卵巢疾病假阳性率为 5% ~ 10%。子宫内膜症假阳性率 20% ~ 30%，低于 CA125。此外，腹膜炎和胸膜炎少见增高，胰腺炎 10% ~ 15%，胆石症 5% ~ 10%，肺炎等良性疾病也可见升高。

相关检查：与Ⅱ型糖链抗原或复合糖链 CEA 联合测定有意义，卵巢癌与 CA125 联合测定。

十二、胰腺癌相关抗原

1. 测定方法　RIA、EIA。

2. 标本准备　静脉血 3 ~ 5mL 不抗凝，或红帽真空管采血。血清 4℃稳定 1 周，-20℃冷冻可长期保存。

3. 参考范围　正常小于 100U/mL，良性疾病常在 100U/mL 以上；肿瘤筛查切点值 150U/mL，肿瘤诊断切点值 400U/mL。

4. 临床意义　胰腺癌标志物，肝胆胰癌血浓度最高。DU 为 Dukes 大学制备检测胰腺癌的单克隆抗体。1982 年 Dukes 大学 Metzgar 等用人胰腺癌细胞株 HPAF -1 作为免疫原获得 DU-PAN-1-5，5 种单克隆抗体，属于 IgM 型抗体。其中 DU-PAN-2 识别的抗原在胰腺癌患者体液中有较高的检出率，是一种糖链，与 CA19-9（sialyl Lewis A，Le^a）的前体 sialyl Lewis C（Le^c）的结构一致。其 N- 乙酰葡萄糖胺（GlcNAc）的 1，4 位与岩藻糖结合，即为 CA19-9。1988 年，San Francisco VA 医疗中心 Ho 等用人胰腺癌细胞株，

SW - 1990 为免疫原制备单克隆抗体识别的糖链抗原命名为 Span-1；其抗原表位与 Le^a 近似。Span-1 抗体与 CA19 -9 抗体对 Le^a 有同等反应性；对 Le^c 也有反应，但较弱。岩藻糖酰转移酶（fucosyltransferase）缺乏症的 Lewis 血型阴性者发生肿瘤，不产生 CA19-9；而 DU-PAN-2 不受 Lewis 遗传式影响，抗原较稳定，正常仅含微量，分布在消化管、胰管、胆管、气管支气管的上皮细胞。脐带血有较高含量，是胎儿性抗原的一种，出生 6 个月后降到切点值以下。显著增高（大于 5 000U/mL）多见于恶性肿瘤，偶见于胆石症。肿瘤早期（Ⅰ期或直径小于 2cm）罕见有阳性者，故不适用于早期诊断和筛查。Span-1 除在胰腺管、胆管、肾小管、支气管的上皮细胞发现外，还在胰腺腺泡细胞发现；而在食管、十二指肠、肺泡上皮、肝细胞、肾上腺皮质等均未发现 DU-PAN-2 和 Span-1 的存在；在唾液中有 Span-1 发现。

DU-PAN-2 以 150U/mL 为切点值，胆管癌、胰腺癌、肝细胞癌的阳性率为 60% ~ 70%；但良性肝胆疾病的假阳性率很高，急性或慢性肝炎为 40% ~ 50%，肝硬化高达 68%。以 400U/mL 为切点值，特异性有提高，但敏感性降低，胆管癌、胰腺癌、肝细胞癌的阳性率为 43%~55%。肝细胞癌阳性率高，但受肝硬化影响，肝硬化假阳性率为 36%；消化管癌阳性率较低，在 20% 以下。以 150U/mL 为切点胰腺炎和肾功能不全阳性率分别为 14% 和 33%；以 400U/mL 为切点分别为 25% 和 8%。另据 Borowitz 等报告胰腺癌和胆管癌 100% 阳性，胃癌 86%、结肠癌 38%、卵巢癌 60%、肺癌 36%、乳腺癌 21%、肾癌 0%。

Span-1 阳性的肿瘤（阳性率），胰腺癌（81%）、胆管癌（70%）、肝细胞癌（56%）、消化管癌（13% ~ 31%）；乳腺、肺、恶性淋巴瘤（12% ~ 28%）。良性疾病假阳性率为肝硬化（46%）、肝炎（31%）、胰腺炎（12%）、胆石症（5%）。

十三、胰腺癌胎儿抗原，胰腺癌相关抗原

1. 测定方法　EUSA。

2. 标本准备　血清。

3. 参考范围　POA 14U/mL，PCAA 28μg/mL。PCAA 1μg ≈ POA 0.5u。正常可有微量意义不明。

4. 临床意义　1974 年 Banwo 在等胎儿胰腺和胰腺癌患者血清发现的一种蛋白质。分子量 800 ~ 900kD；属糖蛋白称 POA，与岛野等从胰腺癌腹水和正常结肠黏膜分离的 PCAA 在免疫学上是同一物质。在胰、肝、胆癌有较高的阳性率。正常胰腺不存在，在消化管杯状细胞初始分泌的黏液中可检出，生理功能不明。不是胰腺癌的特异性标志，升高对胰、肝、胆癌有辅助诊断价值，不能用于早期诊断。对疾病发展和治疗监测有意义。

（1）恶性肿瘤：胰腺癌 67%、肝癌 60%、胆囊胆管癌 45%、胃或结肠癌 30%，早期胰腺癌几乎不升高。

（2）良性疾病：肝硬化 50%、肝炎或胆石症 30% ~ 40%、急或慢性胰腺炎 25%，多在 30U 以下。

相关检查：器官特异性低，与 CEA、CA19-9、αFP 无交叉反应，联合测定可提高对胰腺癌、肝癌诊断的敏感性。

第三节　肿瘤相关蛋白检验

一、甲胎蛋白（alpha fetal protein；αFP，AFP）

1. 测定方法　RIA、ELISA、CLEIA、ECUA（电化学发光测定法）。

2. 标本准备　静脉血 3mL 不抗凝或红帽或黄帽真空管采血；羊水或胸腹水 3 ~ 5mL。短期存放置于 4℃，长期保存 -20℃冷冻。

3. 参考范围　正常成人 2 ~ 15ng/mL（2 ~ 15μg/L）或不超过 20ng/mL（20μg/L），乳儿期增高由于胎儿期残留。

妊娠血清 20 周 58ng/mL，24 周 125ng/mL，28 周 220ng/mL，32 周 420ng/mL，36 周 285ng/mL，40 周

245ng/mL，来自胎儿。以 33 ~ 34 周为最高（300 ~ 500ng/mL）以后降低。

孕妇血清正常范围通常采用 0.5 ~ 2.5 倍中位数（MOM）确定。糖尿病、体重、种族和糖耐量减低对测定结果有影响，计算 MOM 时应考虑这些因素。孕妇在 36 周后可达 550ng/mL，增加 50% 以上应怀疑异常妊娠。

4. 临床意义 AFP 是正常胎儿血浆的一种主要蛋白质，单链多肽含 590 个氨基酸残基，分子量约 70kD 的糖蛋白，与母体一胎儿物质交换有关。胚胎早期由卵黄囊、胃肠管产生，以后由胎肝合成，胎龄 6 周在胎血中出现，14 周（12 ~ 20 周）达高峰并在羊水中出现。出生 1 周后减少，2 周后降到正常水平。在非妊娠成年人血清中水平很低，增高见于肝细胞癌、肝细胞再生等肝脏疾病、各种胚细胞源性肿瘤；也见于某些神经管先天性缺陷如脊柱裂等的孕妇血清或羊水。用于肝细胞癌（HCC）筛查、诊断、疗效评价和再发判断，胚源性肿瘤的诊断和治疗监测，肝细胞再生的评价，也用于异常妊娠的筛查。

（1）用于肝细胞癌的筛查和诊断：癌变的肝细胞具有合成 AFP 的能力，肝细胞癌诊断的敏感性为 70% ~ 80%，特异性为 80% ~ 90%；敏感方法的阳性率可达 90%，但特异性降低。小于 200ng/mL 肝细胞癌阳性率为 56%，假阳性率为 55%，特异性只有 45%，良、恶性疾病有较多的交叉。增高也见于肝硬化等良性肝病，升高水平虽多偏低，但也有超过 1 000ng/mL 或以上者。假阳性率大于 400ng/mL 为 16%、大于 1 000ng/mL 为 9%、大于 10 000ng/mL 为 0.3%、大于 100 000ng/mL 未见假阳性；可见 AFP 超过 400ng/mL 诊断肝细胞癌的意义增大，AFP 越高，诊断意义越大。水平偏低者观察动态变化进行性增高更有意义。根治后下降至正常水平，复发再升高。增高水平与肿瘤体积相关，有预后意义。

（2）肝细胞再生评价：升高见于非肿瘤性肝脏疾病和肝实质损伤如重型肝炎、大块性肝坏死、病毒性肝炎及其他急性肝炎、慢性活动性肝炎、酒精性肝硬化，肝脏创伤、肝毒性物质的肝中毒性损害等的恢复期。在非肿瘤性肝脏疾病的升高提示肝细胞再生，可作为肝细胞再生的指标，也用于新生儿肝炎与新生儿先天性胆管闭锁的鉴别诊断。

（3）性腺和性腺外胚源性肿瘤：典型的包括内胚层窦（卵黄囊）肿瘤、胚胎肿瘤、畸胎癌和绒毛膜癌。来源于卵黄囊的肿瘤如睾丸癌和卵巢癌，可显著升高。性腺外肿瘤增高见于某些后腹膜外或纵隔部位的肿瘤。有资料显示单纯精原细胞瘤、无性细胞瘤和畸胎瘤，不产生 AFP，增高可能由于合并胚胎肿瘤或肝转移。

（4）用于异常妊娠情况的筛查：增高见于无脑畸形、脊柱裂、脊髓脊膜膨突及其他情况如开放性神经管缺陷、胎儿死亡、消化管闭锁、多胎妊娠、羊水减少、胎盘早期剥离和子痫前期等。但闭锁性神经管缺陷孕妇血清 AFP 水平可在正常范围；增高可能由于双胎妊娠或消化管闭锁、死胎或其他情况如胎龄弄错或用 RJA 测定时近期体内曾接受过放射性同位素的影响等。

（5）其他原因升高：有时见于运动失调性毛细血管扩张症、高酪氨酸血症、先天性肾病综合征等；但一般不超过 300ng/mL，很少超过 500ng/mL。观察动态变化对鉴别诊断有意义。

对开放神经管缺陷如脊柱裂的筛查，在妊娠 15 ~ 22 周，最佳在 16 ~ 18 周取孕妇血测定。注明孕期、体重、种族和糖尿病状况。如发现测定结果增高，应在 1 周后或再晚一些时间取血复查；并应检测羊水 AFP 和超声波检查胎儿脊柱，以除外多胎妊娠、先天性肾病综合征等情况。

肝细胞癌与肝转移癌鉴别：联合 CEA、CA19 -9 测定。

妊娠妇女血清 AFP 减低如小于 20ng/mL 或更少，见于 21- 三体（Down 综合征）的胎儿；但不推荐用于筛查，因为减低还可能见于其他染色体异常性疾病。

二、γ 精浆蛋白（γ-seminoprotein，γSm）

1. 测定方法 EJA、RIA。

2. 标本准备 前列腺组织含量丰富，对前列腺的任何刺激都可释放于血，应在前列腺触诊、活检或内镜检查之前取血，一旦进行上述检查应在过后 24h 取血，尽快分离血清。-20℃冷冻可较长时间稳定。

3. 参考范围 切点值 4ng/mL，不随年龄变化，女性不能测出。

4. 临床意义 γ 精浆蛋白（γSm）由前列腺上皮和尿道周围腺上皮细胞产生，与前列腺分泌物作为精囊成分分泌，一部分移行入血；其血浓度与前列腺体积相关，在前列腺上皮新生、增殖、变性等疾病增高。为非匀质性糖蛋白，分子量 28 ~ 29kD，等电点 pH 5.8 ~ 7.1，仅存在于正常前列腺、前列腺癌或增生的前列腺上皮细胞和前列腺分泌液中。与 PSA 由于分子量的差异，认为是不同物质；现从氨基酸序列和蛋白酶性质看是同一物质。作为精浆特异性抗原，前列腺癌标志物，用于前列腺癌筛查、早期诊断和疗效评价。

（1）血清 γSm 水平对前列腺癌有较早期诊断价值：未治疗的前列腺癌明显升高，而良性前列腺肥大（BPH）、其他良性泌尿系疾病及非前列腺肿瘤多正常或有轻度增高，增高的程度不如早期前列腺癌显著，有鉴别诊断意义。

（2）对前列腺癌诊断的敏感性与前列腺酸性磷酸酶（PAP）比较，γSm 在 A 期为 60% 左右，与 PAP 相似；B 期和 C 期约为 80%，D 期约为 93%，均显著高于 PAP。

（3）γSm 增高水平与癌的进展度相关，伴随癌的进展而增高，小于 4ng/mL，70% ~ 80% 为局限于被膜内癌，10ng/mL 以上 50% 浸润到被膜外；小于 10mg/mL 骨转移罕见。

（4）有效治疗 3 个月后全部降到正常范围，复发再度升高的阳性率约 85%，复发前期升高约占 67%，一般早于临床诊断；有效治疗早期减低者预后良好，能敏感反映治疗效果和临床经过。

对 50 岁后排尿障碍，触诊可疑病例应检查 PSA、γSm 和 PAP，联合测定可提高对前列腺癌的检出率和诊断的准确性。

三、肿瘤特异性生长因子（tumor specific growth factor，TSGF）

1. 测定方法　分光光度法。

2. 标本准备　静脉血 3 ~ 5mL 不抗凝或红帽真空管取血，明显溶血、乳糜或黄疸可使测定值增高。

3. 参考范围　切点值 64U/mL。

4. 临床意义　TSGF 是一种促肿瘤血管增殖因子，由加拿大开发的广谱肿瘤标志物，无组织特异性，恶性肿瘤诊断敏感性为 77% ~ 87%，特异性为 91% ~ 96%，准确性为 84% ~ 88%。操作简便快速，适用于人群普查。

（1）恶性肿瘤阳性率：肺癌 76% ~ 93%；胃、食管、直或结肠、肝、胆、胰等消化系癌 75% ~ 92%；卵巢、子宫颈、乳腺等妇科恶性肿瘤 68% ~ 87%；淋巴瘤 79% ~ 89%，甲状腺、肾、鼻咽癌，脑瘤、骨髓瘤等 70% ~ 86%。绒癌较低，有报告 5 例均为阴性。

（2）良性疾病阳性率：良性肿瘤约 11%、急性炎症性疾病 88%、自身免疫性疾病约 32%、健康人群小于 4%。急性炎症有较高的假阳性率，但炎症消退多降到切点值水平以下。观察动态变化对鉴别诊断有意义。

四、降钙素基因相关肽（calcitonin gene - related peptide，CGRP）

1. 测定方法　RIA（直接测定或抽提后测定的间接法）。

2. 标本准备　CGRP 不稳定，静脉血用 EDTA 抗凝加抑肽酶（aprotinin）　500 000IU/mL，- 30℃可稳定 1 个月。

3. 参考范围

（1）直接法：94.7pg/mL ± 4.5pg/mL。

（2）间接法：6.7pg/mL ± 3.0pg/mL。

4. 临床意义　CGRP 由 37 个氨基酸残基构成，广泛分布于鼠类中枢神经和末梢神经、胰岛、肾上腺皮质、垂体等内分泌细胞。人类升高见于甲状腺髓样癌、胰岛 β 细胞瘤、嗜铬细胞瘤、肺小细胞癌、类癌等肿瘤细胞。在运动神经中枢终板与乙酰胆碱（ACh）、P 物质、GABA 共存于同一细胞内。在心脏具有非肾上腺能非胆碱能神经递质作用。这主要用于甲状腺髓样癌的诊断，甲状腺髓样癌可达正常的 100 ~ 2 000 倍，有效治疗后下降，术后再度升高提示复发或转移。胰岛细胞瘤、类癌虽有升高，但阳性率不高。甲状腺髓样癌与CGRP、CT相关，但部分病例有分离现象，机理不详。

五、前胃泌素释放肽（progastrin releasing peptide，PGRP）

1. 测定方法 RIA、ELISA。

2. 标本准备 血清，进餐无影响，溶血无影响，-20℃稳定1年。

3. 参考范围 切点值31pg/mL，假阳性率小于3%；切点值46pg/mL，假阳性率小于1%。未满4岁小儿小于100ng/mL。

4. 临床意义 1978年，McPonald等从胃体部提取出具有促进胃泌素释放，含27个氨基酸残基的活性肽，命名为胃泌素释放肽（GRP）或总称为蛙皮素样肽（bombesin-like peptide）。免疫化学研究证明GRP局限分布于胃壁的神经细胞和神经纤维；又有证明存在于人胚胎肺神经内分泌细胞，即肺小细胞癌的组织发生源。存在于肺小细胞癌细胞内有生物活性的GRP（1 ~ 37片段）和无生物活性的C末端片段PGRP（31 ~ 125片段，31 ~ 118片段，31 ~ 115片段）以等分子数向细胞外释放于血，活性部分在血中迅速分解代谢，无活性部分在血中稳定，肺小细胞癌血浓度升高可达76倍之多。

为肺小细胞癌特异性标志物，敏感性65%，特异性96%。不同病期阳性率：Ⅰ期36%，Ⅱ期50%，ⅢA期58%，ⅢB期67%，Ⅳ期74%。有效治疗完全缓解的病例全部降到切点值以下，部分缓解的病例半数有降低，半数降到切点值以下；恶化病例几乎全部有升高趋势。与NSE比较，PGRP具有：①癌患者与健康人血浓度差别较显著。②疾病较早期阳性率较高。③对肺小细胞癌特异性高等特点。

肺小细胞癌NSE血浓度平均为22.5ng/mL，是健康均值3.1ng/mL的7.3倍，是切点值6.4ng/mL的3.5倍；而PGRP血浓度平均为1 548pg/mL，是健康均值15.3pg/mL的101倍，是切点值46pg/mL的34倍，差别非常显著，阳性病例诊断的可信性极高。

肺非小细胞癌阳性率约为3.7%、肺鳞状上皮癌约为1.6%、肺腺癌约为2%；肺癌以外的恶性肿瘤约为2%。良性肺疾病阳性率约为0.8%，健康者为0.4%。肾功能不全的患者因清除减少，血浓度可见升高。

肺小细胞癌约占肺癌的20%，其中90%与吸烟有关。对吸烟者应定期监测PGRP，并配合X线检查可望早期发现病变。

六、细胞角质素21-1（cytokeratin-19-fragment，CYFRA21-1）

1. 测定方法 ELISA、ECLIA。

2. 标本准备 用血清，静脉血3mL不抗凝，或红帽真空管采血，分离血清冷冻保存。

3. 参考范围 切点值3. 5ng/mL。

4. 临床意义 由于肿瘤细胞内蛋白酶活性亢进，细胞角质素丝（cytokeratin filament）的分解产物肿瘤细胞角质素19片段。因为不是由于细胞破坏产生，所以不受细胞伤害的影响，在手术、化疗、放疗等治疗中和治疗后均可应用。作为肺癌诊断标志物用于肺癌诊断和治疗监测。肺癌细胞含量丰富，尤其是非小细胞肺癌。肺癌总敏感度约为57%，非小细胞癌约为61%，小细胞癌约为34%，鳞癌敏感度最高达73%并伴随病期进展而血浓度增高；与CEA、SCCA、NSE任何一项联合测定，约可提高诊断的敏感度10%。肺良性疾病假阳性率约8%。不同标志物对肺癌的敏感度如表12-5所示。

表12-5 四种肺癌标志物对不同组织型肺癌的敏感度（%）

项目	CYFRA	CEA	SCC	NSE
肺癌总体	47 ~ 57.5	27 ~ 52.4	15 ~ 34.3	16 ~ 16.9
非小细胞癌	49 ~ 61.4	29 ~ 53.7	17 ~ 37.1	6 ~ 9.8
鳞状上皮癌	60 ~ 73.0	18 ~ 46.8	31 ~ 61.0	3 ~ 8.5
腺癌	42 ~ 54.0	40 ~ 60.2	11 ~ 18.0	2 ~ 11.8

（续 表）

项目	CYFRA	CEA	SCC	NSE
大细胞癌	44 ~ 48.6	31 ~ 51.4	11 ~ 28.6	5.7 ~ 18
小细胞癌	33.3 ~ 34	18 ~ 44.4	7 ~ 16.7	54 ~ 61.1

七、甲状腺球蛋白（thyroglobulin，Tg）

RIA或EIA法正常成人参考值为1 ~ 20ng/mL（μg/L），平均为5.1 ~ 9.5ng/mL（μg/L）。临床用于：

（1）甲状腺分化癌手术评价：作为手术后再发或转移的标志物。胸水Tg测定可作为甲状腺癌胸膜转移的标志。升高见于甲状腺分化癌、甲状腺分化癌术后再发或转移。伴有甲状腺功能亢进症的甲状腺肿大（亚急性甲状腺炎、无痛性甲状腺炎，如慢性淋巴细胞性甲状腺炎等）、甲状腺激素使用。甲状腺分化癌早期、非分化癌、髓样癌不增高，主要用于甲状腺分化癌手术后评价和复发随访，不能用于早期诊断和筛查。

（2）甲状腺分化癌术后随访：甲状腺滤泡腺癌或有浸润的乳头状腺癌实行根治术，甲状腺全摘除加体内放射性碘治疗，使甲状腺床残留的甲状腺组织破坏并给予甲状腺激素替代治疗。应每6个月测定TSH和Tg，前者用于判定替代治疗剂量，后者用于观察再发或转移。手术后缺乏甲状腺组织，当未使用甲状腺激素替代治疗时，如Tg大于5ng/mL提示有复发的可能性；使用激素替代治疗Tg小于10ng/mL很少有复发。Tg大于10或15ng/mL应怀疑有复发或转移，须进行全身CT扫描和骨放射性碘闪烁扫描，有助于发现转移灶。

八、血清特种蛋白

1. β_2微球蛋白（β_2m）　血清及尿水平均升高提示由肿瘤细胞产生增多，见于肝、肺、消化管肿瘤，骨髓瘤、恶性淋巴瘤、淋巴细胞白血病。

2. α_2巨球蛋白（α_2MG）　血清水平升高见于癌、恶性淋巴瘤。

3. α 酸性糖蛋白（AAC）　血清水平升高见于肝癌、Hodgkin淋巴瘤等。

4. 铁蛋白（Ft）　血清水平升高见于淋巴瘤、白血病，如联合测定CEA阳性应怀疑乳腺癌、肺癌、结肠癌。铁蛋白（Ft）是由Laufberge于1937年首先分离出来的，相对于分子质量为450×10^3的含铁蛋白质。某些肿瘤细胞可合成并释放铁蛋白。血清铁蛋白的含量能反映肝脏储铁和体内储铁总量。

血清参考值：

男性20 ~ 280μg/L（RIA法）；

女性15 ~ 145μg/L（RIA法）。

临床意义：

（1）肝癌、肺癌、胆管癌、结肠癌、胰头癌、淋巴瘤、白血病、泌尿系统瘤、脑肿瘤等血清铁蛋白升高。

（2）输血及铁剂治疗使血清铁蛋白升高。

（3）再生障碍性贫血、溶血性贫血、地中海贫血血清铁蛋白升高。

5. 结合珠蛋白（HPG）　血清水平升高见于Hodgkin淋巴瘤及非Hodgkin淋巴瘤、肾癌、转移性乳腺癌、卵巢癌可见升高。与AAG联合测定，Hodgkin淋巴瘤HPG与AAC均升高，而非Hodgkin淋巴瘤HPG升高，AAG不升高。

6. 铜蓝蛋白（CER）　血清水平升高见于恶性肿瘤、白血病、淋巴瘤。

7. C反应蛋白（CRP）　在恶性肿瘤时非特异性升高。

8. Ⅲ型前胶原N末端肽（PⅢP）　胃、结肠、胰、肺、乳腺、子宫、卵巢恶性肿瘤可见升高。

第四节 肿瘤相关酶检验

一、神经元特异性烯醇酶（neuron specific enolase，NSE）

1. 测定方法 RIA、EIA。

2. 标本准备 用血清，静脉血 3mL，或红帽真空管采血，尽快分离血清，避免溶血。分离血清前放置超过 3h 或溶血可使测定值增高，-20℃冷冻稳定数月，反复融冻可使测定值降低。

3. 参考范围 RIA 法：6 ~ 10ng/mL； EIA 法：2 ~ 9ng/mL。

4. 临床意义 烯醇酶是糖酵解酶系催化烯醇化反应，MW50kD，主要在肝脏代谢，半衰期两小时四十分。有 α、β、γ 三个亚单位，构成 αα、ββ、γγ、αβ 和 αγ 五种同工酶，分布于全身组织。而由 γ 亚单位构成的 αγ 同工酶和 γγ 同工酶仅存在于神经元、轴突和神经内分泌细胞内，故称为 NSE。末梢神经也含有，但以中枢神经含量为最丰富。当来源于神经和神经内分泌的肿瘤细胞解体时酶释放入血，作为肺小细胞癌、神经内分泌肿瘤、神经母细胞瘤的标志物，用于诊断和治疗监测。

（1）肺小细胞癌敏感性为 60% ~ 80%，燕麦细胞癌可达 90%；其他组织型肺癌敏感性较低为 10% ~ 20%。血清水平与肿瘤恶性度相关，有效治疗可降到正常范围，疾病复发再度升高。肺小细胞癌具有神经内分泌肿瘤性质，可产生异位 ACTH、CRF 样活性物质，并发异位 Cushing 综合征。

（2）神经母细胞瘤、网膜母细胞瘤阳性率 80% ~ 90%，升高水平与肿瘤增殖速度相关，与病灶扩散平行，超过 100ng/mL 者预后多不良；神经节细胞瘤升高不明显，神经胶质瘤多在正常水平。中枢神经系统炎症或血管障碍也可见升高。

（3）来自神经内分泌的肿瘤如甲状腺髓样癌、嗜铬细胞瘤、胰岛细胞瘤、胰高糖素瘤、胃泌素瘤、精原细胞瘤也见有升高，阳性率为 10% ~ 50%，测定值多在 30ng/mL 以下。

（4）食管、胃、胰、结肠等消化系统癌阳性率为 10% ~ 20%，乳腺、卵巢癌阳性率为 20% ~ 40%，高于消化系统肿瘤。

（5）尿毒症肾透析患者也见升高，因透析使一部分红细胞破坏，红细胞内酶释放入血。神经内分泌肿瘤多产生内分泌激素，必要时与相关激素同时测定。小细胞肺癌升高明显，同时测定 CEA、SCCA 等以与肺腺癌、鳞状上皮癌鉴别。

二、α-L-岩藻糖苷酶（α-L-fucosidase，AFU）

1. 测定方法 分光光度法。

2. 标本准备 静脉血 3 ~ 5mL 不抗凝，或红帽或黄帽真空管采血，0 ~ 4℃稳定 48h，-20℃稳定 1 个月。

3. 参考范围 340 ~ 440nmol/mL/h，切点值 450nmol/mL/h。

4. 临床意义 肝细胞癌标志物，敏感性 75% ~ 80%，特异性 85%，假阳性率为 11%。与 AFP、CEA 联合测定可提高敏感性和特异性。

三、5′-核苷酸磷酸二酯酶同工酶Ⅴ

1. 测定方法 7% 聚丙烯酰胺电泳法，染色，光密度计扫描，从移动度小的阴极侧命名为Ⅲ、Ⅳ、Ⅴ；计测峰值高度，以 mm 为单位。

2. 标本准备 用血清，早晨空腹采血或红帽真空管采血，分离血清 -20℃冷冻稳定 6 个月。

3. 参考范围 正常上限 3.0mm，吸烟（20 支 / 日）3.8mm（切点值）。肝功能障碍时增高，对黄疸和转氨酶升高者不适用。

4. 临床意义 5′-NPD 为一种 5′7-核苷酸磷酸二酯的分解酶，具有从 DNA 或 RNA 中水解与 3′→5′磷酸二酯结合的核苷酸多聚体，游离 5′-核苷酸的作用。5′-NPD-Ⅴ是在电泳载体上移动度大的 5′-NPD 同工酶Ⅴ，可作为原发性和转移性肝癌标志物。其血浓度与肝细胞增生、增殖相关，是一种增殖相关酶

（growth related enzyme），除原发性肝癌增高外，肝转移癌也增高，与原发灶和组织型无关，主要是由于转移灶癌细胞浸润的结果。

（1）原发性肝癌阳性率 75%，同时测定的 AFP 阳性率为 54%，敏感性优于 AFP。良性疾病假阳性率，HBsAg 阳性肝炎 83%、肝硬化 5g%、胆管闭塞症 100%，特异性低。

（2）转移性肝癌，胃癌非肝转移平均为（1.5 ± 2.0）mm，肝转移为（8.6 ± 9.0）mm；结肠癌非肝转移为（2.2 ± 3.3）mm，肝转移为（5.8 ± 5.5）mm。胃癌肝转移的敏感性 66.2%，特异性 89.2%；结肠癌肝转移的敏感性 60%，特异性 91.6%。对治疗监测也有用。

第五节　肿瘤标志物的临床应用

肿瘤标志物的变化是反映肿瘤细胞生物学行为改变的生物信号。多种肿瘤标志物的联合检测甚至能早于常规检查（X 线、CT、磁共振、B 超、细胞病理）诊断和发现肿瘤，为临床治疗赢得宝贵时间。肿瘤标志物不仅可用于健康人群或肿瘤高危人群的筛查，还可在临床中作为早期诊断、鉴别诊断、治疗检测、疗效评价、复发转移、预后判断、寻找治疗靶位的可靠依据。有时甚至能在无症状情况下早期发现肿瘤。下面对常见的恶性肿瘤标志物及其临床应用给予详细介绍。肺癌肿瘤标志物

在我国城市居民中，男性肺癌发生率和死亡率居首位。肺癌主要分为两个细胞类型：小细胞肺癌（SCLC）和非小细胞肺癌（NSCLC）。SCLC 侵袭性强，预后差，约占肺癌总数的 20%，化疗、放疗效果好，联合化疗的总缓解率可达 80%，NSCLC 包括鳞癌、腺癌和大细胞癌，约占肺癌总数的 75%，根治性切除是 NSCLC 患者获得治愈的唯一机会。肺癌的肿瘤标志物是一种很有价值的工具，这些标志物应用于临床将对肺癌的诊断和治疗带来巨大帮助。关于 NSCLC 和 SCLC 的多种血清标志物在临床诊断和治疗中的应用简要地概括在表 12-6 中。

表 12-6　肺癌血清标志物

标志物	正常值	灵敏度	特异度	预后价值		诊断价值		疾病监测	
				SCLC	NSCLC	SCLC	NSCLC	SCLC	NSCLC
NSE	10 ~ 25ng/mL	55% ~ 90%	85% ~ 97%	++	+	++	−	++	/
CYFRA21 − 1	2.1 ~ 3.6ng/mL	19% ~ 68%	89% ~ 96%	++	++	+	++	+	++
CEA	0 ~ 5ng/mL	18% ~ 55%	54%	+	+	−	+	−	+
LDH	120 ~ 240U/L			+	−	+	−	+	−
ProGRP	> 100pg/mL			+	−	+	−	/	/
TPA	> 100U/L			+	+	+	+	+	+
SCC-Ag	1.5ng/mL			−	+	−	+	−	+

（一）神经元特异性烯醇酶（NSE）

NSE 是一种应用于 SCLC 诊断和病情监测的有用指标。对 SCLC 和 NSCLC 的研究提示：血清 NSE 的高表达是 SCLC 的重要特征。它在 SCLC 中的灵敏度是 55% ~ 99%，而在 NSCLC 中仅为 5% ~ 21%。目前在已知的肿瘤标志物中对 SCLC 灵敏度最高的就是血清 NSE，其次是血清 LDH 水平。除了 SCLC 外，溶血、小肠和肺部类癌、嗜铬细胞瘤、腺癌和黑色素瘤等也可出现 NSE 升高。在 NSCLC 中出现 NSE 升高提示预后极差，可能是由于出现肿瘤细胞异质化或伴有神经内分泌亚型特征。血清 NSE 在区别 SCLC 和 NSCLC 时的灵敏度和特异度都不够高，不能用于替代组织病理学分型。NSE 在初次治疗后一个半衰期（约 24h）后下降是治疗有效、预后好的第一个信号。治疗前 NSE 的低水平和初次治疗后 NSE 的显

著下降和疾病取得完全缓解一样是决定缓解期长短的重要因素。

（二）角蛋白 19（CK19）片段和 CYFRA21-1

CKI9 是蛋白质中间代谢物中的一种组分，存在于包括肺癌在内的上皮肿瘤细胞的胞质中，是一种酸性胞质蛋白。CYFRA21-1 是 CK19 片段，在正常志愿者中血清浓度为 1.8ng/mL，CYFRA21-1 是 NSCLC 的一种很有价值的标志物，吸烟对其血清浓度没有影响。各种类型的肺癌 CYFRA21-1 均可升高，鳞癌和腺癌升高更显著。对于监测疾病复发，CYFRA21-1 也具有较高的灵敏度和特异度。CY-FRA21-1 是诊断鳞癌的可靠手段之一。

（三）癌胚抗原（CEA）

CEA 的正常参考值是 <5ng/mL。NSCLC 患者的 CEA 血清水平均可升高，包括腺癌、大细胞癌和鳞癌。另一方面，重度吸烟患者中有 13.6% CEA 升高，不吸烟者中仅有 1.8% CEA 的升高。慢性阻塞性肺病（COPD）和肺部感染患者包括肺结核也经常出现 CEA 的升高，但它们与恶性肿瘤相比，无论是升高的幅度还是出现的频率均远不及后者。

（四）乳酸脱氢酶（LDH）

SCLC 细胞中可表达 LDH，但传统上认为它的高表达提示肝脏受累及，近 25% 的 SCLC 患者会发生肝转移。LDH 正常的患者较不正常者有明显的生存优势，LDH 升高的患者对治疗的敏感性较差，完全缓解的概率很低。对 LDH 连续不间断的检测可以动态观察临床疗效。有骨转移的患者血 LDH 水平几乎都是明显升高的，因此建议血 LDH 正常的患者可以不必行创伤性骨髓分期检查。

（五）前胃蛋白酶释放肽（ProGRP）

前胃蛋白酶释放肽是胃蛋白酶释放肽的一种前体，在人的胃肠道细胞、支气管肺泡细胞和神经元中均发现它的存在。ProGRP 是 SCLC 的一种特异性肿瘤标志物，在 NSCLC 患者中 ProGRP 升高者很少（<3%）。如果 NSCLC 患者的 ProGRP 血清浓度 >100pg/mL，那么临床上就应怀疑是否混合小细胞成分、神经内分泌亚型或肾功能不良。

（六）组织多肽抗原（Tissue Polypeptide Antigen，TPA）

TPA 是一种单链的多肽，能从恶性肿瘤细胞的细胞膜和滑面内质网中分离得到。在一些良性疾病中 TPA 也可以升高，如肝炎、肝硬化、糖尿病和胆囊炎。NSCLC 患者的血清 TPA>100U/L 提示生存期更短。TPA 的升高常早于临床可见的疾病复发和进展。

（七）鳞状细胞癌抗原（Squamous Cell Carcinoma antigen，SCCA）

它是一种由 NSCLC 分泌的糖蛋白，在 95% 的健康对照组中，其正常值低于 1.5ng/mL。NSCLC 的部分病理类型 SCCA 血清水平升高，肝、肾功能不良时也会升高。但吸烟不影响其血清浓度。35% 的鳞癌患者 SCC-Ag 血清浓度升高，在非鳞癌患者中仅有 17% 是升高的。

二、乳腺癌肿瘤标志物

乳腺癌是女性最常见的恶性肿瘤之一，全世界每年约有 120 万妇女患乳腺癌，50 万人死于乳腺癌。在欧美等发达国家，乳腺癌发病率占女性恶性肿瘤首位。近年来我国乳腺癌的发病率也逐年增加，严重威胁着妇女的身心健康。因此，乳腺癌的早期诊断、治疗和预防一直是国内外研究学者们关注的热点。

（一）CEA 和 CA15-3 的联合应用

CEA 对于乳腺癌的诊断并无特异性，但 CEA 可在大多数乳腺癌转移患者的血清中检测到，因此它可作为晚期乳腺癌患者的预后标志。CA15-3 是监测乳腺癌患者术后复发的良好指标。对于乳腺癌患者，单项检测 CEA 或 CA15-3 的灵敏度仅为 10%，而且在乳腺良性肿瘤及正常人中均可检测到阳性结果，因此两者对于乳腺癌的早期诊断无实际意义。因此联合应用 CEA 和 CA15-3，可增加对转移性乳腺癌检测的灵敏度，对于乳腺癌预后判断具有较好的临床价值。

（二）Her-2/neu

Her-2/neu 是近年来乳腺癌研究较深入的癌基因之一，是判断乳腺癌的预后因子，它对于乳腺癌的发生发展、转移复发、疗效观察及预后具有重要作用。Her-2/neu 是一种原癌基因，是人类表皮生长因子受体家族成员之一，具有内源性酪氨酸激酶的活性。在乳腺癌患者中，Her-2/neu 基因扩增和过度表达率约为 90%，其中原发性浸润性乳腺癌为 20% ~ 30%，粉刺型导管原位癌几乎为 100%。由此可见，Her-2 在乳腺癌的自然发生中具有重要作用。Her-2 主要表达于乳腺、胃肠道、呼吸道和泌尿生殖道上皮。过表达的 Her-2 蛋白在细胞表面聚合而发生自身活化后，通过 MAPK、PBK-Akt、cAMP 等不同的信号转导途径等最终导致细胞恶性转化。乳腺癌细胞表面常存在过表达的 Her-2 蛋白，而正常细胞表面 Her-2 蛋白表达很低。

（三）组织多肽特异性抗原（TPS）

组织多肽特异性抗原（tissue polypeptide specific antigen，TPS）是一种癌胚蛋白，无器官特异性。

TPS<80U/L 时患者死亡率为 3%，与同龄妇女相比无明显差异，而 TPS 在 80 ~ 400U/L 或 >400U/L 时患者死亡率分别升高 19% 和 72%。因此，TPS 可作为判定乳腺癌的预后标志。此外，TPS 和 CA15-3 联合应用，将在评价预后和治疗方面获得最佳的结果。

（四）BRCA1 与 BRCA2

乳腺癌中有 20% 的患者有家族史，这与两种乳腺癌易感基因 BRCA（breast cancer susceptibility-gene）1 和 BRCA2 有关。BRCAI 和 BRCA2 蛋白具有相似性，都是受细胞周期调节的核蛋白，在成人睾丸、胸腺、乳腺和卵巢中高表达，都含有转录激活域，可通过与序列特异性转录因子的直接作用而作为共同的调控子，参与 DNA 损伤修复。遗传性乳腺癌 BRCA1 和 BRCA2 都是肿瘤抑制基因，编码抑癌蛋白，对肿瘤生长起到抑制作用。尽管 BRCA1 和 BRCA2 突变可导致乳腺癌、卵巢癌等的发生，但并非每个携带者都能诊断出。如果 BRCA1 和 BRCA2 两者都有突变，那么从出生到 70 岁之间，发展为乳腺癌的危险概率是相同的。对于女性而言，其危险率可由 38% 增加至 86%。

三、胃癌肿瘤标志物

胃癌的发病率及死亡率在我国仍居高位。同肝癌、前列腺癌等肿瘤相比，迄今为止，尚未发现某一肿瘤标志物能独立应用于胃癌的诊断或对胃癌的预后判断，但将对不同肿瘤标志物的检测进行合理组合并结合临床的其他相关检查，对提高胃癌早期诊断的阳性率及预后判断的准确性，依然具有重要意义。

（一）癌胚抗原（CEA）

CEA 一般被认为是消化道肿瘤的标志物，在临床的原发性胃癌中，CEA 的阳性率仅为 25% 左右，但在胃癌发生转移，特别是发生肝转移时，血清中 CEA 的水平明显升高，且与转移程度有关。对血清中 CEA 水平进行动态观察，是临床判断疗效及有无复发的重要指标。

（二）CA19-9

血清中 CA19-9 含量在消化系统肿瘤中会有明显升高，故又将其称为消化道肿瘤相关抗原。在消化道良性病变中 CA19-9 也能升高，但幅度较小。在胰腺癌的血清中，CA19-9 的升高最为明显，是胰腺癌的第一标志物。CA19-9 在胃癌中的阳性率在 35% 左右，在胃癌中单独检测 CA19-9 的临床意义较为有限，但若联合 CEA 一起检测，将有助于对胃癌的诊断及患者生存期的判断。

（三）CA724

CA724 在各种消化道肿瘤及卵巢癌中均可升高，较之其他肿瘤标志物，CA72-4 的升高在胃癌中也较为常见，是胃癌的首选标志物。在胃癌中，常对 CA724 与 CEA 进行联合检测，可明显提高对胃癌诊断的敏感性。单纯检测 CA724 不能作为胃癌复发的指标。

（四）甲胎蛋白（AFP）

AFP 是肝癌诊断的重要指标，在部分组织类型的胃癌中也可检测到 AFP 的含量增高，但它不同于肝癌产生的 AFP，具有胃肠道特异性，其与凝集素反应的特征是 AFP-C1 等增多。AFP 升高的胃癌患者易发生肝脏转移，预后较差，并多见于胃癌进展期。在极少最早期胃癌中，如 AFP 升高或经化疗后 AFP 仍持续升高，证明胃癌易发生肝转移或对化疗不敏感。因此，胃癌中 AFP 的检测有助于对预后及化疗疗效的判断。

（五）CA125

CA125 是卵巢癌的首选标志物，但在其他肿瘤，主要在消化道肿瘤中也有较高的敏感性。胃癌发生远处转移，尤其当发生腹腔转移时，常伴有 CA125 的升高。在临床上，CA125 结合腹腔镜检查是判断胃癌腹腔转移的良好指标。

四、肝癌肿瘤标志物

肝癌肿瘤标志物在临床应用中的价值在于：①原发性肝癌的诊断；②肝癌高危人群的普查；③肝癌复发和转移的监测；④肝癌的鉴别诊断；⑤肝癌的疗效观察和预后判断；⑥肝癌病情发展程度判断；⑦肝癌的治疗等。肝癌肿瘤标志物要具备上述临床价值，应具备特异性强，灵敏度高，表达量或血清浓度与肿瘤组织的大小、病程呈相关性等特点。

（一）甲胎蛋白

甲胎蛋白（Alpha-Fetoprotein，AFP）：AFP 成为第一个被发现的肝癌标志物。我国有 60% ~ 70% 原发性肝癌 AFP 高于正常值，AFP 作为第一个肝癌标志物已经 30 余年的验证，其诊断肝细胞癌准确率仅次于病理检查。单项 AFP 指标诊断肝细胞癌的标准是：AFP ≥ 500μg/L 持续 1 个月或 AFP ≥ 200μg/L 持续 2 个月以上，并能排除妊娠、活动性肝病与生殖腺胚胎性肿瘤者即可做出诊断。诊断准确率达 98%，余 2% 假阳性率主要来自良性肝病及卵黄囊，与内胚层有关的生殖腺、胃肠道等少数恶性肿瘤。值得注意的是，在临床肝癌诊治过程中应重视血清 AFP 的动态变化，并结合影像定位检查。这将有助于肝癌的早期诊断、诊断鉴别以减少漏诊。

AFP 是目前公认的最好的早期肝癌诊断标志物。对于原发性肝癌与其他肝病的鉴别诊断，观察肝癌疗效及病情变化以及术后的复发与转移中有重要应用价值。AFP 联合超声显像已成为目前临床常用的、方便、经济且有效的肝癌术后监测手段。

AFP 作为肝癌标志物也存在一些问题。首先是假阳性，在生理情况下 AFP 主要存在于胚胎血清中，出生后迅即消失。AFP 重现于成人血清除考虑原发性肝癌外，尚可见于卵黄囊、胚胎源性肿瘤，故 AFP 也是睾丸、卵巢等生殖腺癌及畸胎瘤的良好标志物。AFP 增高也常见于胃癌、胰腺癌和胆管癌。另外，胎儿先天性畸形和产科疾患也可有 AFP 明显增高。其次是假阴性，我国有 30% ~ 40% 肝细胞癌患者血清小于 20μg/L，即所谓假阴性。其原因可能与产生 AFP 肝癌细胞的数量比例、肝癌细胞所处生长周期、肝癌的大小、肝癌细胞分化程度有关。此外，癌组织变性坏死程度严重或纤维结缔组织成分多的肝癌 AFP 浓度可下降或不升高。对于 AFP 假阴性肝癌的定性诊断，可借助于其他肝癌标志物检测。

（二）酶与同工酶

1. 异常凝血酶原（Abnormal Prothrombin，AP） 肝癌患者 AP 阳性率较接近，在 55% ~ 75%。良性肝病的假阳性率较低，如慢性肝炎、肝硬化的阳性率在 10% 左右，故在鉴别良性肝病时优于 AFP。AP 与 AFP 无关，在 AFP 阴性或低浓度的肝癌中，AP 阳性率也在 60% 左右。至于 AP 测定对小肝癌的诊断价值，意见尚不一致。通常，对肿瘤直径小于 2cm 的微小肝癌无诊断价值，而对 2 ~ 5cm 小肝癌具有 50% ~ 60% 的阳性率。AP 作为肝癌标志物，其血浆含量变化尚具有以下特点：①随肝癌的生长和发展而逐渐增高；②肝癌经外科治疗后血浆含量逐渐下降，乃至正常；③肝癌复发后又见回升。因此，AP 测定能较好地反映肝癌的生长过程，有助于评价肝癌疗效和监测复发。

2. 铁蛋白（ferritin） 铁蛋白是人体内重要的储铁蛋白质，大部分存在于肝、脾、胰、骨髓及血细胞中。血清铁蛋白水平是反映铁缺失或铁负荷过重的有效指标。血清铁蛋白常用抗 L 亚基较多的铁蛋白抗体做放射免疫测定，正常人为 10 ~ 150μg/L，一般不超过 200μg/L。肝癌有 50% ~ 70% 铁蛋白明显升高，其原因可能是：肝癌细胞坏死铁蛋白释放入血，铁蛋白的清除减少，铁蛋白合成释放增多。但在大多数良性肝细胞疾病中，血清铁蛋白也异常增高，因此血清铁蛋白测定诊断肝癌的价值因特异性低而相当有限。

3. 转铁蛋白（transferrin，TF） 转铁蛋白是血液中重要的运铁蛋白，肝癌血液 TF 较健康对照组略有下降，且肿瘤越大，合并肝硬化越严重者，TF 值也就越低。提示 TF 不是一种肝癌早期诊断标志物。

（三）血清酶类

γ-谷氨酰胺转肽酶同工酶Ⅱ（γ-GTP-Ⅱ）与 AFP 无关，两者可同步或先后异常，也可各自单独阳性。可见 γ-GTP-Ⅱ是肝癌的良好标志之一。碱性磷酸酶同工酶Ⅰ（AIP-I）的血清检测几乎仅见于肝细胞癌和极少数转移性肝癌患者。AIP-Ⅰ敏感性虽低，但特异性高（96.7%），与 AFP 和 γ-GTP-Ⅱ无关，故不失为诊断肝癌的补充手段。α-L-岩藻糖苷酶（α-L-fucosidase，AFU）在肝癌组织活性比宿主正常肝脏高 7 倍，可作为原发性肝癌的标志物并用于原发性和继发性肝癌的鉴别。此外 MMP-9 水平也有可能成为肝癌，特别是代表其侵袭力和转移方面的标志物。

（四）肝癌标志物的联合检测应用

临床应用于肝癌诊断的标志物都有其局限性，存在单项检测时阳性率不高或特异性不强的问题。因此，多种标志物的联合检测，尤其与 AFP 联合检测可互补，提高阳性率，这是解决肝癌诊断中 AFP 假阴性和假阳性问题的有效途径。国内文献报道，联合检测 γ-GTP-Ⅱ、AFU 及 AP 对肝癌的诊断阳性率达 91. 7%；AFP 联合检测 AP、低氧诱导因子（HIF-1）和 AFU 的阳性率分别为 84.2%、93.2% 和 93.9%；联合检测 AFP、铁蛋白及 CEA 的阳性率高达 97.3%；同步检测 AFP、γ-GTP-Ⅱ、AIP-Ⅰ、AP 诊断肝癌的阳性率高达 98%。可见联合检测明显提高了上述标志物对肝癌诊断的阳性率。当然联合检测项目过繁也势必影响其临床实用性，目前推荐联合检测 AFP 与 γ-GTP-Ⅱ对肝癌诊断阳性率达 94.4%，较为简便、实用。

五、结、直肠癌肿瘤标志物

结肠癌和直肠癌是常见的恶性肿瘤，发病率和病死率在消化系统恶性肿瘤中仅次于胃癌、食管癌。由于早期大肠癌无转移，通过手术切除往往可获得良好的治疗效果，因此大肠癌的早期发现和诊断很重要。到目前为止，还没有发现具有结、直肠癌特异性的肿瘤标志物，在与结、直肠癌相关的肿瘤标志物中，癌胚抗原（CEA）敏感性较高。

CEA 是临床上大肠癌辅助诊断的常用检查方法和主要的参考指标之一，但目前 CEA 还不能作为大肠癌早期检测指标。如结合细胞学检查，可使大肠癌的诊断率提高。目前在临床上对 CEA 的测定，多用于进行动态观察，如 CEA 维持在高水平或不断升高，则提示恶性肿瘤的可能性增加，这对肠癌、肝癌、胰腺癌等具有一定的辅助诊断价值。

CEA 与 CA 系列肿瘤标志物对大肠癌联合测定的阳性率和灵敏度。表 12-7 列入 CEA、CA19-9 和 CA242 三种标志物在大肠癌患者的检测结果，说明多种肿瘤标志物联合检测可以提高阳性检出率，其灵敏度均高于 CEA 单独检测，但缺点是降低了特异性，联合检测能提高阳性检出率，这在临床上具有重要意义。

表 12-7 各项标志物检测大肠癌的阳性率及特异性比较

标志物	阳性率（%）	特异率（%）
CEA	55.2	96.5
CA19-9	34.3	93.5
CA242	57.5	89.0
CEA + CA242	73.1	86.5
CEA + CA19	59.7	91.5

（续 表）

标志物	阳性率（%）	特异率（%）
CA242 + CA19-9	68.2	88.5
CEA + CA19-9 + CA242	73.1	68.5

总的5年生存率低于10%，而早期食管癌综合治疗的5年生存率可高达90% ~ 100%。因此，早期发现、早期诊断是提高食管癌患者生存率的关键，肿瘤标志物在食管癌的诊治中更具重要意义。

（一）细胞角蛋白-19片段（CYFRA21-1）

CYFRA21-1，又称细胞角蛋白19片段，界值为1.4ng/mL时，敏感性分别为46%和45.5%，特异性分别为89.3%和97.3%。术后CYFRA21-1水平同生存率及肿瘤存活明显相关。食管鳞癌患者血清中CYFRA21-1的阳性率随疾病的进展而升高，并且治疗后肿瘤复发者，血清CYFRA21-1水平在术前已明显升高，提示其可用于监测食管癌的复发。

（二）鳞状上皮细胞癌抗原（SCCA）

SCCA水平与肿瘤负荷、肿瘤细胞的活跃程度相关，连续动态测定有助于监测治疗效果，尤其是监测手术疗效的敏感指标。SCCA在血液中的生物半衰期仅数分钟，一旦根治性肿瘤切除后，术前异常升高的SCCA可在72h内迅速降至正常；而在姑息性切除后，SCCA水平可暂时下降，但多数仍高于正常。SCCA可作为治疗后随访的重要参考指标。

（三）癌胚抗原（CEA）

CEA对食管癌的阳性率较低，可能和食管癌的病理分型有关，食管癌以鳞癌最为多见，约占食管癌的90%，腺癌较少，而CEA主要用于腺癌诊断。因此，CEA用于食管癌的临床分期和术后监测可能有一定价值。

七、胆囊、胰腺的肿瘤标志物

在胆囊癌、胰腺癌早期诊断中，肿瘤标志物检测已在临床广泛应用，一般用分子生物学或免疫学方法检测在肿瘤中合成和分泌的蛋白质抗原、酶、激素、多肽等物质，以及肿瘤发生过程中基因的异常改变。

（一）癌胚抗原（CEA）

CEA不是恶性肿瘤的特异标志物，在诊断上仅有辅助价值。CEA最大用途是监测肿瘤的病情演变、疗效观察及预后评估。对于肿瘤的早期诊断无价值，但可作为中晚期肿瘤诊断的参考指标。CEA正常参考值：血清<5μg/L。

（二）胰腺癌胚胎抗原（POA）和胰腺癌相关抗原（PCAA）

POA是从胚胎期胰腺中提取的一种糖蛋白，可以作为胰腺癌比较特异性的标志物。部分肝癌、胃癌、胆管癌和肺癌患者血清中POA亦可升高，与胰腺癌鉴别有一定困难。但良性胰腺疾病POA浓度大多偏低。PCAA是由胰腺癌腹水中分离出来的一种糖蛋白，正常人血清PCAA含量<16.2μg/L。胰腺癌、肺癌、乳腺癌都有一定阳性率，组织化学研究表明，在正常人胃，十二指肠、大肠、肝胆上皮组织内均有PCAA存在。上述各组织中发生的癌症，尤其是含有黏液的癌细胞内含量明显增多。胰腺高分化腺癌内PCAA的阳性率高于低分化腺癌。目前这两类胰腺癌的肿瘤标志物理论上对胰腺癌诊断有一定特异性，实际应用价值有待进一步检验。

（三）碳水化合物抗原类及酶

CA19-9这是目前对胰腺癌敏感性最高、临床应用最多和最有价值的肿瘤标志物。采用放免法测定血清中的参考值为<37U/mL，以>37U/mL为标准诊断胰腺癌，灵敏度和特异性分别为70% ~ 93%和60% ~ 85%。血清CA19-9水平与胰腺癌TNM分期呈明显正相关，而与患者生存期呈负相关。临床意义：①腺癌、胆囊癌、胆管壶腹癌时，血清CA19-9水平明显升高，尤其是胰腺癌晚期患者，阳性率约为 74.9%；②急性胰腺炎、胆囊炎、胆汁淤积性胆管炎、肝硬化、肝炎等疾病 CA19-9 也有不同程度升高。尽管目前 CA19-9 在胰腺癌诊断中运用有一定价值，但仍然不能单独作为胰腺癌与良性疾病鉴别的指标。此外，CA50、CA125 和 CA242 的应用也有报道。

八、前列腺癌肿瘤标志物

目前对前列腺癌的初步诊断主要应用 PSA 测定和直肠指诊，而确定诊断必须用前列腺穿刺活检。用前列腺癌标志物 PSA 进行筛查是大多数西方国家推荐的方法。有关前列腺癌的标志物比较多，如总 PSA（t-PSA）、游离 PSA（f-PSA）、复合 PSA（c-PSA）、f-PSA/t-PSA 比值、前 PSA（ProPSA）、良性 PSA（b-PSA）、前列腺特异性膜抗原（PSMA），人腺体激肽释放酶 2（hK2）等。

（一）前列腺特异性抗原

前列腺特异性抗原（PSA）是前列腺组织中的一种具有丝氨酸蛋白酶活性的单链糖蛋白。PSA 主要由前列腺上皮细胞合成，在精液中有大量的 PSA 参与精液的液化过程。血清内 PSA 含量极微，当前列腺发生癌变时，前列腺和淋巴系统间组织屏障被破坏，前列腺内容物进入血液循环，使血液中 PSA 升高，每克前列腺癌组织可使血清 PSA 升高约 3.5 μg/L。但前列腺增生、前列腺炎也能引起血清 PSA 轻度升高。因此，它并不具有肿瘤特异性。尽管 PSA 在临床应用中具有局限性，但它仍是目前前列腺癌筛查、辅助诊断和监测疗效的最好指标。

1. 在血清中 PSA 以两种生化形式存在　一部分（5% ~ 40%）是以分子量 33kDa 的游离 PSA（f-PSA）形式存在；大部分（60% ~ 90%）是以 f-PSA 和 α_1- 抗糜蛋白酶、α_1- 巨球蛋白等结合的形式存在，称复合 PSA（c-PSA）。临床上测定的总 PSA（t-PSA），包括血清中 f-PSA 和 c-PSA。PSA 半衰期为 2~3d。

2. PSA 参考范围　PSA 用于前列腺癌检测的参考范围是 0 ~ 4 μg/L。大约 25% 已明确诊断为前列腺癌的患者，其 PSA 水平正常；而大约有 50% 的良性前列腺疾病患者 PSA 水平增高。

3. 游离 PSA 和复合 PSA　血清中 5% ~ 40% 的 PSA 是以未结合的形式存在，称为 f-PSA。良性前列腺疾病具有较高的 f-PSA，而前列腺癌患者 f-PSA 较低。f-PSA 与 t-PSA 的百分率（%f-PSA）有助于发现早期前列腺癌，在 t-PSA 浓度为 4 ~ 10 μg/L 的诊断灰区时，若 %f-PSA ≤ 25%，可保持 95% 的癌症检出率，而免去 20% 不必要的活检。有些专家还认为 f-PSA 有助于判断预后，理由是较低的游离 PSA 百分率可能预示前列腺癌的恶性度较高。血液中的 PSA 有 60% ~ 90% 与多种内源性蛋白酶抑制物结合形成 c-PSA。与 t-PSA 相比，c-PSA 可以增强前列腺癌诊断的特异性，但还需要更多的临床资料来证实。

（二）前 PSA（ProPSA）和良性前列腺特异性抗原（b-PSA）

前 PSA（ProPSA）是 f-PSA 组成成分之一，在血清中测定 ProPSA 可明显增加前列腺癌诊断的特异性，在 PSA 浓度为 4 ~ 10 μg/L 的诊断灰区时，ProPSA 的测定在鉴别前列腺癌和前列腺肥大方面价值更大。

良性前列腺特异性抗原（b-PSA）是 f-PSA 的降解形式，一种内部经过剪切或分解的 f-PSA。b-PSA 最初是从前列腺移行带结节性组织标本中发现的，后来从精液和患良性前列腺疾病的男性血清中也发现了 b-PSA。但血清中的量比在前列腺组织中和精液中的量少得多。许多研究认为 b-PSA 是 f - PSA 中一个特殊的亚群，它与良性前列腺增生密切相关。b-PSA 与前列腺癌并不相关，单独使用并不能鉴别前列腺癌和良性前列腺增生（benign prostatic hyperplasia，BPH）。

（三）前列腺特异性膜抗原（PSMA）

前列腺特异性膜抗原（prostate specific membrane antigen，PSMA）是表达在前列腺上皮细胞表面的一种跨膜糖蛋白，由 750 个氨基酸组成，相对分子量为 100kDa，是一种细胞膜表面标志。PSMA 似乎只在前列腺表达，而前列腺癌组织 PSMA 表达上调，比 BPH 显著得多。最近有报道指出，前列腺癌患者 PSMA 高表达与肿瘤分级、病理分期和复发有关；在前列腺癌早期就可发现 PSMA mRNA 高表达；在前列腺癌转移时也可见 PSMA 蛋白过度表达。因此认为，PSMA 是一种很好的肿瘤标志物和肿瘤治疗的靶抗原。

九、睾丸恶性肿瘤肿瘤标志物

发生于睾丸的恶性肿瘤大约有 95% 为生殖细胞肿瘤，另外 5% 多为淋巴瘤、睾丸间质细胞肿瘤和间皮瘤。生殖细胞肿瘤有 2 种主要类型：精原细胞瘤（seminomas）和睾丸的非精原细胞性生殖细胞瘤（nonseminomatous germ cell cancers of the testis，NSGCT）。睾丸肿瘤患者在治疗过程中其血清肿瘤标志物的检测极其重要。它可用于肿瘤诊断，疗效评价、疾病监测等方面。肿瘤的复发在起始阶段可能仅表现为肿瘤标志物浓度的增加。在睾丸肿瘤最常用的血清标志物是甲胎蛋白（AFP）和人绒毛膜促性腺激素（hCG），大多数 NSGCT 患者至少有其中一项血清标志物水平升高，而且 hCG 和其游离 β 亚基对检测精原细胞瘤非常重要。乳酸脱氢酶（LDH）和胎盘碱性磷酸酶（PIAP）可以用于检测精原细胞瘤和非精原细胞性生殖细胞瘤。

（一）hCG 和 β-hCG

hCG 是一种异二聚体糖蛋白激素，包含 α 和 β 两个亚基。α 亚基包含 92 个氨基酸，其在 hCC、黄体生成素（LH）、尿促卵泡素（FSH）、甲状腺刺激素（TSH）中是相同的，而 β 亚基则是 hCG 特有的，通常测定 hCG 均是测定其 β 链的生物学活性。单一亚基没有 hCG 的活性，但是 β-hCG 对培养的肿瘤细胞有增强生长和抗细胞凋亡作用。夹心 ELISA 分析法有助于检测男性和非妊娠女性血浆中低浓度的 hCG 和 β-hCG。5U/L 是公认的诊断睾丸肿瘤患者的临界值。另外，化疗可导致性腺功能的抑制，从而使 hCG 水平升高。因此，在化疗期间 hCG 水平由 <2U/L 上升至 5 ~ 8U/L 并不预示肿瘤的复发。

（二）AFP

AFP 对睾丸的卵黄囊肿瘤是十分敏感的标志物。AFP 对于成人含有卵黄囊成分的肿瘤也是可靠的标志物，并且它在某些胚胎癌中也有表达。此外，AFP 在血清中的含量升高通常是由于肝细胞肿瘤造成的，一些胃肠道肿瘤有时也会使其升高。源自肝脏和卵黄囊的 AFP 其碳水化合物的成分不同，与外源凝集素实验结合可区分升高的 AFP 是来源于睾丸癌组织，还是肝脏疾病。此外，AFP 在鉴别是否是睾丸精原细胞瘤和非精原细胞瘤有一定价值，主要考虑是肿瘤中混杂有胚胎成分。

（三）胎盘碱性磷酸酶

PLAP 作为一个与肿瘤有关的碱性磷酸酶的同工酶，对精原细胞瘤的诊断是非常有用的，在 60% ~ 70% 的精原细胞瘤患者中均有升高，但其含量的升高也常见于吸烟者。PLAP 的免疫组织化学染色对生殖细胞肿瘤的诊断非常有用，它有助于诊断管内型精原细胞瘤，可作为睾丸癌的早期诊断指标。

由于睾丸肿瘤的发生部位和类型的多样性，其血清中肿瘤标志物的分布也有相应的特点，结合以上三种肿瘤标志物有助于肿瘤分型的诊断、预后和治疗评价。

十、鼻咽癌肿瘤标志物

鼻咽癌（Nasopharyngeal Carcinoma，NPC）尚无严格意义上的特异性肿瘤标志物，目前开展有 EB 病毒抗体 VCA-IgA、EA-IgA 及 EB 病毒特异性 DNA 酶（EBV-specific DNase）抗体等；其他肿瘤分子标志物如 SCCA、TPA、TPS 和 CEA 等，也常常升高。

（一）VCA-IgA 和 EA-IgA

EB 病毒感染细胞后，在感染潜伏期时主要表达 LMP 和 EB 病毒核抗原（EBNA），在裂解复制期主要表达早期膜抗原（early membrane antigen，EMA）、早期细胞内抗原（early intracellular antigen，EIA）、病毒衣壳抗原（EB virus capsid antigen，VCA）、晚期相关抗原。在鼻咽癌患者的血清中可检出上述抗原的相关抗体。鼻咽癌患者血清中 VCA-IgA 和 EA-IgA 水平的升高非常常见。有报道在鼻咽癌患者中 VCA-IgA 高达 96.5%，而对照组非鼻咽癌患者的血清中 VCA-IgA 的检出率只有 4%。在鼻咽癌的诊断中，抗 VCA-IgA 的敏感性高于抗 EA-IgA 但后者的特异性要高于前者。将两者联合检测则特异性和敏感性都将提高。抗 VCA-IgA 的水平可作为筛选高危人群和观察治疗预后的指标。

（二）抗 EB 病毒特异性胸腺嘧啶脱氧核苷激酶（TK）抗体

TK 是一种能催化胸腺嘧啶脱氧核苷转化为单磷酸脱氧胸腺嘧啶的酶，在 DNA 的合成中起着关键作用。研究表明，TK 与 TK 抗体水平有很好的相关性，采用 ELISA 方法可以检测出患者体内的抗 TK-IgA。

（三）Lmp-1

许多实验证明 Lmp-1 基因是癌基因，采用 PCR 方法能从鼻咽癌的脱落细胞里检测到 Lmp-1 基因，特异性和敏感性分别达 100% 和 94.7%。对于放射治疗后复发者，尽管肿瘤体积很小，但仍然可以检测到 Lmp-1 基因，而对于放射性骨坏死（ORN）却是阴性，因此 Lmp-1 基因可作为区别鼻咽癌复发和 ORN 的标志。

（四）抗 EB 病毒特异性脱氧核糖核酸酶（DNase）抗体

DNase 是一种核酸内切酶，临床上常用 DNase 来判断系统性红斑狼疮（SLE）的病情变化。抗 EB 病毒特异性的 DNase 抗体可以作为鼻咽癌早期发现的分子标志，高水平的 DNase 抗体可以提示鼻咽癌发病的高风险性。

十一、妇科生殖系统肿瘤标志物

（一）卵巢癌肿瘤标志物

卵巢癌的早期诊断一直是卵巢癌研究中最具挑战性的课题，研究早期卵巢癌检测的肿瘤标志物有深远的意义。由于多数卵巢恶性肿瘤是上皮性肿瘤（卵巢癌），肿瘤标志物的研究主要集中在与卵巢癌相关的血清中分泌性肿瘤标志物。

1. CA125　卵巢癌患者最好的肿瘤标志物。CA125 的临界值为 35U/mL，其临界值随绝经及年龄的增高而下降。在月经周期的卵泡期其值增加。还发现在 1% ~ 2% 正常妇女中，5% 良性疾病和 28% 的非妇科肿瘤中 CA125 值升高。血浆 CA125 水平在卵巢非黏液性癌的升高程度明显高于妇科其他肿瘤、非妇科肿瘤及某些生理状态的升高。血浆 CA125 水平大于 65U/mL 的患者，提示卵巢上皮性肿瘤的存在，故测定血浆 CA125 水平对筛查卵巢癌患者及其早期诊断具有重要意义。

2. 叶酸受体　正常组织由于叶酸受体的表达水平极低，但很多肿瘤细胞则表现为高度表达叶酸受体，如皮肤癌、乳腺癌和卵巢癌。90% 以上的卵巢癌为叶酸受体表达阳性，正常卵巢上皮组织则为叶酸受体表达阴性。因此，叶酸受体的表达可作为卵巢癌的良好生物标记。

3. 雌、孕激素受体　雌激素受体（ER）和孕激素受体（PR）主要分布于子宫、宫颈、阴道及乳腺等靶器官。ER、PR 测定的大量研究表明，长期、大量的激素作用与妇科肿瘤的发生密切相关，可表现为肿瘤组织上的受体增加、减少或受体功能丧失。ER、PR 的表达还与组织学类型有关，卵巢黏液性癌的受体阳性率低于浆液性癌及子宫内膜癌，说明不同组织类型的肿瘤，其 ER、PR 的表达率不同，可能受激素的作用程度不同或对激素的反应性不同。

（二）子宫颈癌及子宫内膜癌肿瘤标志物

1. CA125 和 CA19-9　CA125 是鉴别宫颈腺癌及宫颈鳞癌的首选方法。CA19-9 水平对宫颈的诊断也具有一定的意义，同时 CA19-9 局限在癌组织中，而不存在于正常组织中，故 CA19-9 是宫颈癌复发和进展的标志。

2. CA15-3　在卵巢肿瘤的阳性率高于妇科其他肿瘤，妇科肿瘤患者血浆 CA15-3 水平的高低可反映其病情进展。

3. 癌胚抗原　CEA 检测水平可用于判断宫颈腺癌的浸润情况，CEA 的阳性率宫颈腺癌浸润癌高于原位癌。CEA 的阳性着色部位，宫颈腺癌的原位癌分布于鳞状上皮表层而基底层阴性，浸润癌则出现于基底层。CEA 阳性染色分布于腺腔侧的细胞膜，而子宫内膜癌的细胞膜及胞质均有 CEA 阳性反应物分布。

4. 鳞状细胞癌肿瘤相关抗原（SCC-Ag）　广泛存在于不同器官正常组织（含量极微）和恶性病变的上皮细胞中。SCC-Ag 还可作为宫颈鳞癌患者化疗反应的指标，化疗后若 SCC-Ag 持续不降，说明对化疗不敏感，应立即停止；若血浆 SCC - Ag 维持高水平，则病情可能复发。

5. 性激素及激素受体 子宫内膜癌的发病与雌激素的长期刺激有关，多数子宫内膜癌有 ER、PR 表达。富颈癌的 ER、PR 检测结果也显示，分化越好的肿瘤，ER、PR 的阳性率越高，且受体阳性患者生存时间长。

十二、神经系统肿瘤标志物

我们对中枢神经系统的肿瘤分子机制仍知之甚少。由于血 - 脑屏障的存在，血浆肿瘤标志物很少被用在原发或转移性脑肿瘤。

（一）透明质酸黏合蛋白

透明质酸（hyaluronan，HA）广泛存在于各种组织的细胞外基质中，其功能的发挥依靠特定的透明质酸黏合蛋白的调节作用。BEHAB/brevican 是脑组织中特有的一种透明质酸黏合蛋白，是迄今为止特异性最高的脑胶质瘤标志物。中枢神经系统中表达 BEHAB/brevican 量与有丝分裂活跃程度有关，有丝分裂越活跃，表达的量越多。在少突胶质瘤、星形细胞瘤中均检出了 BEHAB/brevican，而在正常的大脑皮质对照标本、颅内转移性乳腺癌、颅内原发性非胶质性肿瘤均未检出 BEHAB/brevican。

（二）中间丝蛋白

包括神经巢蛋白和胶质纤维酸性蛋白。

1. 神经巢蛋白（nestin） nestin 是中枢神经系统神经干细胞标志，其表达与有丝分裂密切相关。包括胶质瘤在内的各种颅内肿瘤均可表达 nestin。从恶性度最高的多形性胶质母细胞瘤到恶性度最低的纤维性星形细胞瘤，nestin 表达呈现明显地降低趋势，因此 nestin 在判断肿瘤恶性程度上具有特别意义，但是它缺乏脑胶质瘤的特异性，并且一般仅通过免疫组化方法在脑胶质瘤组织中测定。

2. 胶质纤维酸性蛋白（glial fibrillary acidic protein，GFAP） GFAP 存在于胶质细胞，尤其是星形细胞和星形细胞瘤中，GFAP 的含量在正常星形细胞高于星形细胞瘤，恶性度低的星形细胞瘤高于恶性度高的星形细胞瘤。体内胶质瘤中通常 GFAP 表达水平下降，可以提示肿瘤的进展。

（三）神经元特异性烯醇化酶（NSE）

NSE 分布于全身各个系统，但 90% 集中于神经系统中，其在神经系统中分布顺序为大脑 > 脊髓 > 外周神经系统。正常情况下，NSE 主要分布于神经元和神经内分泌系统细胞，所以 NSE 被认为是一种神经样内分泌细胞的标志。NSE 浓度与手术切除程度有直接关系，手术全切肿瘤后，NSE 浓度迅速下降至正常，而次全切者，术后 NSE 浓度居高不下，也说明恶性胶质瘤是血清及脑脊液（cerebrospinal fluid，CSF）中 NSE 的直接来源。

十三、血液系统肿瘤标志物

在血液系统中，肿瘤相关基因被激活的最常见原因是染色体易位，尤其是平衡易位，其结果或是造成某一基因表达量的变化，或是使之结构发生改变，形成新的融合基因。这些基因往往是调节造血细胞分化、生长、凋亡的重要基因。由于它们的质或量的变化，而导致肿瘤的发生。其中部分与某一特定的肿瘤类型相关，如 PML-RARα 与急性早幼粒细胞白血病（APL），BCR-ABL 与慢性粒细胞白血病（CMI）等。

（一）PML-RARα

急性早幼粒细胞白血病（APL 或 M3）具有特征性的染色体异常 t（15；17）（q22；q11 ~ 22），使得 15 号染色体上的 PML 基因与 17 号染色体的 RARα 发生重排。PML 是一种磷酸蛋白，仅在髓系表达，抑制细胞生长和转化，PML 的过量表达可以诱导凋亡。RARα 属于类固醇 / 甲状腺受体超家族的成员，是一种细胞内受体，有促进分化、抑制增殖的作用。两种基因融合后，PML-RARα 可以与 PML 形成异源二聚体，抑制野生型 PML、RARα 的功能，从而诱发 APL。95% 以上的 APL 均有 PML/RARα，因此认为 PML/RARα 是 APL 的分子标志，是致癌的主要原因。临床检测可以用常规核型分析、FISH 以及巢式 RT-PCR。

（二）BCR-ABL

Ph 染色体的存在是慢性粒细胞白血病（CML）的特征之一，它是第 9 号和第 22 号染色体的易位，即 t（9；22）（q34；q11），该易位使得 ABL 基因从 9 号染色体易位到 22 号染色体上，与 BCR 基因头尾融合为 BCR-ABL，形成特征性 Ph 染色体。有 95% 的 CML 患者携带这种染色体，在 10% ~ 30% 成人急性淋巴细胞白血病（ALL）、大约 5% 儿童 ALL 以及少数（接近 2%）急性粒细胞白血病（AMI）、淋巴瘤及骨髓瘤等也发现了这种基因。BCR-ABL 具有酪氨酸激酶活性，并在信号转导方面发挥作用。特异的酪氨酸激酶抑制剂伊马替尼，能特异有效地抑制 BCR-ABL。

十四、临床肿瘤标志物应用的展望

肿瘤标志物的发现和应用在临床上具有重要的价值。这些标志物不仅有助于一些肿瘤的诊断，为临床辅助诊断提供依据，而且还具有预测或监视肿瘤复发或转移的作用，有助于评估治疗效果并预测预后疗效。遗憾的是，迄今为止，还未发现理想的具有 100% 灵敏度和特异性的肿瘤标志物，以上所述的各种肿瘤标志物仅是一项临床辅助诊断，不能以点代面。目前来讲，早期诊断更多的还需要结合病史、症状、体征、影像学检查（B 超、CT、X 线、胃镜、肠镜）等手段来综合分析，明确诊断还需要进一步的病理学检查。另外，肿瘤标志物呈阴性也不能完全排除相关肿瘤。如 AFP 单项指标阳性，但低于标准时，临床是不轻易考虑让患者随诊，而是会结合至少两种影像学检查（B 超、CT 或 MRI）以及患者既往乙肝病史和乙肝两对半结果，及时做出判断。

此外，许多良性疾病都可以有肿瘤标志物的异常，如前列腺肥大、前列腺炎可以有 PSA 的轻、中度升高，子宫内膜异位症可以有 CA125 的轻、中度升高，急、慢性肝病时可以有 CA125、CA19-9、CA50、铁蛋白的不同程度的升高。再次，肿瘤标志物的联合应用确实能在一定程度上提高阳性检出率，部分肿瘤标志物之间的相关性极高，如 CA19-9 和 CA50 之间的相关性可达到 95% ~ 98%，即 95% ~ 98% 的被检者如 CA19-9 正常，则 CA50 也正常；CA19-9 异常，则 CA50 也异常，但并不是简单地认为检测标志物越多就越肯定。临床上，对于肿瘤标志物的应用应该根据不同情况、不同目的选择或联合使用之，同时结合其他检查综合分析判断。

相信随着肿瘤标志物研究方法的完善，结合基因组学和分子流行病学的成果，将会有更加敏感、特异且重复性好的肿瘤分子标志物出现，从而为肿瘤预警和早期诊断、个体化治疗提供新的途径和策略。

参考文献

[1] 黄玉芳 . 病理学 . 北京：中国中医药出版社，2003.
[2] 徐勇，张志宏 . 前列腺癌 . 北京：科学技术文献出版社，2009.
[3] 庞庆丰，李英 . 病理学与病理生理学 . 北京：化学工业出版社，2016.
[4] 陈杰 . 病理学（第 3 版）. 北京：人民卫生出版社，2016.
[5] 宋晓环 . 病理学 . 武汉：华中科技大学出版社，2015.
[6] 韩安家，赖日权 . 软组织肿瘤病理学 . 北京：科学出版社，2015.
[7] 胡慧娣，张倩倩，万明月 . 胸膜孤立性纤维性肿瘤 10 例临床病理观察及文献复习 . 临床肺科杂志，2016，第 10 期：870-873.
[8] 李晓玫，杨莉，于洋，等 . 木通所致肾小管间质肾病及其临床病理特点分析 . 中华内科杂志，2001，37（3）：5-10.
[9] 邹仲之 . 组织学与胚胎学（第 6 版）. 北京：人民卫生出版社，2006.
[10] 黄启富，王谦 . 病理学（第 3 版）. 北京：科学出版社，2013.
[11] 王连唐，廖冰 . 常见疾病病理诊断路径指南 . 广州：中山大学出版社，2015.
[12] 来茂德 . 病理学高级教程 . 北京：人民军医出版社，2013.
[13] 张祥盛，步宏 . 乳腺病理诊断病例精选 . 北京：人民卫生出版社，2016.
[14] 梁英杰，凌启波，张威 . 临床病理学技术 . 北京：人民卫生出版社，2011.
[15] 姜文霞，宋伯根 . 病理解剖学实验指导 . 上海：同济大学出版社，2016.
[16] 毛伟敏，倪型灏 . 常见肿瘤病理诊断及报告指南 . 杭州：浙江大学出版社，2015.
[17] 张军荣，杨怀宝 . 病理学基础（第 3 版）. 北京：人民卫生出版社，2015.
[18] 张瑜 . 宫颈疾病液基细胞与组织病理学筛查 . 北京：人民军医出版社，2015.
[19] 张杰 . 胸腺肿瘤病理学诊断图谱 . 上海：上海科学技术出版社，2016.
[21] 王强修，王新美，王启志，等 . 消化道肿瘤诊断病理学 . 上海：第二军医大学出版社，2013.
[22] 廖松林 . 现代诊断病理学手册（第 2 版）. 北京：北京大学医学出版社，2015.
[23] 王国平，李娜萍，吴焕明 . 临床病理诊断指南（第 2 版）. 北京：科学出版社，2013.